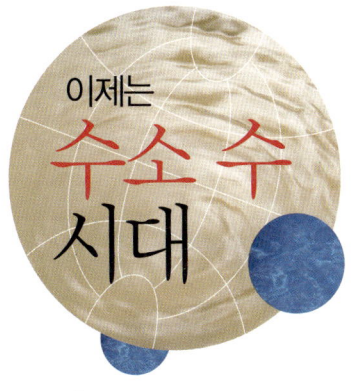

이제는
수소 수
시대

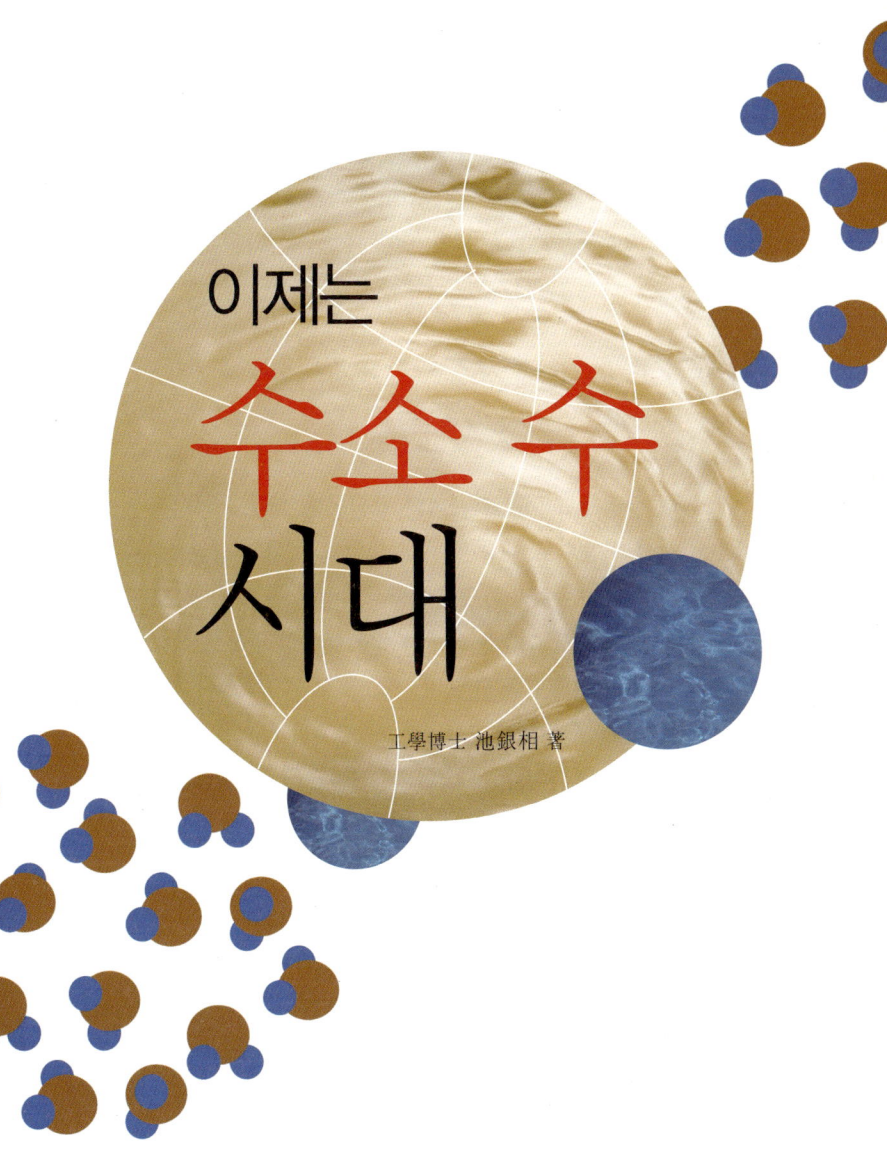

이제는 수소수 시대

工學博士 池銀相 著

건강신문사
kkds.co.kr

| 머리말 |

1970년대 실업계 고등학교를 나와 창원공단 소재 주식회사 한화(방위산업)에서 처음으로 물을 접하게 되었고 이어 아남반도체주식회사(현재 암코코리아 주식회사)에서 화학실험실과 환경팀장으로 근무하면서 반도체 제품의 수율은 화공약품과 실내청정도 보다 물의 품질에 의해 좌우함을 경험을 하였다.

고인이 되신 우곡 김향수(牛穀 金向洙) 명예회장님(아남그룹)의 물 관리를 하면서 국내외의 물에 대한 정보를 습득 및 수집하게 되었고 환경사업관련 관계회사를 설립하여 사업을 하면서 미스비시레이온 정수기(Cleansui)와 자체 브랜드의 정수기를 개발하여 시판을 하기도 하였다. 1983년에는 정밀여과(MF), 한외여과(UF) 그리고 역삼투(RO)와 같은 막 분리를 처음 접한 후 지금까지도 막 분리에 대한 새로운 기술들을 개발 보급하였는데, 무 방류 설비(Zero Discharge), 반도체회사들의 초 순수 설비(Ultra Pure Water), 국내최대 해수담수화 설비(Desalination), 수도권매립지관리공사의 침출수 재이용(Leachate Recycling) 모형설비에서 세계 유수기업들과 경쟁에서 최우수기술로 선정, 각종 폐수재이용(Waste Water Recycling) 그리고 막 분리 공법만을 이용한 순수설비(Chemical - Free and No waste Deionization for UPW & D.I) 등이다.

　물과 관련 된 청정 환경 사업을 계속 하여온 저자는 2003년에 우연한 기회에 일본에서 수소 수(Hydrogen Water)에 대한 연구개발이 향후 사업전망이 좋다는 이야기를 접 한 후 많은 정보를 수집하려 하였으나 쉽지가 않아 2007년부터는 하던 청정 환경사업을 잠시 접어두고 수소 수 관련 기술개발을 위해 노력을 하여오고 있다. 20세기가 화석(석탄, 석유)의 시대라면 21세기는 수소시대라고 해도 과언이 아니다. 화석시대에 석유화학공업의 눈부신 발전과 더불어 석유화학물질들은 환경을 오염시키고 인체를 오염시켜 각종 암, 아토피나 천식 등의 생활환경 습관병 발생 등에 영향을 주어왔고 탄화수소로 구성이 되어있는 석유에너지를 사용 하므로서 이산화탄소와 인체에 유해한 대사물질들을 방출하는데 비해 수소를 연료로 사용한다면 최종적으로 발생되는 부산물은 물로서 최근에 외국 자동차 업체가 수소를 이용한 수소자동차의 시연회에서 배기통에서 배출되는 물을 그냥 마시는 것을 보았을 것이다.

이뿐만 아니다. 일본에서는 수소가 활성산소를 강력하게 제거시켜 뇌경색(腦梗塞) 외에도 다방면의 암, 당뇨, 고혈압 및 아토피와 같은 질병에 대하여 동물실험 결과를 NHK 정시 뉴스 등에서 보도를 할 만큼 21세기에 있어서 수소는 건강의 키워드로 등장하고 있다
　이제 지구온난화 억제를 향한 방법으로 가장 청정 기술로서 수소 기술은 신 재생 에너지 분야 중에서도 수소는 중추적인 역할이 기대되며 2001년도 1 kW급 연료 전지를 이용한 철도차량 구동시험 비용이 수십 배로 절감된 기술로 향상되고 있고(일본 철도총합기술연구소 차량억제 기술연구부 동력시스템), 원자력 발전소, 연료전지를 다방면의 응용, 수소자동차등의 개발은 수소경제사회를 가속화 시키게 될 것이고 생활 속에도 수소 수는 생활환경 질병, 노화, 피부 관련 치료는 물론 농업과 첨단산업체등에서도 이미 상용화가 시작 되었다. 우리가 병에 걸린 것은 지상의 수소가 빠져나간 물에 생존을 맞기고 있다는 것이 최대의 원인이다. 즉 산화우위의 환경에서 살아오고 있는 셈이다.
　바꿔 말하자면,「앞으로 우리가 수소가 풍부한 물과 생존의 중요

성을 연계한다면 병이 없는 세계를 구축하는 것도 결코 불가능한 것은 아니다」라는 표현이 억지 같은 주장은 아닐 것이다.

  물과 30년 이상을 인연을 맺어온 저자는 관련 사업을 하면서 경제적으로 안주할 수 있는 많은 기회가 있었으나 거기에는 반드시 적당한 흥정과 포장된 탐욕의 손길이 없지 않았다. 이순간도 공학도로서 원천기술이 없는 실용은 사상누각임을 잘 알고 있기에 항상 재미 속에서 무언가를 발견하고 성취를 할 때의 기쁨을 생각하면서 앞으로도 많은 변화를 남기고 싶다.

2008년 12월
저자 지은상

| 차례 |

머릿말 · 4

❖ 제1장 물의 기초

물 분자 모양	···16
지구상의 물과 우리나라의 물의 양	···16
우리가 마시고 있는 수돗물의 생산과정	···19
각국의 수질검사 현황	···20
사람에게 하루에 필요한 물	···20
몸 안에서 물의 순환 속도	···21
우리나라 수돗물 관련 사고 사례	···22
수돗물을 불신하는 이유	···23
수질 감시항목	···24
수돗물은 안전한 물	···25

❖ 제2장 수소기술 입문

수소란 무엇인가?	···32
수소 수의 등장	···34
수소 수의 응용 분야	···39
수소 수 시장 전망	···40
미래는 수소기술을 선점하여야 한다	···45

❖ 제3장 「수소 수」 이해

수소 수는 유해한 「활성산소 제거」	⋯48
생활습관 질병과 노화 방지에 기대	⋯49
10배의 수소농도를 함유한 물의 제조에 성공	⋯50
일본의 산학공동으로 진행된 수소 수 관련 연구	⋯51
여성에게 낭보? 자외선에 의한 주름을 막는 수소 함유 수	⋯52
왜 수소가 주목받는가?	⋯53
건강에 좋고 맛있는 물을 찾아서	⋯54
일본의 깨끗한 수자원	⋯56
물은 더 이상 공짜가 아니다	⋯57
건강에 수소가 제일이다.	⋯59
당뇨병 개선 효과를	⋯59
다이버의 건강을 위협하는 활성산소	⋯60
일본에도 존재하는 수소가 풍부한 천연수	⋯61
용존 수소와 산화환원 전위	⋯62

❖ 제4장 유해한 활성 산소

활성산소	⋯68
산소의 중요성	⋯68
호흡하는 산소 중 2%는 활성산소로 변화한다	⋯73
활성 산소의 종류	⋯75

산소와 결합하면 「산화」 수소와 결합하면 「환원」	…77
프리 라디칼(Free radical)	…78
각종 병의 원인은 활성 산소이다	…79
생활습관성 병의 원인	…82
활성산소에 대항하는 항산화물질(스케빈저 : Scavenger)	…94

❖ 제5장 21세기 새로운 물은 수소 수다

수소의 비밀	…102
유명한 약수는 가능한 현장에서 마셔라	…104
수소가 없는 물과 수소가 풍부한 물	…105
인간은 1년만 지나도 다른 사람이 된다	…107
일단 수소 수를 마셔보면 안다	…109
내 몸에 의사는 바로 당신이다	…112

❖ 제6장 수소 수의 질병에 대한 효과

21세기에 수소 수가 주목받는 이유	…116
세계의 기적의 물의 공통점	…117
우리 몸도 수소원소로 구성되어 있다	…118
「물의 전기분해」	…119
수소가 활성산소 제거	…120
수소는 가장 효과가 뛰어난 항산화물질	…122

수소는 물에 용해된 것이 가장 좋다	···123
우리 몸의 70% 이상이 물	···124
수소는 몸 전체 세포를 정화한다.	···125
암세포는 활성산소가 유전자에 상처를 주기 때문에 발생한다	···126
동맥경화나 고혈압도 활성산소가 원인	···129
당뇨병에도 활성산소가 깊이 관여	···131
피부노화를 늦추고, 기미와 주름을 예방	···133
약해져 가는 항 산화력을 수소 수로 서포트	···135

❖ 제7장 세계적인 기적의 물은 어떠한가?

세계 유명 장수촌의 물은 약알카리 수이고 풍부한 활성 수소 수	···138
세계 기적의 물들은 수소 수	···138
온천은 산과 대지의 미네랄이 용해되어 나타난다	···156
수소를 풍부하게 가진 물이란?	···157

❖ 제8장 수소 수 구입에 대하여

하룻밤 지나면 사라져 버리는 기적의 물 효능	···160
공기 중으로 사라져 버리는 수소의 약점	···161
알카리 이온수는 만족한 수소 수를 제공하지 못한다	···162
수소 수를 만드는 4가지 방법	···163
항상 수소를 발생시키는 「기적의 물」과 같은 상태	···168

수소 수는 유해하지 않다	⋯170
수소 수 제품을 고를 때, 가장 중요한 것은 수소의 농도	⋯171
언제, 어떻게 수소 수를 마셔야 할까	⋯172
수소 수를 휴대하여 틈틈이 마신다	⋯172
1년 내내 수소 수를 마신다	⋯173
애완동물에도 수소 수는 이상적인 물	⋯174
꽃들도 수소 수를 좋아 한다	⋯175
건강하게 장수하기 위해서	⋯176
평균수명이 아닌 건강수명을 늘린다	⋯176
수소 수로 젊음과 피부 미용의 효과를 기대한다	⋯178
항산화작용과 환경 영향	⋯180

❖ 제9장 수소 수를 이용한 치료 사례

장내 미생물의 대사	⋯184
병을 만드는 물을 마시고 있었다	⋯184
고민되는 변비와 악취도 해소	⋯185
여성의 건강과 아름다움이 되살아난다	⋯186
구취, 체취, 액취(암내)의 감소	⋯193
생리불순에 대한 체험사례	⋯194
수소 수에 대한 이론은 나중에 생긴다	⋯194
습관성 흡연과 음주도 손쉽게 금연·금주	⋯196

숙취에도 효과발휘	…198
면역기능을 저해하는 것은 활성산소	…199
수소 수 관련하여 흥미로운 시례	…199
생활습관병 사례	…201
여성들만의 고민에 관한 사례보고	…210
생활습관병(잡병·암)	…213
아토피의 사례	…214
외상에 의한 마비극복의 사례보고	…218

❖ 제10장 수소 수에 대한 궁금증

수소에 대하여	…220
산소에 대하여	…220
활성산소에 대하여	…221
수소 수에 대하여	…225

❖ 제11장 수소 수는 건강한 미래를 연다

수소는 미래의 사업이다	…234
건강한 미래를 위한 수소 수 등장	…238
건강을 위한 효과적인 수소 수 음용 방법	…239
수소 수 안정성	…240
일본의 수소연구회 발족	…242

❖ 수소 수 관련 해외 보도자료 및 임상실험(논문/기술자료)

마츠오카 농수상의 "소문의 환원수"로 화제가 된 기능수
「수소 수」는 몸에 좋은가? ⋯246

끝맺음 말 · 284

제1장
물의 기초

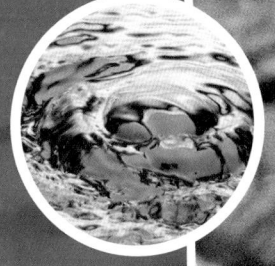

✱ 물 분자 모양

나뭇잎 끝에 달린 아침이슬처럼 동그랗게 생겼을까? 아니면 각설탕처럼 네모일까? 산소를 가운데 놓고 두 개의 수소 원자와 두 쌍의 비 결합 전자쌍을 이어보면 물 분자는 정사면체(삼각뿔) 모양으로 아래와 같이 나타낼 수 있다.

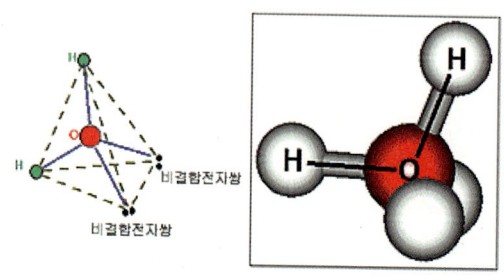

✱ 지구상의 물과 우리나라의 물의 양

세계적 전문가들의 과학적인 분석에 의하면 액체 또는 얼음의 형태로 존재하는 지구상 물의 총량은 약 14억㎦라고 한다.

14억㎦의 물은, 지구를 동그란 공으로 가정할 때 지구 표면을 약 2.7km 깊이로 덮을 수 있을 만큼 어마어마한 양이며, 지구에는 이토록 많은 물이 있지만, 문제는 대부분의 물이 인간이 마실 수 없는 바닷물, 즉 짠물이다. 즉 바닷물은 지구에 있는 14억㎦의 물 가운데 97.5%를 차지하고 있다. 나머지 2.5%, 약 35백만㎦가 사람이 마시고 사용할 수 있는 민물, 즉 담수인데, 이것만 해도 지구표면을 약 70m 깊이로 덮을 수 있는 많은 양이지만 문제는 또 있다. 담수의 69.55%는 사람이 쉽게 접근할 수 없는 빙설(빙하, 만년설, 영구 동토 등)로, 30.06%는 지하수로 존재하기 때문이다. 즉, 우리들이 손쉽게 이용할 수 있는 호수나 하천의 물은 전체 담수 가운데 0.39%에 불과하고, 이것으로 지구 표면을 덮는다면 농구선수 키 정도인 182cm 깊이에 해당된다.

호수나 하천의 물과 지하수까지를 모두 합한다 해도 지구에 존재하는 14억㎦의 1%가 안 되고, 지구 전체의 물을 5리터로 가정한다면 이용 가능한 담수 즉 민물의 양은 찻숟가락 하나가 될까 말까 할 정도에 불과한 것이다. 이는 물이 얼마나 소중한 자원인지, 또 무엇 때문에 아끼고 사랑해야 하는지를 잘 설명해 주고 있다. 한편, 지구상의 물은 계속해서 움직이고 모습을 여러 가지로 바꿔가면서 끊임없이 하늘과 땅, 지하와 바다 속 등을 돌고 도는데(물의 순환), 그 에너지의 근원은 태양이다. 기체 상태로 평균 8일 정도 대기 중에 머물던 물은 땅으로 떨어지는데, 그 중 약 65%는 바다까지 흘러가 보지도 못하고 태양열에 의한 증발 그리고 식물이 수분을 내보내는 증산작용을 통해 다시 대기로 올라가고, 약 11% 정도는 땅속으로 스며들어 지하수가 되며, 나머지 24%만이 강이나 하천을 통해 바다로 여행을 할 수 있게 된다.

우리나라에 한 해 동안 내리는 물의 총량은 약 1,240억㎥이다. 우리나라 연간 총수자원 1,240억㎥ 가운데 42%에 해당하는 517억㎥는 증발산을 통해서 하늘로 올라가고 나머지는 58%인 723억㎥는 하천으로 흘러간다. 그 중에서 다시 약 31%인 386억㎥는 우리가 이용하지 못하고 바다로 바로 흘러 가버리고 나머지 27%인 337억㎥가 이용된다. 총 이용량 337억㎥ 가운데 10%인 123억㎥는 하천으로부터 이용하고 14%인 177억㎥는 댐을 통해 이용하며, 나머지 3%인 37억㎥를 지하수를 통해 이용한다. 전체 유효 총 이용량 가운데 가장 많이 이용되는 분야는 농업용수로 47%인 160억㎥가 들어가고, 그 다음으로 생활용수로 23%인 76억㎥가 들어가며, 그 뒤로 하천유지용수가 22%인 75억㎥이고, 그 나머지 8%인 26억㎥가 공업용수로 이용되고 있다.

우리나라 국민 하루 물 사용량은 얼마나 될까? 우리는 1997년 이후부터 물을 아끼고 소중히 여겨야 할 자원으로 대하기 시작했고 우리가 그동안 얼마나 많은 물 자원을, 어디에 어떻게 사용하고 있는지 살펴보면, 우리나라에 떨어지는 물이 1년에 대략 1,240억㎥이고, 이 중에서 증발되거나 바다로 유실되는 물을 빼고 댐이나 하천을 통해 이용할 수 있는 물이 약 337억㎥가 된다. 이를 다시 우리나라 총인구로 나누면 1인당 사용가능 수자원이 되는데 그 양이 2005년 기준 약 1,488㎥ 정도가 되고, 다른 나라와 비교했을 때, 세계에서 130위 수준으로 매우 낮은 수준이다.

그러면 이 가운데 우리 국민이 직접 이용하고 있는 수돗물은 얼마나 될까? 2006년 기준 우리나라 전체에 공급한 수돗물 총량은 약 57억㎥이고, 이를 다시 우리 국민 1인당 하루 공급량으로 환산하면 346 리터가 된다. 물 사용량은 1997년도 409 리터를 정점으로 점점 줄어들고 있는데, 이는 물에 대한 우리 국민들의 의식이 점점 높아지고 있기 때문이다. 우리 국민의 1인당 물 사용량은 다른 선진국과 비교해도 적은 편인데, 캐나다는 우리와 비슷하지만 일본, 스위스, 이탈리아, 미국 등은 우리보다 물을 많이 사용하는 것으로 나타났다. 이 가운데 미국은 우리보다 1.8배나 되는 633리터를 쓰고 있는 실정이다.

주요국 1일 1인당 물 사용량(총 급수량 기준)

구 분	한국	캐나다	일본 (도쿄)	스위스 (제네바)	이탈리아 (밀라노)	오스트리아 (시드니)	노르웨이 (오슬로)	미 국 (오하이오)
ℓ pcd	346	343	386	392	412	414	482	633
한국 대비	1	0.99	1.12	1.13	1.19	1.20	1.39	1.83

우리가 집에서 사용하는 수돗물 공급기준으로는 346 리터이지만, 실제로 우리가 가정에서 사용하는 가정 용수 기준으로는 1인당 177.7 리터 정도를 사용하고 있다. 그리고 한국수자원공사가 가정용 수돗물을 다시 사용용도별로 분석한 결과에 따르면 변기용이 25% 정도로 가장 많이 사용하고 있고, 그 뒤를 싱크대용이 21%, 세탁기용이 약 21%, 목욕용이 16%, 세면용이 11%, 기타가 7% 사용되고 있는 것으로 나타났다

사용목적별 가정용수 이용현황

변기	싱크대	세탁	목욕	세면	기타
25%	21%	약 21%	16%	11%	7%

✱ 우리가 마시고 있는 수돗물의 생산과정

우리가 호수나 하천에서 퍼 올린 물은 '정수장'이라는 곳에서 깨끗하고 안전한 수돗물로 다시 태어나게 된다. 정수장에 도착한 물은 응집제라는 약품을 넣어 오염물을 제거하고 '여과'라는 과정을 거쳐 우리가 마실 수 있을 정도의 깨끗한 수돗물로 된다. 그리고 여과된 물에는 소독제인 염소를 주입하여 물 속의 해로운 미생물을 제거함으로써 깨끗하고 안전한 수돗물이 된다. 수돗물은 국민의 건강과 직결되기 때문에 국민에게 공급되기 전에 칠지한 품질검사를

실시하고 있으며. 우선 수돗물의 안전성 확보를 위하여 국가에서 지정한 55개의 수질기준 항목에 대하여 수질검사를 한 후 공급하고 있으며, 수돗물이 공급과정에서 오염되는지 확인하기 위하여 급수관로 및 수도꼭지에서도 철저한 수질검사가 이루어지고 있는 실정이다.

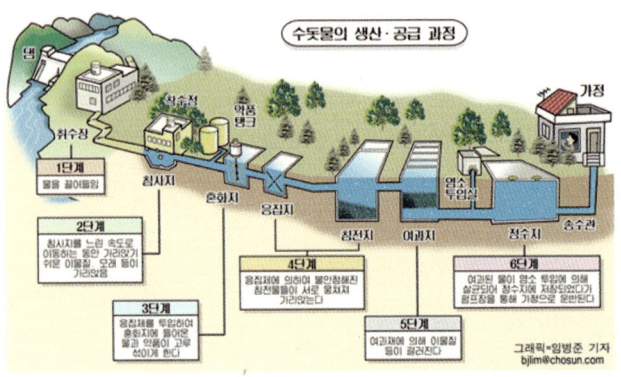

✷ 각국의 수질검사 현황

WHO(151항목), 미국(102항목), 일본(117항목), 한국수자원공사(250항목). 물은 사람 체중의 몇 퍼센트 정도나 될까요? 성인은 체중의 60%, 신생아는 80%가 물이라고 한다. 그러므로 체중 50kg의 성인은 30kg, 체중 3kg의 신생아는 2.4 kg이 물이다.

✷ 사람에게 하루에 필요한 물

그렇다면 사람은 체내에서 하루에 얼마나 되는 물을 사용할까? 사람은 하루에 약 180 l 의 물을 사용한다. 그러나 하루에 우리가 섭취하는 물은 2.5 l 밖에 안 되고 오줌이나 땀 등의 형태로 몸 밖으로 배출되는 물도 마찬가지로 2.5 l 이므로, 결국 180 l 의 물을 공급하기 위해선 몸 안의 물을 계속 반복·재생해서 써야한다. 따로 물을 사먹을 필요가 없다. 그런데 나이가 들수록 체내 물의 총량은 줄어들게 되므로 우리 몸의 건강을 위해선 물을 많이 마셔야 한다. 하지만 물만 따로 사먹기 보다 과일과 채소를 많이 먹어 하루에 필요한 수분을 섭취해 주는 것이 좋다, 이는 과일과 채소에 들어있는 수분은 질적으로 더 우수한 물로 비타민과 미네랄, 미량영양소까지 충분히 공급해주기 때문이다.

이렇게 음식물로 1.6 l 가량 섭취한 뒤, 물을 하루에 1 l 정도 마시면 적절한 일일수분섭취량을 채울 수 있다. 땀 흘린 뒤엔 물을 천천히 마셔라. 땀을 많이 흘린 뒤, 목이 마르다고 한꺼번에 많은 물을 마시는 것은 좋지 않다. 물을 단숨에 들이키면 차가워진 위를 따뜻하게 하려고 모든 혈액이 위로 몰리는 바람에, 집중력이 떨어지거나 냉증의 원인이 될 수도 있기 때문이다. 땀을 많이 흘려 갈증이 날 때는 우선 천천히 한 잔 마시고, 그래도 목이 마르다 싶으면 쉬었다가 다시 한 잔을 마시는 방법이 안전하다.

✳︎ 몸 안에서 물의 순환 속도

체내에서 하루 동안 재생되는 물의 양은 180 l 라고 한다. 그렇다면 사람이 물을 마실 때, 그 물이 순환하는 데는 어느 정도의 시간이 걸릴까? 이 속도를 측정하려면 물에다 표시를 하고, 그 물이 몸 안을 돌아다니는 속도를 조사하면 된다. 이 속도를 조사하기 위하여 과거 과학자들은 흰 쥐에 약 0.5%의 중수(D_2O)를 주사한 다음 3, 5, 10, 15, 20, 30분 후 뇌와 심장, 근육의 중수 농도를 분석하였다.

조사결과 모든 조직이 약 10분 후에 최대 농도에 이르며, 그 후 조금 줄어들고 약 20분 후에는 일정한 값을 나타냈다. 이 실험으로 물이 체내를 순환하는 속도는 쥐의 경우 20분 정도라는 것을 알게 되었다. 물이 체내를 순환하는 속도는 동물의 크기나 종류에 따라 다르긴 하지만 사람도 40분 정도면 온 몸을 순환하게 된다고 한다.

✻ 우리나라 수돗물 관련 사고사례

1) 1989년 8월 8일 전국 수돗물 수질조사 10곳 모두 세균 및 중금속 초과
2) 1990년 트리할로메탄(THM)이 WHO 기준치인 0.1 ㎎/l 초과
3) 1992년 4월 10일 충북 영동군 황간면 상수도 상류에서 농약적재 차량 전복 사고
4) 1991년 3월 16일(1차), 4월 22일(2차) 낙동강 페놀오염사고
5) 1993년 3월 평택 미군기지(K-55)에서 오·폐수 정화하지 않고 1,600톤 방류로 물고기 떼죽음
6) 1994년 3월 4일 대청호 조정지 댐에서 과속차량의 경유 15 l 유출 사고
7) 1994년 3월 미군기지 반환(3곳)에서 카드뮴 7배 납 24배 초과 토양오염 발생
8) 1994년 1월 4일 낙동강 수질오염 사고(벤젠, 톨루엔 등의 유기용제 및 암모니아성 질소 복합오염)
9) 1994년 4월 12일 영산강 물고기 떼죽음
10) 1998년 2월 동두천 미군기지에서 건축폐기물 불법매립
11) 1998년 3월 7일 의왕시 백운산 소재 미군기지에서 경유관 파열로 주변 환경 회복 불가능 상태

12) 2001년 수돗물 바이러스 검출사고
13) 2004년 11월 19일 대구 비산염색단지 화공약품 저장탱크 폭발사고로 인구 하천 오염
14) 2005년 4월 29일 전남 나주시 금계동 하천 어류폐사(농약 불법 투기)
15) 2005년 5월 18일 GS칼텍스 드레인 배관 기름 유출
16) 2005년 6월 6일 두림제지(주) 오일 주입 부주의로 대전천 유출
17) 기타. 전남 순천 해룡면 염산차량 전복사고, 전남순천 황전면 황정천 어류 폐사, 전남 담양군 고성면 펌프카 전복으로 기름 유출, 전남순천 해룡면에서 제초제살포로 어류 폐사, 광주 서구하천에서 어류 폐사(용존산소부족 하상 용존 퇴적물 용출 원인 등)

✱ 수돗물을 불신하는 이유

■ 먹는 물(수돗물) 수질기준

총 55개 항목으로 미생물 : 4, 유해영향무기물질 : 11, 유해영향유기물질 중 휘발성 유기물질 : 11개와 농약 : 5, 소독부산물 : 8항목과 심미적 영향물질 : 16으로 되어 있으며 세부처리기준으로 바이러스, 지아디아포낭 과 탁도 기준을 강화하고 있다.

병원성 원생동물들은 현미경적 크기이며 단세포로 된 원시적인 최하등 동물로 자유생활을 하는 원생동물은 주로 토양·담수·해수 서식하면서 수인성 경로를 통해 질병을 일으키는 대표적 원생동물로 지아디아, 크립토스포리디움이 있다. 원생동물로 인하여 일본의 경우는 1996년 여름에 기옥현 월생정(埼玉賢月生町)에서 집단 설사증상이 발생한 기록이 있다.

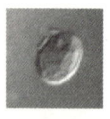
지아디아 포낭은 8~12㎛의 럭비공모양으로 바이러스보다 수십 배 강한 염소내성

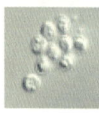
크립토스포리디움 포낭은 4~5㎛의 공 모양으로 염소소독만으로는 충분한 제거 불가능.(염소 1㎎/L에서 800분 접촉해야 90% 제거 가능)

✱ 수질 감시항목

1995년 유기물질인 사염화탄소와 시마진을 포함한 8가지와 무기물질로는 니켈과 바륨을 감시항목으로 지정이후 2008년 7월 1일부터는 흙냄새의 원인인 지오스민(Geosmin)과 곰팡이 냄새의 2-MIB(2-Methylisobomeol)을 추가하여 총 92개 항목(서울시 기준)으로 늘어났다

감시항목으로는 규제물질 : 농약, 소독부산물, 산업용 화학물질, 내분비계장애물질들과 신종유해물질인 의약품(항생제 등), 개인용품(화장품, 샴푸 등)이다.

"감시항목"이란 먹는 물 수질기준이 설정되어 있지 않으나 먹는 물의 안전성 확보를 위하여 먹는 물중의 함유실태조사 등의 감시가 필요한 물질을 말하며, 미 규제 미량유해물질을 대상으로 먹는 물중의 함유실태조사 결과 검출빈도, 검출농도가 비교적 높아 먹는 물 수질기준을 설정하기 위한 전 단계를 의미 한다.

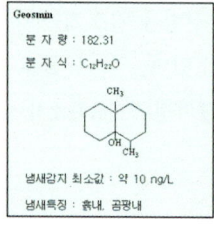
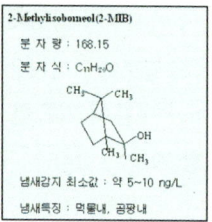

✱ 수돗물은 안전한 물!

2008년 8월 서울시 정수수질 현황을 보면

① 미생물(일반세균, 대장균 군, 대장균, 분원성 대장균 군)은 모두 불 검출이고

② 건강상 유해 영향 무기물질 중 질산성 질소만이 1.6~2.0 ㎎/l가 검출되었다.(먹는 물 수질기준은 10㎎/l 이하) 이러한 물질은 동물이 섭취한 유기질소화합물이 암모니아성 질소로 배설되고 물속에 산화되어 생성되는 최종 분해산물로 이러한 물질이 검출되기도 하고 상수원 주위의 숙식업소(생활하수), 농촌(무기비료) 그리고 축산시설이 오염원에 해당된다. 영유아는 질산염을 다량 함유된 물을 계속 마시면 메트 헤모그로빈 증(Blue baby)을 일으킬 수도 있다고 한다.

③ 건강상 유해영향 유기물질 중 소독제 및 소독부산물인 유리잔유염소, 총트리할로메탄, 크로로포름, 크로랄하이드레이드, 디클로로아세토니트릴, 할로아세틱에시드 등만이 기준치보다 매우 낮은 농도로 검출됨을 알수 있다. 이러한 물질들의 위해성은 수년 동안 기준을 초과한 물을 마실 경우에 일부사람에서 암을 유발될 가능성, 소화기, 비뇨기계 문제, 간 종양, 과 신경계통의 문제를 경험할 수 있다고 한다. 좀더 자세히 설명을 하면 트리할로멘탄은 물속에 있는 유기물질의 일종인 후민산 등이 소독 시에 발생하는 유리염소와 결합하여 발생되는데 염소소독의 목적은 일반세균이나 바이러스 등의 소독과 살균, 식물 플랑크톤 등의 조류 제거, 암모니아성 질소, 아 질산성 질소, 제일철이온, 황화 수소 등의 산화, 방향성 냄새, 조류의 냄새, 유화수소냄새, 부패와 같은 냄새의 탈취 등을 위해서

사용이 필요한 약품이다.
④ 심미적 영향물질인 아연과 구리 등은 설사나 위장통증을 경험할 수 있으며 황산이온은 설사, 세제는 피부장애. 망간은 신경장애나 언어장애등의 위해성이 보고 되고 있지만 서울시의 수돗물에서는 이러한 물질들이 먹는 물 수질기준 이내로 검출이 되고 있어 안심하고 마셔도 될 것으로 생각된다. 알루미늄의 경우는 알츠하이머병의 연관성을 주장하고 있으나 확실치 않으며 원수에 비해 처리수의 농도가 증가하는 것은 정수과정에서 사용되는 무기응집제(PAC)의 성분이 알루미늄이어서 증가하는 것으로 보고 되고 있다.

이상에서와 같이 수돗물에 대항 유해성은 거의 없으나 소독 냄새 거부감과 트리할로메탄과 같은 발암물질 우려, 송수과정에서 이물질 혼입, 저수에 따른 오염(세균오염) 등으로 불신하는 것이라 생각 되며 여기에는 각종 정수기생산업체의 영향도 있다고 할 수 있다.

따라서 정부에서는 보다 안전하고 만족스러운 물을 공급하기위해 막분리 공법과 같은 고도처리를 도입 하며는 기존 염소처리로 제거가 어려운 병원성 원생동물등도 제거를 하므로 서 안심하고 보다 양질의 수돗물의 공급이 가능하고 각 지방자치단체는 수돗물을 브랜드화 하여 시판 단계에 있다.

수돗물에 대한 막연한 불신을 하기에 앞서 우리 모두가 자연환경과 상수원에 대한 보전에 힘을 써야 할 것이다.

수돗물은 모든 국민이 신뢰 속에 이용하는 물이다. 보다 나은 삶의 질을 위해 만족하고 안전한 수돗물을 위해 별도의 정수기를 그리고 먹는 샘물을 이용하지만 이로 인하여 수질 문제가 대두되고 있는 게 현실이며 이제라도 먹는 물 만큼은 우리 모두가 지켜야 한다. 다음은 최근에 보도된 수돗물에 대하여 2차적인 시설을 설치하면서 문제를 보도한 내용이다. 다음은 2008년 09월 30일 MBC TV(뉴스데스크)에서 보도한 물 관련 기사 내용이다.

새로 짓는 고급아파트에는 자체 공동정수장치가 설치된다고 선전합니다. 그럴 듯 하조, 실태를 알아봤더니 물 낭비되는데다가 세균까지 나와서 애물단지로 전락하고 있었습니다.

7개월 전 입주한 아파트 단지이다. 수돗물이 정수된 대형 물 저장 탱크에 올라가봤습니다. 많은 양의 소금을 투입한 뒤 정수기를 돌립니다. 마그네슘 등 금속 이온을 걸러내 부드러운 물로 바꿔준다는 것입니다.

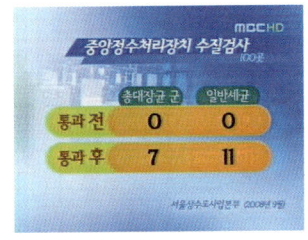

일반 상수도는 센물인데 그걸 필터를 통해 연화장치를 거쳐 연수로 만들어주는 것입니다.

하지만 물 낭비가 심해 한 달 만에 가동 중단됐습니다. 정수기가 돌아가는 동안 하수구로 물이 쉴 새 없이 버려지고 있습니다. 버려지는 양을 재봤습니다 39톤이었던 계량기 눈금이 30분 만에 40톤으로 바뀌었다. 1톤이 버려진 것입니다.

"폐수 되는 물이 염도가 있어서 재사용하는 것은 불가능하다는 결과가 나와서(버리고 있다.)" 수돗물의 10퍼센트를 버린 셈 이지만 마시는 물을 정수하는 장치가 아니어서 가정마다 별도 정수기가 또 설치됐습니다. 또 다른 아파트도 정수 장치를 가동하지 않고 있다. 1억원을 들인 정수 장치가 1년 넘게 고장나있었지만 아무도 몰랐습니다.

"관리하는 사람이 잘 한다고 하더니" 물 낭비도 낭비지만 관리 비용만 1년에 5천만 원을 추가로 내야했기 때문입니다.

--중략--

(서울 상수도사업본부 관계자) "중앙정수처리장치를 통과함으로 해서 염소를 싹 잡아먹으니까 소독약이 없으니까 세균이 증가해요" 서울 상수도사업본부가 중앙 정수 장치가 설치된 서울 시내 아파트 단지 100곳을 조사한 결과 정수 이전에 없던 대장균과 일반 세균이 정수 장치를 거치고 난 뒤 각각 7곳, 11곳에서 검출됐습니다. 하지만 먹는 물 정수기가 아니기 때문에 규제 근거도 없습니다.

(환경부 관계자) "법에서 저희들이 관리하는 시설이 아니거든요. 하나의 소비자의 선호도에 따라서(설치하는 것뿐이다.)" 돈 들여 수돗물을 낭비하고 수질까지 악화시키는 애물단지로 변하고 있습니다.

위의 보도내용을 보면 새로운 아파트를 분양하는 모델하우스를 가보면 정수 장치등에 대한 설치를 하여준다고 하는 내용을 알 수 있다. 아파트 단지는 수돗물을 저수하여 각 가정으로 공급을 하므로서 수돗물에 함유된 염소소독약제 농도가 떨어지면서 세균증식에 노출이 될 수 있다. 그렇다면 해결책은 없을까 아파트 관리사무소에서 정기적으로 염소농도를 관리하여 일정농도를 유지할 수 있을 것이고 공동 정수장치를 할 경우 위의 보도내용과 같이 경도성분도 낮은 수돗물을 경수연화장치를 하는 것은 아파트 분양건설업

체나 정수설비업체 또한 충분한 검토가 있었어야 할 것이다.

   2008년 10월에 정부(환경부)는 전국 약수터 1,635개중 중 1,569개소에 대하여 미생물 5개 항목, 무기물질 11개 항목, 유기물질 16개 항목 그리고 심미적 영향 물질 16개 항목 등 총 48개 항목을 검사한 결과 이중 208개소(13.3%)에서 수질기준 초과로 밝혀졌다. 특기할 만한 사항은 폐쇄시설 23개소 중 성남시가 15개소(사용 중지 2개소 포함)나 된다. 부적합판정을 받은 주요인은 총 대장균 군이 초과한곳이 89.4%나 되는데 이러한 원인은 오염원 증가, 애완 및 야생동물의 분변, 등산객증가에 기인하는 것으로 판단을 하고 있다.

   그렇다면 더욱 수돗물에 대한 신뢰가 더욱 높아진다 할 수 있다. 수돗물을 생산하는 과정에서 약품 주입 및 소독으로 인한 부산물들을 추가로 제거하여 보다 안심할 수 있는 프리미엄 물인 수소 수가 일본에서는 관심과 인기가 있다. 깨끗한 수돗물이 송수되는 과정에서 저수 등에 따른 미생물 오염 예방과 생활 습관 병에 도움이 되는 수소 수에 대하여 설명을 해보고저 한다.

제2장
수소기술 입문

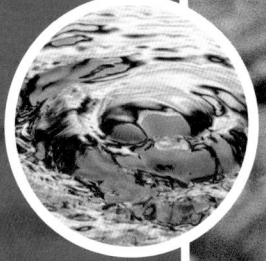

✱ 수소란 무엇인가?

1) 수소존재

수소는 100억분에 1m이하의 크기를 가진 가장 작은 원자로 우주에 90%이상 그리고 태양은 거의 100%가 수소원자 H 원자번호 1인 수소이다.

사람의 원소조성(원자 수 : %)을 보면 수소가 63이나 된다. 수소는 지구상에 널리 분포하며, 클라크수는 제9위다. 특히 대기 상층부에는 대량으로 존재하지만, 하층 부분에는 극히 미량(0.00001 부피 % 정도)이 존재한다. 또한 유리상태로 화산의 분기(噴氣), 천연가스등에서 산출되기도 한다. 또한 셀룰로오스나 단백질이 세균의 작용으로 분해 될 때에 소량이 발생하는 사실도 알려져 있다. 그밖에 화합물로 물 또는 많은 유기화합물을 이루어 널리 존재한다. 또한 지구 이외의 천체(天體), 특히 태양을 비롯한 많은 별에 수소가스 및 원자상태 수소의 존재가 인정된다.

원소기호	H
원자번호	1
원자량	1.00794
녹는점	-259.14℃
끓는점	-252.9℃
비중	0.0898

2) 수소의 역사

수소는 1766년 영국의 H.캐번디시에 의하여 처음으로 물질로서 확인되었다. 묽은 산과 금속과의 반응에서 생성된다는 사실이 밝혀졌다. 그러나 캐번디시는 그 당시까지 널리 알려져 있던 연소설(燃素說)을 믿고, 연소하기 쉽고 가볍다는 사실로부터 연소라고 생각하였다. 나중에는 물과 연소와의 화합물이라고 생각하게 되었다. 이것을 올바르게 원소라고 인식한 것은 프랑스의 A.L.라부아지에다. 그는 1783년 작렬(灼熱)한 철관 속에 수증기를 통과시켜 물을 분해하고 수소를 얻는 데 성공하였다. 또한 수소를 연소시키면 물이 생기는 사실도 밝혔다. 이로부터 그리스어의 물을 뜻하는 히드로(hydro)와, 생성한다는 뜻의 제나오(gennao)를 합쳐 hydrogène이라 명명하였다. 영어 hydrogen은 여기에서 유래한다.

3) 수소의 성질

수소는 무색·무미·무취의 기체다. 지구상에 존재하는 물질 중에서 가장 가볍다. 항상 수소분자 H_2로 이루어진다. 임계온도(臨界溫度) $-239.9℃$, 임계압력 12.8 atm, 물에는 18℃에서 1부피에 0.0185 부피 녹는다. 상온에서는 오르토수소와 파라수소의 3:1 혼합물이다. 또한 상온에서는 반응성이 적지만, 온도가 높으면 많은 원소와 직접 반응한다. 산소와의 2:1 혼합물은 500℃ 이상에서 격렬하게 반응하여 폭발하며, 산소수소 폭명기(爆鳴氣)라고 한다. 그 밖에 황과는 황화수소, 질소와는 암모니아, 염소와는 염화수소를 생성한다. 또한 많은 금속과도 직접 반응하여 수화물을 만든다. 금속염화물이나 산화물을 가열하면 환원되어 금속을 생성한다. 일반적으로 화합물 중에서의 원자가는 양 1가 또는 음 1가의 값을 가진다.

요약을 하면 다음과 같다.

- 수소는 무색·무미·무취의 기체다.

- 지구상에 존재하는 물질 중에서 가장 가볍다.
- 항상 수소분자 H_2로 이루어진다.
- 임계온도(臨界溫度) $-239.9°C$, 임계압력 12.8 atm, 물에는 18°C에서 1부피에 0.0185 부피 녹는다.
- 상온에서는 오르토수소와 파라수소의 3:1 혼합물이다.
- 상온에서는 반응성이 적지만, 온도가 높으면 많은 원소와 직접 반응한다.
- 산소와의 2:1 혼합물은 500°C 이상에서 격렬하게 반응하여 폭발하며, 산소수소 폭명기(爆鳴氣)라고 한다.
- 황과는 황화수소, 질소와는 암모니아, 염소와는 염화수소를 생성한다.
- 많은 금속과도 직접 반응하여 수화물을 만든다.
- 금속염화물이나 산화물을 가열하면 환원되어 금속을 생성한다.
- 일반적으로 화합물 중에서의 원자가는 양 1가 또는 음 1가의 값을 가진다.

✼ 수소 수의 등장

1990년대에 일본에서 만병의 근원이 되는 활성산소를 수소로 제거할 수 있다는 이론(가설)이 의학박사인 하야시 히데미츠의 항산화 물이 건강장수를 실현한다는 활성산소를 제거하는 물의 효용에서 발표를 한이래 수소와 물에 연관한 연구가 활발히 진행이 되어 왔다. 2000년대 들어서면서 일본의 의학 분야에서는 수소 수에 대한 다양한 연구과 개발 그리고 임상실험이 진행되어 왔고 수소 수에 대한 대단한 효과를 입증한 학자들은 물론 일본 매스컴 등에서도 보도가 되어 왔다.

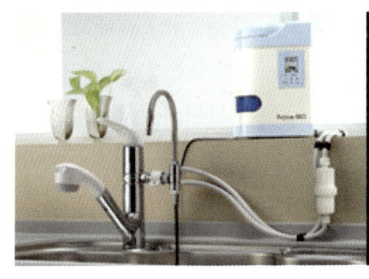
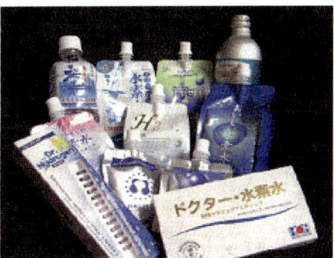

1) 수소 수 제조방법

저자는 2004년부터 일본의 수소 수 관련 동향과 조사 그리고 관련 제조업체등을 방문하였는데 사업적으로 시판되고 있는 수소 수는 크게 4가지로 대별된다.

■■ **스틱식**

물속에 마그네슘 합금으로 된 스틱을 일정시간 담그면 마그네슘이 용해되면서 수소가 발생하게 된다. 금속성 마그네슘은 일본의 경우 후생 노동성 등에서도 인가되지 않는 첨가물이다. 또한 pH의 변화가 8.24에서 산화환원전위가 -58 ㎷로 매우 적은 수치를 나타내며 수소농도도 낮을 뿐 만 아니라 금속마그네슘 용해로 인하여 수소가 발생한다 하더라도 수소입자가 거대(Macro)크기여서 금방 대기 중으로 방출되어 버린다.

일본에는 이러한 유사제품을 생산하는 곳이 프렌디아 회사, 닥터 초이스, 오쿠트, 에피아, 요딘 등이 있다.

■■ **수소가스 혼입(주입)식**

원수를 정수처리를 한 후 수소가스를 고압으로 충진을 하는 방법으로 일본의 대부분의 업체가 이러한 수소 수를 생산 판매하고 있다. 본 방식은 물속에 용존 기체류(산소 및 이산화 탄소 등)를 제거하여 주입하면 효과적이다. 이 방법은 수소 주입이 간편하고 순간적으로 수소농도를 높일 수는 있겠지만 수소용해상태가 미세(Micro)입자 상태로 유지가 어려워서 개봉 10여 시간이 지나면 ORP(산화환원 전위)가 +100 mv이상을 나타낸다. 즉 초기에는 수소농도가 1.5㎎/ℓ에 ORP도 -600㎷로 측정되나 충진 포장을 개방하면 빠른 시간 내에 대기 중으로 수소가 방출이 됨을 알 수 있다.

일본에서 이러한 방식을 채택하고 있는 회사는 H_4O, -600㎷회사, 내추럴플러스, 테크노스, 이토엔, 크리스탈디아즈, 블루마 큐리, 수도진흥공사, 케이오씨, 디디, 멜로디안, 하모니, 파인 등이 있다.

■ 전기분해식

알카리 이온수 제조방식과 같이 전기분해를 시키는 것이 유사하나 알카리수와 산성수가 분리되어 발생하지 않는 방식으로 수소농도가 1.0~1.5㎎/ℓ에 ORP도 -500㎷이상을 유지할 수 있으며 수소 입자가 클라스터 입자로서 16시간이후에도 ORP가 -50㎷이상을 유지함을 확인할 수 있었다. 본 방식은 수소혼입식보다 투자비가 많이 들고 운전비용도 높다. 본 방식을 채택하고 있는 회사는 엔디 아쿠아등이 OEM으로 시판을 하고 있으나 저자는 해당 공장을 견학을 한 결과 시설 규모가 영세하고 품질관리가 제대로 되어 있지 않아 신뢰를 할 수가 없었다.

■ 캡슐타입

칼슘염을 고압 하에서 분말화 하여 캡슐 에 넣어서 시판되고 있으며 주성분은 칼슘, 마그네슘, 철, 나트륨, 인, 망간 등으로 되어 있으나 중요한 것은 제품의 pH도 12.2로 강 알카리이고 알루미늄이 10.1㎎/ℓ (제조회사 제공)으로 검출 되므로서 먹는 물로는 부 적합 함을 알 수 있다. 이러한 제품은 닥터 초이스, 건강수소 원료 주식회사 등에서 시판하고 있다.

수소함유 유무를 확인하는 방법으로는 백금콜로이드 용액 +메틸렌블루지시약으로 수소가 함유되어 있으면 농도에 따라 무색으로 변하고 수소가 없으면 청색을 나타낸다. 수소 수는 장기보존이 어려우므로 유통되는 제품에 대하여 위와 같이 간단하게 수소용존 유무를 확인하면 된다.

위와 같이 수돗물에 용존 수소농도는 0.3 ppb(㎍/ℓ)로 거의 용해되어 있지 않음을 알 수 있었으며 해외에서 시판되는 수소 수에 대하여 pH, ORP, 그리고 수소농도를 측정하여 보았다.

측정기기는 수소측정은 TOA 회사의 Model: DH-35A(휴대용과 실험실용) 그리고 pH와 ORP는 동일회사의 HM-20P 와 RM-20P로 측정을 하였다.

수소를 충진 하는 방식은 원수의 성상과 조건에 따라 농도 차이가 있을 수 있으며 액티브 바이오 수소 수정수기(수소농도가 평균

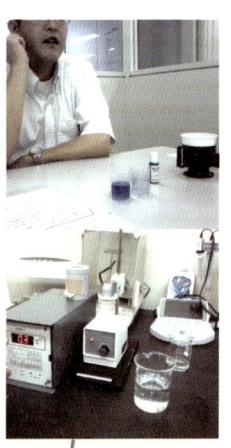

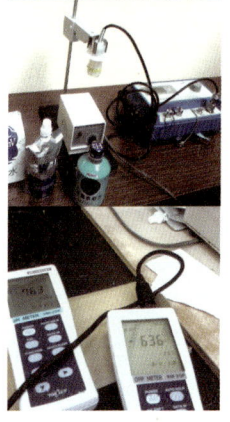

1.0~1.3 ppm)와 같은 전기분해방식에 비교하여 볼 때 처음에는 수소 농도가 1.6 ppm이상으로 높게 측정이 되지만 보관용기와 기간에 따라 용존 수소농도의 변화가 심함을 알 수가 있고 구입하여 마시는 비용도 고려하여야 할 문제이다.

다음은 2007년과 2008년에 걸쳐 일본의 수소 수 제조회사들을 방문 및 견학등을 통하여 시설 등에 대하여 보고 정리한 내용들이다.

2) 일본 수소 수 시설

■■ 원수

우리나라와는 달리 지방자치단체에서 관리를 하고 수돗물이든 지하수이든 관계가 없었다.

■■ 정수시설

어느 회사를 보더라도 정수시설은 매우 신뢰할 수가 없으며 품질관리가 제대로 되지 않고 있다는 인상을 받았다.

■■ 생산라인

크린룸 시설이 아닌 타제품 생산 여유 공간에서 하고 있거나 창고등을 개조하여 여러 업체의 수소 수를 OEM으로 생산을 하여 주고 있었다.

생산시설의 대부분은 충진기를 제외하고는 아직 수동으로 생산이 되고 있었다. 수소 수 생산(충진 및 전기분해방식 공히)회사들과는 달리 액티브바이오 정수기 제조업체는 크린 룸(Class 10,000) 시설에서 무진 복을 입고 생산을 하고 있었다.

■■ 기술자

물에 대하여 비전문가들로서 대부분이 산학연계가 잘되어 있어 대학이나 의료분야에서 수소 수에 대한 효능을 개발 발표하고 있었다.

3) 일본 수소 수 보도

수소효능에 대하여 지속적으로 TV, 의학전문지, 학회논문, 신문 등에 보도 되면서 2008년은 수소 수 시장이 본격적으로 형성이 되어 60~70%이상(건강산업 신문 보도)의 신장세가 전망된다.

✱ 수소 수의 응용 분야

1) 소비제품

- 신세대를 겨냥한 기능성음료제품(New age beverage)
- 화장품 분야(Cosmetic/Lotion) : 로숀, 세안용
- 노화방지(Antiaging)
- 피부 회생제(Rejuvenation)
- 보습제(Moisturization)
- 피부 미백제(Skin Whitening)
- 피부 유연제(Skin Whitening)
- 스트레스 회복(Stress Relief)

2) 의료제품

- 온천수(Spa Treatment)
- 아토피 치료(Atopic Dermatitis)
- 피부병(Itch Relief) : 옴, 가려움
- 햇볕에 탐(Sunburn)

- 각종 질병 예방(Disease Prevention)

3) 산업 분야
- 반도체 세정(Mass hydrogen use /Cleaning)
- 건설(Construction)
- 시멘트(Cement)
- 농업(Agriculture)
- 식품 보존(Food Prevention)

4) 생명공학 분야
- 만성병(Chronic Disease) : H_2 Water
- 통증(Acute) : H_2 Gas
- 당뇨(Diabetes)
- 각종 암(Cancer)
- 비만(Obesity)
- 동맥경화(Arteriosclerosis)
- 빈혈(Ischemia)
- 혈관재생(Reperfusion)
- 눈 녹내장(Glaucoma)
- 인지증 및 치매(Memory/Alzheimers)

✱ 수소 수 시장 전망

1) 의학 분야 치료시장(Therapeutic Market)

■■ 아토피 시장

세계적으로 약 10억달러 이상으로 추정되며 우리나라도 초등학생이하의 아토피 발생율이 30%에 육박한 것으로 보고 되고 있다. 참고로 우리나라는 초등학생 아토피 유병률이 2005년 기준으로 29.1%이며 2012년까지 약 21%수준으로 대폭 낮추기 위하여 정부(환경부)는 2008년 3월 27일에 아토피 없는 나라 만들기 선언식과 함께 환경성 질환센터 개소식을 가졌고 서울 중앙병원을 아토피 지정센터로 지정하였다.

■■ 당뇨병 시장

당뇨치료 약 판매로 약 150억달러 이상이며 세계시장으로 미국이 단연 높으며 향후 수소수에 기대가 되는 분야이다.

■■ 암 관련 시장

2004년 기준으로 약 350억 달러이고 2008년은 약 600억 달러로 추정 된다. 이 분야는 이미 수소 수에 대한 임상실험이 여러 분야의 연구자들에 의해 효과가 발표되어왔고 적용이 되고 있는 분야 이다.

■■ 동맥경화 시장

미국의 경우 약 61억 달러의 시장으로 수소 수에 대하여 쥐를 상대로 실시한 임상실험 결과, 효과가 있음이 확인 되었다.

■■ 눈 녹내장 시장

눈 관련 시장에서 2005년의 경우 약 37억 달러 시장으로 예상되며 수소 수에 대한 예비실험에서 긍정적인 결과를 보이고 있다.

■■ 빈혈치료 시장

이 분야는 이미 수소 수와 수소기체로 임상실험을 실시한 분야로 약 10억 달러의 시장이 예상된다.

2) 건설분야 시장

수소 수로 시멘트를 혼합시에 강도가 2배 이상 향상될 수 있다는 내용이 밝혀지고 있으나 수소 수가 어떻게 결합을 하여 그러한지는 밝혀지지 않고 있는 분야이다.

3) 농업분야 시장

수소 수를 이용한 꽃을 재배시 확실히 잘 성장하는 것을 알 수 있다고 한다. 수소 수를 사용하면 과일이나 식품 등이 잘 썩지 않는다.(일본 등 에서는 대형 슈퍼마켓 등에서 과일이나 채소류에 수소 수를 사용하여 진열을 하고 있다.)

오존 등을 대신하여 콘테이너 등에 수소 수를 사용한다면 지구온난화를 예방하는 효과가 기대된다.

4) 반도체 시장

반도체 제조공정은 화학약품과 깨끗한 물(초 순수)로 세정을 하는 데에 따라 수율(Yield)이 좌우 된다. 반도체 칩(Chip)이나 웨이퍼(Wafer)에는 산과 알카리 약품을 사용하는데 수소 수를 대신 사용한다면 반도체 소재의 오염원으로부터 예방은 물론 환경 친화적인 제품생산이 기대되며 실제로 현재 보급이 응용 되고 있는 추세이다.

5) 애완동물 시장

2007년에 세계시장이 약 25억 달러(미국의 경우 8억5천만 달러/ 유럽

약 7억4천만 달러)로 추정되며 일본에서는 애완동물들의 당뇨와 신장 등의 치료에 많이 사용이 되고 있다.

6) 음료시장

항산화 와 면역성을 향상시켜 주는 음료가 세계적으로 선호하는 추세로 변화하고 있으며 2007년 6월에 골드만 샥스는 에너지를 보강한 음료시장이 미국에서만 약 15% 신장세를 나타낼 것으로 예견하였으며 탄산 음료 등의 시장은 쇠퇴하고 있는 상황에서 세계적인 코카콜라 회사는 기능성 음료회사들을 인수하기 위해 세계적으로 찾고 있으며 펩시 콜라도 비 탄산 음료회사들을 무차별로 인수를 하고 있다.

7) 피부 관련 시장

얼굴관련과 손 그리고 몸 관련 보습 및 로션 시장 그리고 노화 예방 화장품의 시장은 미래에도 꾸준한 성장이 지속될 것이며 이러한 화장품 시장은 더욱 더 새로운 소재의 기능성 화장품 시장 개발에 전념을 할 것이다. 수소 수가 노화 나 미백 등의 임상실험에서 효과 검증이 되어 일본에서는 이미 이 분야에 수소 수 관련 화장품등이 판매되고 있다. 피부의 색은 주로 사람 피부 속에 존재하는 멜라닌(melanin)이라는 색소의 함량에 의해 결정 된다.

이러한 멜라닌은 피부의 기저 층에 존재하는 멜라닌 생성세포(melanocytes)에 의해서 생 합성되고 세포질 돌기를 통하여 표피의 기저 층에서 각질층으로 각질형성 세포(kerationcytes)의 각화과정에 의해서 이동하게 되고 표피에 존재하는 멜라닌은 태양광선으로부터 들어오는 자외선을 차단하는 색소로서 멜라닌이 국소적으로 과도하게 합성되거나 노화 등에 의해 피부의 생기리듬이 떨어지면 멜라닌이 피부에 침착되어 기미, 주근깨, 및 다양한 색소 침착을 유발하는 것으로 알려져 있다.

멜라닌은 흑. 갈색의 eumelanin과 적, 노랑색의 phaeomelanin이 있으며 효소인 tyrosinase에 의해 합성된다.

미백물질들은 자외선 흡수제나 산란 재, 활성저해제 그리고 활성 산소 종을 제거하는 물질들을 이용하게 되는데 수소 수는 이러한 자외선의 흡수나 산란 그리고 활성 산소 종을 제거하는 효과가 임상실험을 통하여 확인이 되었다.

8) 온천/욕실 시장

세계시장은 2001년 기준으로 1000억 달러 이상의 시장으로 2011년에는 약 4,000억 달러 시장이 예견된다고 보고 되고 있다.(자료 : Datamonitor) 수소 수가 첨가된 수소 수 온천 및 욕실(Hydrogen Spa/Bath)이 새로운 사업이 예견되고 있으며 이 분야는 일본에서 피부병 관련 환자들을 상대로 임상실험이 되었으며 최근에는 일본에서 이 분야 관련 시연회가 있었고 일본의 대기업등도 비상한 관심을 보이고 있음을 현지에서 확인을 할 수 있었으며 일본의 병원 등에서는 수소 수를 이용한 피부 질환 등을 치료하는 곳이 설치되어 운영이 되고 있다 .

이상에서와 같이 세계적으로 2000년대 본격적으로 개발된 수소 연료전지 기술만이 자동차, 난방 및 취사 등에 적용하는 것에 수소를 이용하는 것이 아니라 이제는 모든 분야에 있어서 적용이 되어 가면서 수소시장은 무궁무진하다 할 수 있으며 분명 미래의 신 성장 산업으로서 우리나라도 지금이라도 수소를 이용한 다양한 제품

개발로 세계를 선점하여야 할 때라 생각 된다.

✱ 미래는 수소기술을 선점하여야 한다

이제 지구온난화 억제를 향한 방법으로 가장 청정 기술로서 수소기술은 신재생 에너지 분야 중에서도 수소는 중추적인 역할이 기대되며 2001년도 1 kW급 연료 전지를 이용한 철도차량 구동시험 비용이 수십 배로 절감된 기술로 향상되고 있고(일본 철도총합기술연구소 차량억제 기술연구부 동력시스템), 원자력 발전소, 연료전지를 다방면의 응용, 수소자동차등의 개발은 수소경제사회를 가속화 시키게 될 것이다. 생활 속에도 수소 수는 생활환경 질병(암, 당뇨, 비만, 류마치스, 인지증 등), 노화, 피부 관련 치료는 물론 농업과 첨단산업 분야에서도 이미 상용화가 시작 되었다.

2008년 9월 22일에 정부(지식경제부)는 6대 분야 22개 신 성장 동력 비전 및 발전전략을 발표하였다.

향후 5년간 신 성장 동력에 99.4조원을 투자하고 신규고용 창출도 88만 명으로 전망하고 있다. 수소기술관련 한 연료전지 발전시스템등도 에너지. 환경 분야에 포함되어 있다.

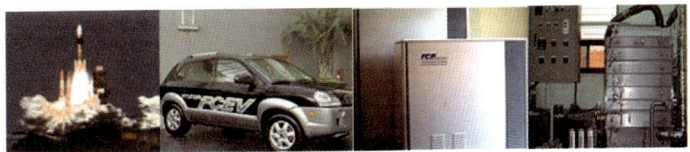

저자가 수소 수에 대하여 본격적으로 관심과 연구개발에 의지를 보이게 된 것은 아래의 책을 일본 출장기간에 구입하여 읽으면서 이다.

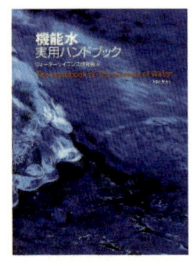
기능수 실용 핸드북(p315, 2006년 5월 초판) 출판사 : 일본 주식회사 인간과 역사사(日本 株式會社 人間 と 歷史社)의 기술서적을 구입한 내용 중에서 "지금 기능수 중에서도 가장 주목을 받는 것은 용해 수소 수(溶解水素水)이다."

히로시마대학 생명과학 연구소 미와 노부히코 교수 팀은 물에 수소를 10배 이상 용해하는 기술을 성공하였으며 수소가 용해된 물이 활성산소(活性酸素)를 제거하는 능력을 확인하고 이러한 수소 수는 암세포 증식을 억제하는 효과를 확인 하였다. =중략= 이러한 암세포 증식을 억제하고 정상세포에는 영향이 없다는 연구결과를 2006년 3월에 발행한 일본 약 학회(제126회)에 "새로운 고농도 용해 수소 수에 의한 항암효과와 활성산소 억제효과"를 발표하였다. =중략= 기존의 격막식이 아닌 비 격막식으로 개발된 용해 수소 수는 p H(폐하)는 우리 몸과 가까운 중성수로서 일본 주식회사 타카오카 제작소와 공동개발로 Active Bio(액티브 바이오) 제품으로 개발 제품화 하였다. =중략= 바야흐로 차세대 기능수로서 큰 기대감과 다방면에서 평가가 높을 것으로 기대 된다는 등의 내용을 보고 물(수소수)은 토양(흙), 불, 바람, 공기와 같이 지구에서 자연에서 생명에서 가장 소중한 것으로서 이제 건강한 삶, 행복한 삶을 위해 의학적으로 과학적으로 접근하여 우리의 미래 삶을 상승시키게 될 것임을 확신한다.

제3장
「수소 수」이해

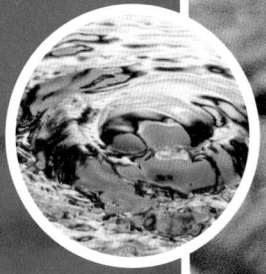

✱ 수소 수는 유해한 「활성산소 제거」

2007년 5월 8일 아사히신문 조간에 다음과 같은 타이틀의 기사가 실렸다.

「수소로 유해한 활성산소를 격퇴, 일본의과대학 발견」

내용은, 일본의과대의 오오타 시게오 교수(세포생물학)가 세포와 동물을 이용한 실험으로 수소가 몸에 유해한 활성산소를 제거, 급성질환의 치료 등에 사용할 가능성이 있다는 사실을 발견했다는 것이다. 아시는 바와 같이 활성산소는, 생활습관성 질병을 비롯하여 다양한 질병과 노화의 원인 중 하나로 알려져 있다.

오오타 박사는, 수소를 녹인 물의 영향을 배양세포로 실험한 결과, 활성산소 중에서도 하이드록실 라디칼이라는 특히 산화력이 강한 활성산소를 제거할 수 있다는 사실을 알았다고 한다. 또 그 외의 실험에서, 뇌의 혈류를 90분간 정지시켜 뇌경색 상태로 만든 쥐에 농도 2%의 수소가스를 흡입시키고, 흡입시키지 않은 쥐와 비교해 뇌의 세포가 죽는 정도를 반 정도로 억제할 수 있었다고 한다.

이 실험결과에 대해 도쿄도 노인종합연구소의 타나카 마사시·건강장수 게놈탐색연구원 부장은 「수소로 실제 인간의 병과 노화를 막을 수 있는가, 어느정도 섭취하면 좋은가, 확인하기에는 아직 많은 연구가 필요하지만, 기대할 수 있는 연구결과다」라고 대답하였다. 신문에서는, 이 결과가 「영국의 과학 잡지 네이처 메디신 전자판에 발표되었다」고 한다.(이상 동(同)신문에서 발췌)

이상의 뉴스에 대해서는, 아사히 신문, 도쿄 신문, 마이니치 신문, 니혼케자이 신문에서도 같은 보도를 하였다.

✻ 생활습관 질병과 노화 방지에 기대

신문에서만이 아니다. 앞에서 말한 뉴스는, 마찬가지로 2007년 5월 8일자 NHK의 아침 뉴스에도 방송되었다. 신문에서는, 「수소를 녹인 물」이 활성산소의 하나인 하이드록실 라디칼을 어느 정도 감소시키는가에 대해서는 다루고 있지 않지만, NHK의 뉴스에서는, 「극히 미량의 수소로 하이드록실 라디칼이 60% 감소한다」는 사실을 확인하였다고 보도하였다. 연구에서 일본과학대학의 오오타 교수가 다음과 같은 말을 하였다.

「수소는 약이 닿기 힘든 세포 속까지 쉽게 침투할 수 있다. 노화나 생활 습관 병 예방과 뇌경색 등의 새 치료법으로 이어질 가능성이 있다」

수소는, 상온에서는 안정적이고, 무색·무취·무미의 기체이다. 또 가장 단순하고 가벼운 물질이다. 그리고 다양한 물질과 다양한 화학반응을 일으키기 때문에 화학분야에서 뿐만 아니라 여러 분야에서 이용이 확대되고 있다.

특히 각광을 받고 있는 것이 에너지 분야이다. 예를 들어 연료전지의 연료로서 수소가 사용된다. 앞으로 주유소 대신 수소 충전소가 생길 것이다., 라는 말도 있다.

그 외에도 의학, 금속, 식품 등 여러 분야에서 사용에의 응용이 진행되고 있다. 최근에는 활성산소와의 반응을 기대하여 의료·건강분야의 연구가 진행되고 있는 상황이다.

그러면 왜 최근 들어, 특히 건강분야에서 수소가 주목을 받게 되었을까. 제4장에서 자세히 설명하겠지만, 실은 기적의 물이라 불리는 「루르드의 샘」「노르데나우의 물」등 용천수와 깊은 관계가 있다.

이들 용천수가 왜 많은 난치병 환자를 구할 수 있었을까? 그리고 기적의 정체는 무엇인가? 지금까지 많은 학자가 이 수수께끼를 풀기 위해 연구를 계속해 왔지만, 그 원인을 밝혀낼 수는 없었다. 그러나 불과 최근에 일본의 연구자가 처음으로 이들 기적의 물의 정체가「수소」라는 사실을 밝혀냈다.

이 발견을 계기로, 많은 의료·건강관계 연구자들이「수소와 질병의 관계」에 새롭게 주목하고, 연구를 진행되어 오고 있다. 그 결과, 앞에서 말한 뉴스보도와 같은 획기적인 연구발표로 이어진 것이다.

물론 이전부터 항산화작용에는 수소가 관계하고 있다는 것을 알고 있었지만, 그 메카니즘의 상세한 부분까지는 해명되지 않았다.. 그것이 이 발견을 계기로 다양한 연구기관에서 잇단 수소의 항산화작용에 대해 연구발표를 하게 된 것이다.

✱ 10배의 수소농도를 함유한 물의 제조에 성공

최근 수소를 함유한 물에 대한 연구도 각지에서 열심히 진행되게 되었다. 다음에 소개하는 것은, 현립 히로시마 대학에서 이루어지고 있는 연구를 소개한 신문기사이다.

요미우리 신문(2006년 1월 29일 조간)에는「수소 10배를 함유한 물 현립 히로시마 대학 팀 성공」이란 제목으로 다음과 같은 기사가 게재되었다.

「현립 히로시마 대학 생명과학과 미와 노부히코 교수 팀이 물속에 종래 기술보다 10배의 수소를 녹이는 것에 성공하였다」란 기사로,「물에 녹인 수소는 노화 등을 일으키는 활성산소를 제거하는 능력이 있고, 연구 팀은 실제로 이 물이 암세포의 증식을 억제하는 효과도 확인하였다」고 한다.

「보통 물에는 수소가 거의 포함되어 있지 않다. 물을 전기분해하여 수소가 소량 포함되는 알카리 수를 만드는 정수기는 시판되고 있지만, 수소를 많이 함유한 물은 만들 수 없었다. 미와 교수는 수소를 흡착하는 활성탄 필터를 압축하는 등의 방법으로 수소가 종전의 3배~10배 많이 녹인 물을 만드는데 성공했다」라는 것이다.

비교적 고농도 수소가 녹은 물은, 암세포에도 유효한 작용을 한다는 연구결과도 발표했다

「연구팀은 사람의 설암(舌癌) 세포에 보통 물과 수소가 많은 물을 주어 각각 배양하였다. 보통의 물에서는 암세포가 계속 증가하였으나, 수소가 많은 물에서는 암세포가 붕괴, 증식이 약 1/3으로 억제된다는 사실을 밝혀냈다. 미와 교수는 "앞으로, 동물실험으로 구강암 억제효과를 확인하고 싶다"라고 말했다」

✱ 일본의 산학공동으로 진행된 수소 수 관련 연구

앞에서 이야기한 뉴스는, 히로시마대학 지방신문인 츄고쿠 신문(2006년 2월 9일 조간)에 보다 자세하게 게재되었다.

기사에 의하면 이 연구는 히로시마 대학의 미와교수와 전력설비 회사인 타카오카 제작소(도쿄)의 공동연구 팀에 의한 것으로, 미와 교수 자신은 연구를 시작하게 된 동기가「매일 마시는 물로 설암을 막을 수 있지 않을까」라는 생각이었다고 한다. 그리고 실제로 사람의 설암세포를 사용한 실험을 실시한 결과, 당초 예상과 같은 결과가 되었다.

「샤알레에 분리한 설암세포를(수소를 많이 함유하도록) 생성한 물 속에서 조사해보니 세포막이 변질되어 세포가 죽어있었다」라는 것.「같은 조건으로 비교한 결과에서는 1개의 암세포가 3일 후에 8개로

증식했다」라고 한다. 이 연구에서 생성된 물에 녹인 수소 수는, 「밀폐상태로 약 1개월 유지」되어 「입 안에 머금었을 때도 10초 정도는 초기농도의 90% 이상을 유지하였다」라고 한다.

이 「10초 정도는 초기농도의 90% 이상을 유지」라는 것은, 뒤집어 말하면 수소가 단일원소로는 계속 존재하기가 어렵고 곧 다른 물질과 결합해 변화해버리던가, 확산돼 소실되어 버리기 때문이다.

미와 교수는 「용존 수소를 이론 상, 물에 녹는 임계까지 높여 세포핵에 많은 활성산소를 제거할 수 있었다」라고 이야기 하였다.

각 방면에서 주목받아 연구와 활용에 고려되고 있는 수소. 어떻게 해야 수소를 녹인 물을 만들 수 있을까가 연구자들의 과제가 되고 있다.

✱ 여성에게 낭보? 자외선에 의한 주름을 막는 수소 함유 수

수소를 함유한 물은 그 다채로운 유용성 때문에 많은 기업이 제품화를 둘러싸고 노력하고 있다.(의약품, 건강관련 상품, 화장품 등)

츄고쿠 신문(2007년 7월 5일 조간)에 의하면 히로시마 대학 미와 노부히코 교수 팀과, 고무제공(製工) 제품의 히로시마 화성은, 본 회사가 제조하고 있는 수소 함유 수에 자외선에 의한 주름을 막는 효과가 있다는 것을 앞에서 말한 히로시마 대학과의 공동연구로 확인하였다고 한다.

이 연구에서는, 인간의 피부와 같은 조직모델을 이용하여 수소함유수를 바른 경우와 바르지 않은 경우에 자외선의 영향이 어떻게 다른가를 조사하였다. 그 결과 「수소함유수를 바른 경우가, 바르지 않은 경우보다 피부 콜라겐이 줄어들기 어렵고, 주름생성도 힘들었다고 발표하였다.

주름은 나이 뿐 아니라 자외선에 많은 영향을 받아 발생한다. 피부에 침투한 자외선이 활성산소를 발생시켜 콜라겐(피부의 성분)을 파괴해 버리기 때문이다. 「항산화기능을 주목받고 있는 백금을 미립자로 한 『백금 콜로이드』를 수소함유수와 병용하면, 백금 단독이나 수소 함유수 단독으로 사용할 때보다도 항 산화력이 올라간다」라는 사실에 착안하여, 「화장품과 유액, 미용 액을 『수소 플러스(가칭)』 브랜드로 발매할 예정」이라고 한다.

이 수소함유수의 수소 농도는 1ppm 이상 이고, 수돗물과 같은 중성이다.(ppm이란 단위는 자주 접하는데, 「parts per million」, 즉 1/1,000,000이란 농도를 나타내고 있다. 1ppm은 1L에 어떤 물질이 1mg 들어있다는 것을 의미한다.)

이전에는 「햇볕에 그을린 가무잡잡한 피부」는 건강의 상징으로 여겨져 유행했었다. 오늘 날에는 햇볕에 그을린 검은 피부는 자외선에 의한 일종의 화상(피부의 손상)이며, 주름과 기미의 원인이라는 사실을 알고 있다. 수소 함유 수에는 미용의 천적인 자외선으로부터의 피해를 막는 힘이 있다는 것을 알게 되었다.

참고로 조직모델이란 인간세포를 배양해서 만든 실험용 조직. 최근, 동물실험을 대신하는 것으로, 또 사람을 대상으로 한 의료용 실험에는 역시 사람으로부터 유래된 조직이 좋다고 해서 채택되게 되었다. 현재, 피부모델, 각막모델, 기관지 모델 등이 실제로 사용되고 있다.

✲ 왜 수소가 주목받는가?

지금까지 소개했듯이, 현재 수소라는 물질이 굉장한 주목을 받고 있다.

수소란, 원자번호 1번, 원소기호 H인 원자이다. 고등학교 화학시간에 「수헤리베붕탄질산…」이라고 원소번호를 암기한 기억이 있을 것이다. 그 원소기호 순에서 가장 처음에 오는 원소가 수소이다. 물질로서 가장 가볍기 때문에 확산 되서 점점 상승해 가는 성질을 가지고 있다.

즉 물은 화학기호로 H_2O. 수소원자가 2개, 산소원자가 1개로 구성되어 있다. 수소는 산소와 결합하기 쉽고, 수소가 산소와 떨어져 단일원소 상태로 물 속에서 존재하는 시간은 극히 짧은 순간뿐이라고 알려져 있다. 그래서 어떻게 하면 수소를 단일원소로 유효하게 이용할 수 있겠는가에 대한 시행착오가 반복되고 있다.

예를 들면 이번 장 처음에 소개한 일본의과대학의 연구에 시용된 수소는, 액체가 아닌 기체이다. 기체라면 밀봉한 상태에서 보존하기 쉽고, 인화 등의 위험을 피한다면 다루기 쉽다, 라고 한다.

또 히로시마 대학에서 연구에 사용한 수소는 H_2, 즉 분자상태의 수소이다. 수소와 산소는 보통 H_2, O_2, 즉 원자가 2개씩 붙어있는 상태로 존재하고 있다. 원자 하나만으로 자연계에 존재하는 일은 거의 없다고 알려져 있다.

또 환원작용, 즉 산화물에서 산소를 뺏는 성질을 가지고 있다. 산화물에서 산소를 빼앗은 것으로 산화된 상태를 해소하는 성질을 가지고 있다. 이 환원작용이야 말로 사람의 몸에는 건강효과를 발휘하는 것이 아닌가, 하여 기대를 모으고 있다.

✹ 건강에 좋고 맛있는 물을 찾아서

수소라고 하는 조금 특수한 물질의 연구가 활기를 띄게 되기 전, 물 그 자체가 오랫동안 주목을 받아왔다. 그것은 지금도 변하지 않은 사실이라고 해도 과언이 아닐 것이다. 물과 건강, 물과 인간은 뗄레야 뗄 수 없는 관계에 있다. 인간의 몸 70%를 구성하고 있는 물(아이들은 그 이상)은, 우리들의 생명에 중요한 요소이다. 우리들은 그 수분을 식사나 음식물로 매일 섭취하고 있다.

물은 인체의 70%를 구성하고 있기 때문에 누구나 가능하면 건강에 좋은 물이 좋다고 생각한다. 매일 1L 이상의 수분을 섭취하고, 배설하기 때문에 물의 영향은 절대 미미하다고 말할 수 없을 것이다.

건강에 좋은 물을 마시고 있는 사람과 그렇지 않은 사람에게는 역시 어딘가 다르지 않을까. 수돗물 보다는 미네랄워터 쪽이 좋지 않을 가? 온천과 용천수 등은 몸에 좋지 않을까.

이렇게 물에 대해 어떤 건강효과를 기대하는 사람이 많아졌다. 지금은 먹는 샘물(일본은 미네랄워터)를 사 마시는 것이 보통이 되었지만, 일본에서 일반적으로 샘물이 팔리기 시작한 것은 1980년대이고 우리나라는 1988년 서울 올림픽이후 이다. 대형 식품 메이커가 국내 천연수를 팔기 시작한 것이 계기가 되어 다양한 메이커가 페트병 들이 샘물를 판매하게 되었고, 그 이후 매년 소비량이 증가하고 있다.

최근에는 프랑스 산 등, 수입산의 세련된 물도 다수 판매되고 있지만, 매상으로는 국산 물에 미치지 못하는 수준이다. 유럽과 미국의 물은 대부분이 경수고, 일본인에게는 연수인 물맛이 맛있게 느껴지기 때문이다.

일본 각지에는 명수라고 불리는 맛있는 용천수가 많이 있고, 그것들이 브랜드 화 되고 있는 것 같다.

샘물 즉 미네랄워터를 구입하는 사람은,「맛 잇고 건강에 좋은 물을 마시고 싶다」라는 심리를 가지고 있다. 그 배경에는 우리나라도 마찬가지로 역시「수돗물은 맛있지 않다」라는 인식을 가지고 있음에 틀림없다.

✳ 일본의 깨끗한 수자원

일본에는 예로부터「물과 안전은 공짜」라는 말이 있다고 한다. 이 말은, 2개의 시점에서 생긴 말이라고 생각된다.

먼저 유럽이나 미국 등 선진국에서의 시점. 유럽이나 미국에서는 영국을 제외하고 수돗물은 거의 경수이다. 그대로 마시는 것은 바보 같은 짓, 비누를 사용해도 거품이 나지 않을 정도로 경도가 높은 수돗물이 나오는 지역도 적지 않는다. 따라서 마시는 물은「사서 마신다」가 당연하다.

또 위생사정이 나빠 수도의 정비자체가 되어있지 않은 지역의 나라에서 보면 일본 수돗물은 우리나라와 같이 위생 면에서도 사회설비라는 점에서도 완벽하다고 말할 수 있을 것이다.

어느 쪽의 관점에서 봐도 일본은 수자원의 혜택을 받은, 수돗물을 그대로 마실 수 있는 나라이다. 다른 명수라고 불리는 맛있는 용천수가 각지에 있고, 물에 관해서는 세계에서 가장 풍부한 나라라고 말할 수 있을 것이다.

일본에서도, 수돗물은 공짜는 아니다. 일본의 수도요금은 지역에 따라 상당한 차이가 있고, 상하수도 설비상태나 요금체계가 다르다. 간단히 비교할 수는 없지만, 아주 대략적으로 보면 1L에 약 2원 정도라고 말할 수 있을 것이다. 시판되고 있는 미네랄워터가 500ml에 1,200원 전후라고 생각한다면, 수돗물은 공짜나 다름없이 싼 가격이다.(물론 한국도 비슷하지만)

레스토랑이나 찻집에서는 부탁하지 않아도 물이 그냥 나오는 사실을 봐도 해외에서 보면 한국이나 일본에서는 「좋은 물을 공짜나 다름없이 사용할 수 있는」 나라들로 보일 것이다.

덧붙여서 미국이나 유럽의 물이 미네랄 분을 많이 함유한 경수인 것에 비해, 한국과 일본의 물은 비슷한 수질을 가진 미네랄 분이 적은 연수이다. 한국이나 일본인에게는 연수 쪽이 그대로 마시는데도 요리에 사용하는데도 맛있게 느껴질 것이다. 그렇기 때문에 시판되고 있는 샘물(미네랄워터)도 언뜻 봐서 세련된 수입제품 보다도 국산 쪽이 압도적으로 팔리고 있다.

우리들은 긴 시간 우리나라 보다 일본의 물을 더 수질이 좋고 풍부한 물에 관해서는, 세계적으로도 유명한 나라라고 믿고 있는 것 같다.

✲ 물은 더 이상 공짜가 아니다

안됐지만 오늘날에는 「물은 안전과 같이 공짜」란 말이 이미 과거의 것이 되어버렸다.

치안에 대해서는 여기서 언급하지 않겠지만, 수돗물에 관해서는 여러 가지 비판이 일고 있다.

먼저 한국은 일본과 같이 수도용 원수의 대부분이 하천과 댐(호소)물이다. 그것을 정화하고 염소로 살균하여 수돗물로 사용하고 있다. 살균하는 것에 의해 안전하게 마실 수 있게 되었지만, 이 염소가 「석회냄새」가 되어서 물맛을 불쾌하게 한다.

하천과 호수 혹은 지하수는 근대화, 공업화에 의해서 오염이 진행되어 왔다. 최근에는 상당히 개선되었다고 말하고 있지만, 악화되어 있었을 때는 어땠을까. 그런 물을 얼마만큼 위생적인 관리를 해왔을까. 그리고 살균처리에 사용한 염소 자체는 안전하다고 말할 수 있을까. 수영장 등 많은 사람들이 몸을 담그는 물에는 할 수 없다고 치더라도, 직접 마시는 물이라고 생각하면 불안을 느낀다. 그 외에도 물을 끓일 때 발생하는 트리할로메탄(유기염소화합물)의 문제 등도, 자주 문제시 되고 있다.

현재로는 건강상에 큰 문제가 일어나고 있지 않지만, 수돗물은 100%안전한가, 라고 묻는다면 조금 의문이 남는다.

우리가 농어촌을 가서 지하수, 우물을 사용하는 물은 확실히 맛이 있다.(참고로 정부는 농어촌의 상수도 보급률을 현재 51%에서 2012년까지 68%로 확대한다고 한다) 하천 등의 물을 정화하여 사용하고 있는 수돗물과는 맛이 다르다. 아마 염소 냄새나는 수돗물에 길들여져 있다면 농어촌 여행지 등과 같은 지역의 물을 마시고 깜짝 놀라는 일이 있을 것이다.

앞에서 말했듯이, 인체의 약 70%를 차지하고 있는 물을 불안이 남는 수돗물로 처리해도 괜찮은가. 이러한 불안에 대답이라도 하듯이 1990년대 이후부터는 먹는 샘물을 사먹는 것이 일반적이 되었고, 가정에서는 수돗물에 정수기를 달게 되었다. 더 이상 수돗물이 공짜가 아닌 셈이다.

앞서 저자도 말했듯이 수돗물은 안전하다고 했다 그러나 수돗물은 그냥 마시기에는 소독 냄새로 트리할로겐 발암물질이라는 생각이 들지도 모른다. 그래서 수자원공사 등에서는 수돗물을 끓일때 볶은 옥수수 등을 넣어서 마시면 맛있다고 한다. 그러나 바쁜 현대인들은 그러한 것을 잘 하지 않고 마시는 물은 수돗물을 그냥 마시려 하지 않고 있는 것 같다.

물 연구가 계속 되어온 배경도 한국을 비롯한 일본 등에서는 물에 대한 불안이 있었기 때문이다.

✸ 건강에 수소가 제일이다

물에 대한 불안에 대답하듯이, 지금까지 다양한 물과 그 생성방법이 제안되어 왔다. 예를 들어 알카리 이온수, 역삼투 막, 활성탄 여과, 한외 여과 막, 자외선 장치, 마이너스 이온수, 파동수, 전자수, 다양한 미네랄 성분이 함유된 용천수 등, 시행착오가 계속되어오고 있다. 이와 같이 계속되어 온 일련의 물 연구, 일반적으로는 물 붐이 지금 수년간의 점수를 장식하면서 수소라고 하는 물질에 도달한 것 같다.

특히 물과 건강분야의 제1인자인 일본 큐슈대학 대학원 교수인 시라하타 사네타카 박사는, 활성산소의 해를 제거하기 위한 수소, 특히 활성수소의 생성에 대해 연구를 하고 있다.

2004년 8월 10일자 산케이 신문 오사카 조간에는,「몸의 "녹"을 벗겨 노화를 막자」라는 타이틀로 시라하타 사네타카 교수의 수소가 풍부히 함유된 물(신문에 의하면 활성 수소 수)에 대해 소개하였다.

기사에 따르면, 먼저 질병을 일으키거나 인간이 노화하는 원인으로 활성산소라는 물질을 들 수 있다. 활성산소가 인간 세포를 산화시키는 것이 문제라면 그것을 수소로 중화시키면(산화에서 환원으로) 해가 없어진다는 것이 시라하타 사네타카 교수의 이론이다.

이 이론에 호응한 많은 의사나 연구자들이 활성수소 수의 효과를 의료현장에 받아들이거나 독자적으로 연구하여 수소가 풍부한 물의 연구가 지금 활황을 맞이하고 있는 것으로 판단된다.

✸ 당뇨병 개선 효과를

이 신문에 의하면, 인공투석을 행하고 있는 어느 클리닉에서는, 수소가 풍부한 천연수를 환자에게 마시게 하고(투석에 사용한 것은 아니다), 그 후의 경과를 조사하여 발표하였다.

환자는 동맥경화, 고혈압, 당뇨병, 인공투석을 하고 있는 사람들 등으로, 각각 매일 600~900 ml의 천연 수소가 풍부한 물을 마시게 하였다. 그 결과, 당뇨병 환자는 거의 전원 혈당치가 내려가는 양호한 결과를 얻었다고 한다.

단, 「왜 당뇨병에 좋은가 하는 메카니즘 까지는 충분히 해명할 수 없었다」라고 이 클리닉 원장은 말했다.

신문에 의하면 시라하타 교수는 지금까지의 연구에서 다음과 같은 말을 남겼다. 「활성수소는, 췌장세포를 보호하거나, 인슐린을 분비하는 힘을 3배나 향상시키는 힘이 있다는 것을 알았다. 당뇨병 쥐에게 활성수소 수를 마시게 하자, 혈당치를 낮추는 힘이 회복되는 것도 확인할 수 있었다」

인체의 70%는 물로 구성되어 있기 때문에 이만큼(활성 수소 수) 안전한 것은 없다고 신문은 해석하고 있었다.

✱ 다이버의 건강을 위협하는 활성산소

역시 같은 신문에서 잠수하는 사람(다이버)의 건강문제를 수소가 풍부한 물로 개선시킬 가능성에 대해서도 기재되었다.

스스로가 다이버 강사이기도 한 의사의 말에 따르면, 그 의사의 클리닉에는 일본 전국에서 다양한 건강문제를 가진 다이버들이 내원한다고 한다.

다이버의 건강을 위협하는 최대의 적은, 사실 활성산소라고 한다. 예를 들어 강렬한 자외선에 의해 타는 것은 피부에 활성산소를 발생시켜 주름과 점을 많이 발생시킬 뿐만 아니라, 멜라노마(악성 흑생종)가 될 위험성이 높아진다.

또 높은 수압 속에서 움직이며 고압의 공기로 산소를 흡입하기 위해 그에 비례하여 체내에 활성산소가 많이 발생해 버린다. 또 감압증(잠수병)이라고 해서 기압이 다른 장소로 이동하는 것으로 체내에 질소 등의 가스가 기포로 변해 질병이 발생하는 경우가 있고, 그 치료를 위해 재압 챔버라고 하는 고압의 공간에서 산소를 흡입한다. 이것으로 더욱 활성산소가 대량으로 발생한다. 즉 다이버는 지상에서 활동하고 있는 사람보다 훨씬 대량으로 활성산소와 접촉하고 있는 것이다. 또 그것이 원인인지 어떤지는 아직 불명이지만, 언뜻 봐서 건강해 보이는 다이버는 일반인보다도 고혈압, 당뇨병, 부정맥 등의 생활습관성 질병에 걸려있는 사람이 많다고 한다.

그 클리닉 원장에 따르면, 「감압증에 걸린 사람의 대부분이 고혈압이 되든가, 혈압이 상승한다」고 한다. 그래서 「이전에는 항산화작용이 있는 비타민E 등을 처방했었지만, 수소가 풍부한 물도 효과가 있지 않을까」하고 시험을 해봤더니, 「마신 사람 중에는 몇 일만에 혈압이 150~120으로 내려가거나 3개월 정도로 당뇨병이 개선된 사람도 있었다」는 것이다. 「수소가 풍부한 물은 다이버에게 있어 반가운 소리라고 할 수 있다」고 한다.

✱ 일본에도 존재하는 수소가 풍부한 천연수

수소가 풍부한 물은 신기하게도 천연수 중에도 있다. 예를 들면 시라하타 교수도 연구대상으로 하고 있는 「히타 천령수」가 그것으로, 오이타현 히타시의 우물에서 파낸 지하수이다. (물론 우리나라에도 이러한 수소함유 물이 있다고 생각한다)

언론에서도 많이 보도되어 굉장히 유명해 졌지만, 원래는 장어의 양식용 우물이었다고 한다.

세계에는 독일의 노르데나우의 물, 프랑스의 루르드의 샘, 멕시코의 트라코테의 물 등, 기적의 물이라 불리는 불가사의한 물이 존재한다(뒤에서 자세히 설명). 이 물들은 만병에 효과가 있다고 전해져, 세계 각지에서 많은 사람들이 방문하고 있다.

히타 천령수는 이들과 마찬가지로 수소가 풍부하다는 것이 앞에서 말한 시라하타 교수에 의해 증명되었다. 단, 이 물들의 「수소가 풍부」하다는 것은, 실제로 어떤 상태를 가리키고 있는 걸까.

수소는 앞에서도 말한 것과 같이 원자상태(H)로는 자연계에 존재하고 있는 경우가 없다고 한다. 반드시 원자가 2개 붙어 분자(H_2)가 되든가, 산소등과 결합해 다른 물질이 되어버린다. (H_2O=물, CH_4=메탄, HCL=염산…)

수소분자는 무색·무취·무미인 기체로 모든 물질 중에 가장 가볍기 때문에 물 속에서도 공기 중에서도 여기저기 확산되고 상승하여, 소실되어 버린다. 따라서 수소를 수중에 보존하는 것이 가장 어려운 것이다.

본 장 처음에 소개했듯이, 의학연구 분야에서도 어떻게 수소를 보존할 것인가 큰 문제가 되고 있다.

✱ 용존 수소와 산화환원 전위

1). 용존 수소의 측정

물속에 수소는 10℃에서는 1.76 ppm(mg/ℓ)이고 20℃에서는 1.61 ppm이며 시간이 지나면서 용존 수소의 농도는 변화한다. 따라서 유명한 약수나 외국의 기적의 물들을 이동하여 음용을 할 경우 용존 수소농도는 거의 측정이 되지 않아 치료의 효험이 없어진다고 할 수 있다.

다음은 일본 시중에 시판되고 있는 수소 수 제품을 대상으로 용존 수소, 산화환원전위, 수소이온농도(pH) 그리고 온도가 시간이 경과함에 따라 변화를 측정 한 것이다.

	산화환원 전위(mV)	용존수소량(ppm)	pH	수온(℃)
개방직 후	−630	1.257	7.73	10.2
1시간 후	−621	0.955	7.75	10.8
2시간 후	−615	0.856	7.69	8.3
3시간 후	−608	0.757	7.69	10.1
4시간 후	−603	0.707	7.62	11.1
5시간 후	−485	0.425	7.62	11.2

일본에서 시판되는 수소 수 관련 제품들에 대하여 용존 수소, 산화환원전위, 수소이온농도(pH) 그리고 온도를 측정을 하여 보았다.

종류	산화환원전위,ORP(mV)	용존수소량(ppm)	pH	수온(℃)
수돗물	+250	<0.01	7.3	15.3
전기분해수	−300	0.5~1.0	7.2	15.3
활성수소수	−247	0.0005	8.3	13.5
스틱	−100	0.1~0.25	8.0	15.3
주입수소수	−610	1.58	7.4	13.3

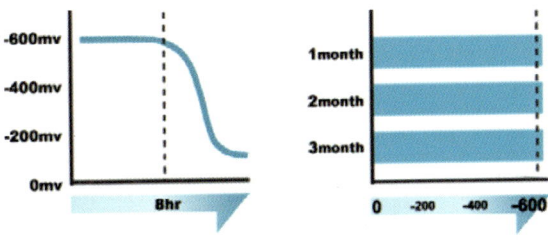

이상에서 보면 수소농도는 물에 수소가스를 주입하는 방식이 제일 높게 나타나고 있음을 알 수 있다. 이러한 제품도 보관방법에 따라 수소농도가 변화를 한다. 위의 왼쪽 그림은 수소 수를 개봉 후 산화환원전위가 8시간을 지나면 급격히 "0"에 가깝게 올라감을 알 수 있으며 오른쪽 그림은 파우치 형태로 4중구조의 재질로 된 수소 수 제품이 3개월 까지는 수소농도가 거의 변함이 없음을 예시한 것이다. 즉, 수소 수는 포장용기의 재질이 매우 중요하며 또한 원수로 사용되는 물의 수질도 매우 중요하다.

2) 산화와 환원

아래 사진은 사과를 쪼개놓은 것으로 왼쪽의 사과가 오른쪽으로 변화하면 산화한다고 말하고 반대로 오른쪽 사과가 왼쪽 사과로 변화하면 환원 한다고 한다.

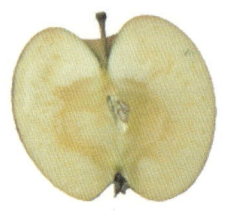 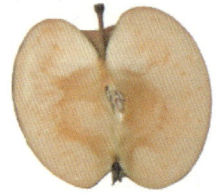

3) 산화환원 전위

수소농도측정기(일본 TOA DKK회사, Model: RM -20P)로 산화환원전위를 측정을 하여 보면 수돗물은 산화환원전위가 플러스(+) 값을 나타내어 통산 300~700 ㎷, 맥주 +334㎷, 우유 +228 ㎷, +커피220 ㎷ 녹차 +200㎷. 바나나 +431㎷, 해양심층수 +200㎷, 먹는 샘물 약 + 310㎷ 그리고 일반 비와 산성비는 각각 800㎷과 815㎷를 나타내고 산소는 820 ㎷으로 가장 높다. 반면에 세계적인 기적의 물들은 -30~100 ㎷를 나타내며, 옥수수 -101㎷, 감자 -172 ㎷, 오이 -110㎷ 그리고 수소는 -420㎷를 나타낸다.

제4장
유해한 활성 산소

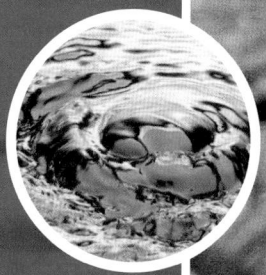

【 활성산소는 모든 염증질환을 포함한 자가면역, 암, 신경계, 심혈관 질환까지 모든 병과 관련되어 있다.】

✱ 활성산소

활성산소는 쌍을 이루지 않는 전자를 가진 분자로 우리 몸에서는 에너지 생성과정, 정상적인 신진대사 및 면역체계를 통해 끊임없이 활성산소를 생성한다. 이들 없이는 에너지를 생성하지도 감염원과 싸우지도 못할 뿐만 아니라 신체에 필요한 화학물질도 생성하지 못한다. 그러나 통제되지 않는 과잉의 활성산소는 세포에 손상을 주며 각종 질병을 일으키는 원인으로 작용한다.

이러한 유해산소는 염증 반응등에 관여하고 유해산소의 세포손상작용이 축척되어 고혈압, LDH산화로 동맥경화, DNA장해로 각종 암 그 외에도 심장질환, 노화, 신장 질환등을 유발하는 것으로 알려져 있으며 특히 암과 같이 증식이 활발한 조직이 활성산소로 인한

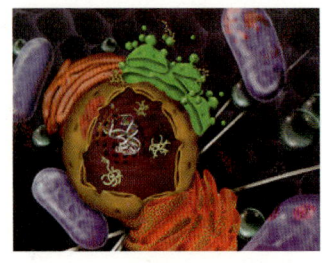

손상을 많이 받는 것으로 알려져 있다. 그림에서 보아서 알 수 있듯이 활성 산소는 여러 원인과 경로를 통하여 우리 인체에 각종 해를 주고 있다. 인체에 유해한 활성 산소는 크게 4종류가 있다.

✱ 산소의 중요성

대기 중에 산소농도는 약 21%정도이지만 해발 6,500 m에는 9.5% 정도이고 산소농도가 8%이하이면 7~8분이면 사망을 하게 된다.

영국 죠셉 프레스틀리는 산소는 우리 인간에게 약처럼 꼭 필요하지만 너무 많으면 촛불이 빨리 타버리듯 수명이 단축될 수 있다고 한다. 그래서 우리 인간은 산소가 없으면 살아갈 수 없다. 인간만이 아니라 지구상의 많은 생물에게 있어 산소는 중요한 물질이다. 박

활성산소는 인체에 유해하다(酸素에도 毒이 있다)

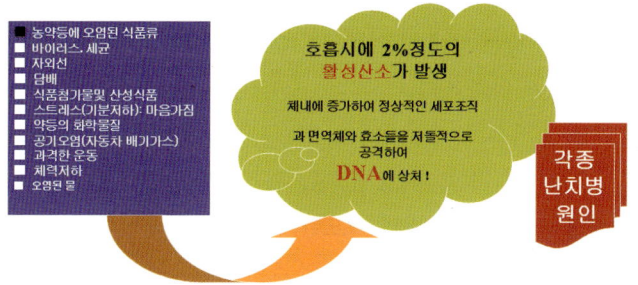

- 동.식물 체내에서 <u>세균, 곰팡이균, 바이러스, 암세포등의 이물질</u>이 체내에 침투시 이것들과 결합하여 사멸시켜 우리의 몸을 지켜주는 병리학적 응원군의 화학적 물질
- 반대로 체내에 증가하면 정상적인 조직세포, 면역체, 효소,이물질들을 저돌적으로 공격하는 양면성을 가진 물질로 확인 (당뇨, 암, 류마티스,동맥경화,간, 기미,주근 깨., 아토피성 피부염,뇌졸중, 심근경색,임신중독증, 혈전(血栓), 치매(리포푸스친) , 호흡장애, 노화등 발생)

보통 활성산소의 종류

- [• O2-] = 초활성산소 아니온기(Super Oxide Anion Radical):자유기
- [• OH] = 수산기 (Hydroxyl Radical) : 자유기
- [H2O2] = 과산화 수소 (Hydrogen Per Oxide): 비자유기
- [1O2] = 일중항 산소 (Singlet Oxygen): 비자유기 : 분자광선(자외선)

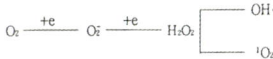

- 기타 활성 산소 종류
- [NO] = 일산화 질소 :자유기 : 담배, 자동차 배기가스
- [NO2] = 이산화 질소 : 자유기 : 자동차 배기가스
- [O3] = 오존 :활성산소의 근원
- [LOO] = 과산화 지질

테리아 등 미생물을 제외하면 거의 모든 동물은 산소를 필요로 하고 있다.

그러면 왜 인간에게 있어 산소는 필요한 것일까. 활성산소에 대해 설명하기 전에 산소의 중요성을 설명하면 먼저 우리 인간은 살아있는 한 호흡을 하는데 활동하고 있을 때도 자고 있을 때도, 24시간 365일, 쉬는 일 없이 호흡을 계속하고 있다.

혹시 산소가 없으면 우리는 몸 전신의 기능이 저하되어 죽고 만다. 바로는 아니지만, 10분 이상 산소가 공급되지 않은 채 방치하면 죽음에 이른다. 특히 뇌에 산소 공급이 없어지면 단 몇 분으로 회복 불가능한 손상을 입게 된다.

산소의 최대 사용처는, 살아가기 위해 필요한 열에너지를 만드는 것으로서 . 발전과 마찬가지로 우리는 체외에서 섭취한 음료 등의 연료를 사용해 활동하기 위해 필요한 열에너지를 생산하고 있다. 그 때 중요한 역할을 하는 것이 산소인 것이다. 우리는 식사 등으로 섭취한 영양을 열에너지로 전환하기 위해 매일 500L나 산소를 소비하고 있다. 산소가 열에너지가 되는 것이 아니라, 포도당 등이 에너지로 변할 때 반드시 필요한 물질이 산소이다.

산소는 열에너지를 생산할 때 어떤 작용을 하는 것일까.

먼저 우리가 코나 입으로 흡입한 산소는, 폐의 기관지 끝에서 혈액에 녹아 헤모글로빈과 결합하고 헤모글로빈은 산소의 운반 역으로, 산소를 전신의 세포로 보내는 역할을 담당하고 있다.

에너지의 원천이 되는 것은 음식물이다. 우리가 먹은 것은 소화 흡수되어, 영양소가 되어 혈액을 타고 전신의 세포로 보내진다. 즉, 음식물이 연료인 셈이다 사람 세포 중에는 미토콘드리아라고 하는 아주 작은 엔진과 같은 기관이 있고, 그곳에서 음식물의 영양소, 주로 포도당과 단백질, 지방을 태워 에너지로 전환한다.

이때 산소가 있으면 영양소가 타서 반응하기 쉬워진다. 산소가 에너지가 되는 것이 아니라 연료가 타기 쉽도록 도와주는 역할을 한다. 혈액이 가져온 연료(영양소)를 헤모글로빈이 운반한 산소를 사용해 태워서 에너지로 전환하는 것이 미토콘드리아의 일이다.

이렇게 생산된 열에너지는 아데노신 3인산(ATP)라고 하는 분자에 축적된다. 이 ATP가 전신의 열에너지를 필요로 하는 세포나 조직에 열에너지를 보낸다.

이 일련의 열에너지 생산 구조를 구연산 사이클이라고 하고, 이 사이클이 잘 돌아가면 영양이 잘못 쓰이는 일 없이 열에너지로 변환된다.

「다이어트에는 유산소 운동이 적합하다」라는 말을 자주 듣지만, 과연 산소가 있으면 에너지가 잘 타 다이어트 효과가 높아진다는 것을 알 수 있다.

공기 중의 산소 농도는 약 21%이다. 이 수치는 지구상에서 인간이 살아가기 위한 최적의 농도이다. 라는 것보다, 인간이 이 산소농도에 적응해서 진화하고, 지금까지 살아온 것이다. 혹시 산소 비율이 불과 몇 % 줄어드는 것만으로도, 우리는 가벼운 산소결핍상태가 되서, 하품이 나오거나 잠이 오거나 가벼운 두통을 동반하게 되는 것도 이런 이유이다.

그렇다고 해서 산소가 많으면 많을수록 좋다는 것은 아니다. 혹시 필요이상의 산소가 장시간에 걸쳐 공급되면, 이번엔 과잉된 산소에 의해 폐나 중추신경계 등에 여러 가지 문제가 발생한다. 그것이 「산소중독」이다. 산소과잉으로 일어나는 문제라고 잘 알려져 있는 것은 잠수병이다.

다음으로 산소를 대량으로 흡입하는 것이 몸에 좋지 않다면, 치료를 위해 산소를 흡입하는 사람은 괜찮을까.

폐기종이나 천식 등, 산소가 부족한 병의 치료로서 산소흡입이 이루어지고 있지만, 위험하지는 않을까. 혹은 인공 호흡기는 어떨까. 산소 100%를 흡입하는 것이라면 오히려 병세가 악화되어 버릴지도 모른다. 산소흡입이 필요한 사람은, 원래 호흡기 질환 등으로 산소 흡입이 나쁜 사람이기 때문에 꽤 높은 농도의 산소를 흡입해도 대량의 산소가 그대로 흡수되는 경우는 없다.

예를 들어 보통 70% 밖에 산소를 흡수하지 못하는 사람에게는 부족한 30%를 어떻게든 보급하지 않으면 안 된다. 그 경우에는 높은 농도의 산소를 흡입하는 것으로 부족분을 보충하는 것이다. 산소의 흡입이 나쁜 사람은 고농도의 산소를 흡입해도 그대로 체내에 들어가지 않는다. 활성산소가 발생할 위험성도, 건강한 사람 보다 훨씬 적다.

원래 산소는, 흡수되지 않으면 활성산소가 되지 않는다. 질병에 의해 산소 농도나 흡입시간은 엄밀히 컨트롤 하고 있다. 무제한으로 대량의 산소를 섭취할 리 없기 때문에 걱정할 필요 없다. 하지만, 정상적으로 흡입하는 사람, 건강한 사람이 농도가 높은 산소를 장시간 호흡하게 되면 아주 위험하다. 그 이유는 본 장 테마이기도 한, 인간에게 있어 큰 문제가 되는 활성산소가 발생하기 때문이다.

미숙아 강막증(未熟兒綱膜症)이란 병도 산소의 위험성을 보여주고 있다. 발병과 악화의 원인 중 하나로 구명이나 호흡보조를 위한 산소흡입을 들 수 있다. 악화되면 실명할 우려가 있어 이전에는 큰 문제로 여겨졌다.

오늘날에는 정밀한 산소 컨트롤이 잘 이루어지고 있기 때문에 중증화(重症化) 된 사례는 급격히 감소하고 있다. 최근 일본에서는 유명한 스포츠 선수나 스포츠 팀이 피로회복을 위해 이용하고 있는 산소캡슐이 화제가 되고 있다.

그에 따라 가정용 산소캡슐이나 산소 충전기(O2 charger)가 팔리고 있다고 한다. 혹은 편의점이나 스포츠 양품점에서 휴대산소봄베(?)가 팔리고 있다. 더욱이 번화가에는 "산소 바", "산소 살롱"라는 것까지 출현해 인기를 모으고 있다.

앞에서 말했듯이, 건강한 사람이 과잉으로 산소를 섭취하는 것은 위험하지만, 이와 같이 안이하게 산소가 사용되어도 괜찮은지를 면밀히 조사를 해 보니, 먼저 시판되고 있는 휴대형 산소봄베나 산소충전기는 발생한 산소의 양이 보통 산소농도를 겨우 웃도는 정도라는 것이다. 대기 중의 산소농도가 약 21%인데 비해 시판되는 것은 고작 21% 부근으로, 많아도 산소 농도가 30%정도라는 것이다.

산소캡슐에서는 기압을 최대 1.3기압 정도까지 높이는 것도 있지만, 단지 그 정도이다. 꼬박 하루를 흡입해도 아마 아무 문제없다고 한다. 의료용은 기압을 2~2.8기압까지 높이고, 농도를 100%까지 높여 사용하는 일이 있는 경우가 있다. 치료효과는 확실하지만, 그 대신 정확히 컨트롤하여 사용하고 있다. 반면 시장 판매용은, 산소 바나 산소 캡슐살롱을 포함해 피로회복 등에도 그 정도로는 높은 효과는 기대할 수 없다고 생각된다. 사용하는 사람의 기분에 따라, 혹은 조용한 캡슐 안에서 몇 시간 잘 수 있다는 특별한 환경 하에 놓인 것일 뿐, 일상적인 릴렉스 효과를 얻을 수 있었다고 생각하는 편이 과학적일 것이다.

✱ 호흡하는 산소 중 2%는 활성산소로 변화한다

이와 같이 의료용으로 사용되는, 우리 인간에게 없어서는 안 되는 산소지만, 한번에 대량으로 섭취하면 위험하다는 것을 알 수 있다. 산소는 인간에게 필요불가결한 반면, 위험성도 가지고 있는 것이 산소란 물질이다.

그렇게 말하는 이유도 호흡으로 마신 산소 중 극히 일부는 활성산소가 되어 버리기 때문이다. 98%는 안전하게 이용되지만, 남은

2%는 위험성이 높은 활성산소로 바뀌게 된다.

불과 2%라고는 해도 들이마시는 산소의 량이 늘어나면 발생하는 활성산소의 양도 그와 비례해 증가한다. 농도가 높은 산소를 흡입하면 그 만큼 활성산소의 발생량도 늘어난다.

공기 중 산소의 농도는 약 21%지만, 만약 100% 농도의 산소를 24시간 이상 계속 흡입하면 위험하고 산소중독에 빠질 확률이 높아진다고 한다.

동물실험에서는 농도 100% 산소를 계속해서 흡입시킨 쥐가 72시간 정도에서 거의 사망했다고 한다. 동물을 죽음에 이르게 만드는 산소, 그 산소의 다른 모습은 활성산소이다. 활성산소는 강한 산화력을 가지고 있기 때문에, 체내에서도 바이러스나 세균을 죽이는데 도움을 주지만, 너무 많을 경우 유전자나 세포를 다치게 해 건강을 해치는 성질도 있다.

산소흡입에 있어 혹은 인공호흡에 있어 엄격하게 산소의 농도를 컨트롤 하지 않으면 안 되는 이유가 산소의 메리트를 이용하면서 위험을 피하기 위한 것이다. 그러면 활성산소란 어떤 물질인가. 조금 전문분야라 까다로운 이야기가 되겠지만, 앞에 설명했던 내용을 좀 더 자세히 설명을 하자면 활성산소가 나쁘다고 하는 것은, 활성산소의 정체로부터 결정되는 것이기 때문이다.

먼저 산소. 원소기호 "O" 이다.

어떤 원소도 확대해 보면 반드시 핵과 그 주변을 도는 전자로 구성되어 있다.(그림 ① 참조) 산소 O의 원자는 핵이 1개, 그 주변을 8개의 전자가 회전하고 있다. 제각각 마음대로 회전하고 있는 것이 아니라 핵 주위에 5개의 궤도가 있고 그 위를 전자가 2개씩 회전하고 있다. 하지만 바깥 측 궤도 2줄 위에는 전자가 1개씩 밖에 없다.

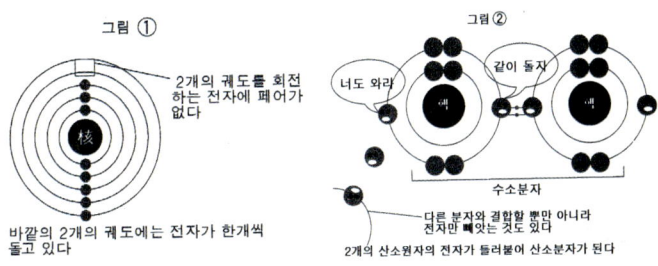

이것이 매우 불안정한 상태이기 때문에 2개의 산소원자가 들러붙어 1개씩 회전하고 있던 전자를 공유하는 상태가 된다. 이것이 O2, 즉 산소분자가 된다.(그림② 참조)

산소는 보통 원자 1개로는 자연계에서 존재하지 않는다. 원자가 2개 붙은 산소분자 상태로 존재한다. 하지만, 이렇게 되어도 산소원자에는 전자가 1개씩 남는 다는 것을 알 수 있다. 이 불안정한 전자는 다른 원자에게서 전자를 빼앗거나, 다른 원자와 결합하거나, 어떻게든 한 쌍의 전자상태가 되려고 한다.

이렇게 해서 다른 원자나 분자와 결합하거나, 전자만을 빼앗거나 해서 생긴 것이 문제의 활성산소이다. 활성산소는 하나가 아닌 4종류가 있다.

✱ 활성 산소의 종류

① 과산화수소(Hydrogen peroxide/ H_2O_2:)

산소분자는 산소원자가 2개 달라붙어 생겨난 것이지만, 2개의 원자에 각각 전자가 하나씩 결합한 것이 과산화수소. 전자적으로는 안정되어 있지만, 조그만 계기로 분열돼 하이드록실 라디칼로 바뀐다. 최근에는 구급약으로 별로 사용하지 않게 되었지만, 우리가 잘 사용하였던 소독약 옥시풀은 과산화수소의 수용액이다. 강력한 살균력을 가지고 있다.

② 수퍼 옥사이드 음이온(Super oxide anion radical / ·O_2^-)

미토콘드리아가 에너지를 생산할 때 일어나는 화학반응으로 전자가 한개 씩 방출된다. 이 전자를 가지게 된 산소분자가 수퍼 옥사이드 음이온이다. 원자가 2개(핵이 2개) 결합하고 있고, 전자가 총 17개(8개+8개+1개)이다. 자주 발생하는 활성산소지만, 다시 전자를 끌어들여 산화력이 더욱 증가하는 경우도 있다.

③ 1중항산소(Singlet oxygen/ $^1O_2$)

산소원자가 2개 들러붙은 산소분자에서 한쪽의 전자가 다른 쪽의 궤도에 들어가 원래 궤도가 비어버린 산소. 강한 산화력이 있다.
자외선 등의 영향으로 피부나 체내에 발생하는 일이 많기 때문에, 피부암 등의 암과 노화의 큰 원인이 되고 있다.

④ 하이드록실 라디칼(Hydroxyl radical/ ·OH)

가장 활발하고 산화력이 강한 활성산소. 산소분자의 원자 2개가 분리되어 각각의 원자에 전자가 하나씩 잘못 들어간 상태로, 주변의 물질을 점점 산화시켜가는 가장 위험한 활성산소.

이상 4종류의 활성산소가 있지만, ①이 가장 산화력이 약하고 ②③④의 순서로 산화력이 강하다. 이들 활성산소는, 그것이 안정되어 그 상태로 존재하고 있는 것이 아니라는 점에서 방심할 수 없다고 말할 수 있다. 만약 과산화수소나 수퍼 옥사이드 음이온의 상태였던 산소가 그 중 하이드록실 라디칼이 되거나, 하이드록실 라디칼도 결국 수소를 받아들여 단순한 물(H_2O)로 변해 배출된다.

말하자면 활성산소는 우리가 산소를 사용하는 이상 반드시 발생하는 물질로 피할 수도 없다. 따라서 일일이 활성산소가 어떻다느니 트집을 잡을 것이 아니라 활성산소와 어떻게 함께 할 것인가, 어떻게 하며 그 해를 최소화할 수 있을까를 생각하는 편이 현명하다고 말할 수 있다. 산소가 활성산소로 변화하는 과정은 아래와 같다.

$$O_2 \xrightarrow{+e} O_2^- \xrightarrow{+e} H_2O_2 \begin{array}{l} \longrightarrow OH\cdot \\ \longrightarrow {}^1O_2 \end{array}$$

✱ 산소와 결합하면 「산화」, 수소와 결합하면 「환원」

활성산소는 주위 물질을 산화 시킨다라고 말하지만, 이 「산화」란, 어떤 것을 의미하고 있는 것일까.

산화란, 화학적으로 말하자면 산소와 결합하는 걸 말한다. 산소는, 분자 상태로도 안정적이지 않고, 어쨌든 무언가와 결합하려고 하는 성질을 가지고 있기 때문에, 주변의 일부에 들러붙어 주변의 것을 산화시켜 버린다.

사과를 자른 단면을 방치해 두면, 점차 색깔이 갈색으로 변색되는 것을 자주 보게 되는데, 이것은 산소에 의해 사과의 과육이 산화된 상태이다. 마찬가지로 철은 시간이 지남에 따라 녹이 슬게 되는데, 이것도 산소에 의해 철이라고 하는 금속이 산화된 상태이다. 특히 「녹슬다」란 단어는 활성산소에 의한 산화를 잘 표현하고 있다.

인간의 몸도 시간이 지남에 따라 녹슬어 간다. 특히 활성산소에 의해 전신의 세포가 녹슬어 가는 것이 산화이다. 산화는 어디까지나 화학적 반응이지만, 그것이 인체에서 일어난 경우는 좋은 현상이 아니라는 것은 알고 있다.

활성산소는 세포의 미토콘드리아가 열에너지를 만들 때 반드시 발생한다. 산화를 막는다는 것은 에너지를 발생시키는 이상 불가능한 것이다. 그리고 「환원」이란, 산화의 반대되는 것으로 산화물에서 산소를 제거하는 것, 산소를 잃어버리는 것을 말한다. 활성산소에 의해 산화되고, 녹슬어 버려도 산소를 제거하여 환원할 수 있으면 피해를 최소한으로 막을 수가 있다. 활성산소의 피해를 줄이기 위해서는 어떻게 산소를 제거해야 하는가라는 말이 된다.

✲ 프리 라디칼(Free radical)

활성산소를 이야기 할 때 반드시 함께 등장하는 것이 프리 라디칼이다. 자주 「활성산소는 사람 몸을 녹슬게 만들어 병을 일으킨다.」라던가, 「프리 라디칼은 만병의 근원」이란 타이틀을 보기 때문에 활성산소와 프리 라디칼은 같은 것일까, 그렇지 않으면 다른 것일까, 하고 생각하는 분들도 있을 것이다.

먼저 프리 라디칼이란, 화학적으로 말하자면, 어떤 원자 내부에 핵 주위를 돌고 있는 전자의 일부가 쌍을 이루지 못한 것(부대전자)을 가리킨다.

산소는 8개의 전자 중 6개 또는 2개씩 쌍을 이뤄 핵 주위를 돌고 있지만, 남은 2개는, 1개씩 각각 다른 궤도를 돌고 있다. 부대전자를 가진 산소는 극히 불안정한데 그치지 않고, 다시 화학변화를 일으켜 다른 물질로 변하는 경우도 있다. 그리고 활성산소는, 부대전자를 가진 불안정한 프리 라디칼의 일종이다. 사람의 체내에서 활성산소는 거의 부대전자를 가지고 있고, 전자를 교환하거나 다른 원자와 결합하기를 반복한다.

즉, 활성산소와 프리 라디칼은 동일(equal)한 것이 아니다. 활성산소는 프리 라디칼의 일종이라는 것이다. 활성산소 이외에도 염소와 일산화질소, 이산화 질소, 오존 등이 프리 라디칼이다. 하지만, 산소와 건강에 대한 화제에서는 프리 라디칼이라고 하면 활성산소를 의미하기 때문에「프리 라디칼은…」과「활성산소는…」는 같은 것이라고 생각해도 좋을 것 같다.

✱ 각종 병의 원인은 활성 산소이다

활성산소는, 전신의 세포에 영향을 준다. 어쨌든 세포가 에너지를 만들 때 반드시 활성산소가 발생하기 때문에, 영향을 전혀 받지 않을 수는 없다. 60조(兆) 개 있다고 하는 세포는, 항상 활성산소의 위험에 노출되어 있다.

특히 무서운 것은 활성산소가 세포의 안 깊숙이까지 들어간다는 것. 세포가 에너지를 생산할 때 활성산소는 발생한다. 세포 속에는 유전자가 있고, 유전자에 상처가 나면 암의 원인이 된다.

세포 속만이 다가 아니다. 세포 바깥의 세포막은, 불포화지방산

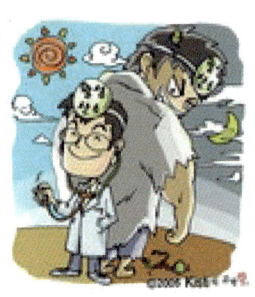
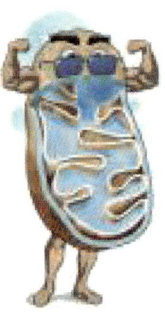

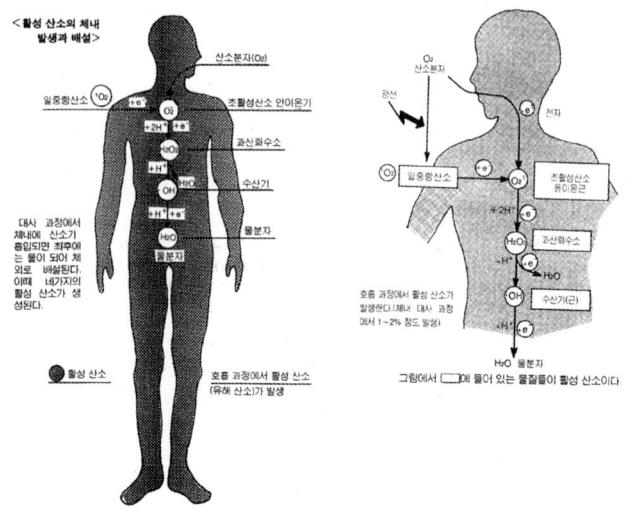

등의 물질로 되어 있지만, 이것이 활성산소에 의해 상당히 산화되기 쉽다는 것이다.

산화된 불포화지방산은 과산화지방이 된다. 불포화 지방산뿐만 아니라, 지질이 산화되면 거의 과산화 지질이 되기 때문에 콜레스테롤과 중성지방 등도 산화되어 과산화 지질이 된다.

과산화지질이란 말 한마디에 유해한 인상을 받게 되는데, 그 말 그대로이다. 과산화 지질은, 자주 오래된 튀김 기름에 비유된다. 몇 번이나 사용해서 갈색으로 변색된 기름은 끈적끈적하게 엉겨서 한번 달라붙으면 떼어내기 어렵다. 인체에서 발생한 과산화 지질도 마찬가지로, 일단 산화된 지질은 원래대로 돌아가기 힘들고 체내에 축적되어 간다.

과산화 지질이 피부에 발생하면 그것은 주름과 기미, 색소침착 등의 원인이 되고, 혈액과 혈관에 발생하면, 동맥경화나 혈전의 원

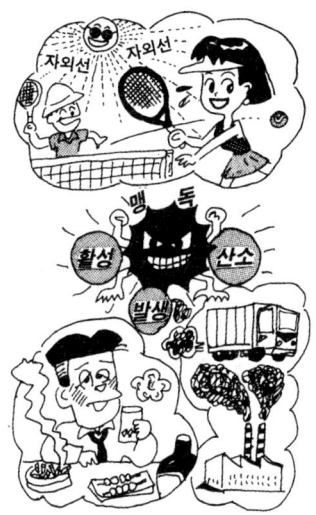

운동으로 대량의 산소가 소비된다. 태양 자외선·매연·배기 가스·담배·술, 그 어느 것이나 과하면 맹독 활성 산소의 발생 요인이 된다.

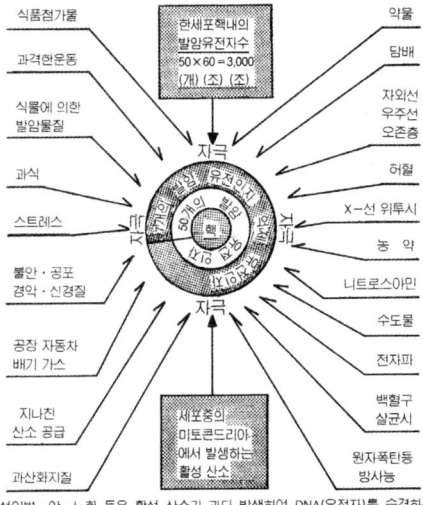

성인병·암·노화 등은 활성 산소가 과다 발생하여 DNA(유전자)를 습격하는 데서 비롯된다.

제4장 유해한 활성 산소 81

인이 된다. 특히 중고년 이후에 발생하기 쉬운 생활습관성 질병은 거의가 활성산소의 영향에 의한 것이다.

인체 내에 활성 산소가 발생하는 원인과 그 과정은 여러 가지가 있다. 일반적으로 산소의 존재는 사람을 비롯하여 모든 생물의 조직과 세포가 호흡과 함께 신진대사를 할 때 절대 없어서는 안 될 물질로 알려져 있다. 호흡에 의하여 섭취된 산소는 체내의 여러 가지 영양소를 연소하여 힘(에너지)을 얻는데, 산소는 이 과정에서 미묘하게 변화되어 간다.

위에서와 같이 4종의 활성 산소 중 가장 강력하고 반응이 풍부한 것은 ·OH(수산기)와 $^1O_2$(일 중항 산소)이다.

전술한 바와 같이 산소를 이용하고 있는 한 좋건 나쁘건 간에 우리는 부산물로서 호흡과 더불어 약 2%의 활성산소를 체내에서 발생시키고 있다. 이것은 보통 호흡을 할 때이며, 심한 운동에 의하여 체온이 상승하면 2%이상으로 활성산소의 발생률이 상승한다. 이와 같은 과정을 거쳐 체내 활성 산소가 절대량으로 증가하면 우리 몸의 "만병의 근원"이 된다.

앞의 그림은 활성 산소의 유전자 습격의 요인을 나타낸 것이다.

인간의 몸은 약 250여종의 다른 형태를 지닌 세포들로 이루어 져 있다고 한다. 체내에서 필요이상의 활성 산소가 다량 형성이 되면 전신의 대부분에 악영향을 줌으로써 여러 가지 증상이 동시 다발적으로 나타난다.

✱ 생활습관성 병의 원인

1) 동맥경화의 경우

혈액이나 혈관 세포의 산화가 진행되면, 여러 가지 질병을 일으키기 쉬워진다. 특히 깊은 관계가 있는 것이 동맥경화이다.

혈액 속에는 콜레스테롤을 운반하는 LDL이라고 하는 물질이 존재하는데, 이것이 심하게 증가하면 밸런스가 무너져 나쁜 콜레스테롤이라고 불리게 된다. 이 때, 축적된 LDL을 제거하려고 면역세포가 작용하게 되는데, LDL을 제거하기 위해 생산하는 것이 활성산소이다.

이것으로 LDL을 산화시키고, 나쁜 콜레스테롤이 되어 동맥 내벽에 엉겨 붙어 혈관 내부가 좁아지게 된다. 혈관이 좁아지면 혈액의 흐름이 나빠지고, 혈류가 느려지거나 막히기 쉬워진다. 이것이 잘 알고 있는 동맥경화이다.

콜레스테롤에 대해 조금 덧붙이자면, 콜레스테롤 자체는 호르몬이나 세포막을 형성하는 아주 중요한 재료이다. 부족하면 큰일 난다. 이것을 혈액을 통해 전신으로 운반하는 운반계가 LDL이라고 하는 리포단백. LDL이 과잉생산 될 때는 회수하여 간에 운반하는 것이 HDL이라고 하는 리포단백이다. 그런데 LDL이 너무 늘어나서 HDL의 회수가 어려워지게 되면 LDL은 속도가 느려져 동맥 내부에 달라붙고, 활성산소 때문에 산화된다. 이것이 온갖 나쁜 콜레스테롤이다(LDL 자체가 나쁜 것은 아니다).

이렇게 좁아진 동맥은 점점 딱딱해 지고, 막히거나 파열되기 쉬워지거나 하게 된다. 동맥경화는 발생하는 부분에 의해 증상과 피해정도가 달라, 다리 동맥에 발생하면 폐색성 동맥경화라 하고, 다리가 저리거나 통증을 유발한다. 뇌혈관에 발생하면 뇌경색, 심장에 발생하면 심근경색이 된다. 어느 것이나 생명과 밀접하게 관련된 중요 질병이지만, 원인을 따지자면 LDL이 활성산소에 의해 산화되는 것이 근본적 이유인 것이다.

2) 당뇨병과의 깊은 관계

활성산소의 피해로 최근 특히 주목을 받고 있는 것은 당뇨병이다. 당뇨병은 인슐린이라고 하는 호르몬 분비가 부족하거나, 분비된다고 해도 그 작용이 원활하게 이루어지지 않는 질병이다. 인슐린은 우리가 식사로 섭취하는 당을 전신의 세포가 이용할 때 쉽게 이용할 수 있게 해주는 호르몬이다. 그것이 부족하거나, 원활히 작용하지 않기 때문에 당(혈당)이 전신의 세포에 이용되기 힘들어진다. 당(糖)이 세포에 전달되지 않으면 어떻게 될까. 당은 중요한 에너지원이기 때문에 부족하면 에너지를 만들어 내지 못한다. 또 이용되지 못한 혈당은 혈액 속에 계속 쌓여 점점 변질되어 간다. 변질된 혈당은 전신을 돌기 때문에 모세혈관이나 말초신경에 까지 전달되어 손발로부터 시작되는 신경장해, 눈에서는 망막증, 신장에서는 신장장해, 심장에서는 심근경색 등을 일으키게 된다.

이 인슐린 분비부족, 혹은 원활하지 못한 원인 중 하나가 활성산소라고 생각되어 지고 있다.

인슐린을 생산하고 있는 것은 췌장의 랑게르한스섬의 B세포라고 하는 조직인데, 이 세포가 활성산소에 굉장히 취약하다. 세포자체가 감소하거나, 움직임이 둔해지게 된다. 그리고 전신세포에는 인슐린을 원활하게 받아들이기 위한 수용체가 있다. 이것이 역시 활성산소에 매우 취약해서 모처럼 당이 세포까지 도달해도 원활하게 캐치하지 못하게 된다고 생각되고 있다.

결국 활성산소는, 생산을 담당하는 췌장의 B세포와 흡수하는 전신세포, 양 쪽을 방해하기 때문에 당뇨병 발생에 관여할 뿐만 아니라 악화의 원인이 되기도 한다.

3) II형 당뇨병

알고 있다시피, 당뇨병에는 2가지 타입이 있다.

하나는, 체질과 생활습관, 비만 등이 원인이 되어 중고년 이후에 많이 발병하는 II형 당뇨병이다. 앞에서 말한 인슐린의 분비와 세포로의 흡수, 양쪽으로 활성산소가 영향을 미치는 것이 바로 이 타입으로, 딱 잘라 말하자면 생활습관과 같이 천천히 진행되는 것이 특징이다. 반면에 인슐린을 분비하는 B세포가 바이러스 감염 등의 원인으로 파괴되어 발병되는 것이 I형 당뇨병이다. 이 경우는 생활습관과는 무관하고, 젊은 나이에 발병하는 예가 가끔 있다. 그리고 이 I형 타입도, 활성산소의 영향을 크게 받는다는 것이 최근 방사선 연구로 밝혀졌다.

I형 당뇨병은, B세포가 바이러스 감염 등으로 파괴되는 것이 가장 큰 원인이라고 알려져 있다. 바이러스의 공격으로 B세포가 파괴되는 것 뿐이라면, 인슐린이 거의 생산되지 않을 때까지 망가지는 것이 I형 당뇨병의 특징이다. 여기서 문제가 되는 것이 바이러스를 퇴치하기위해 모여드는 면역세포이다.

면역세포는 B세포가 바이러스 감염을 일으키면 모여들어 공격을 시작하지만, 이 면역세포가 무기로서 활성산소를 방출한다. 이 면역세포가 바이러스뿐만 아니라 B세포를 바이러스로 오인하여 공격하는 일이 있다. 그렇게 되면 바이러스가 소멸되어도 면역세포의 공격은 멈추지 않고 B세포를 계속공격하게 된다.

이와 같이 면역세포가 적으로 착각하고 자기 세포나 조직을 공격해 버리는 병을 자기면역질환이라고 한다. I형 당뇨병의 또 하나의 얼굴이다.

더욱이 문제가 되는 것은 B세포가 활성산소에 의해 자기파괴를 일으키는 것이다. 세포에는 아포토시스 라고 해서 수명이 다해 불필요해진 세포를 자연사(아포토시스)시키는 메카니즘 을 갖추고 있다. B세포도 마찬가지만, 활성산소는 그 인식을 과도하게 만들어버린다. 즉 필요한 세포까지 자연사시켜버린다고 추측하고 있다.

이렇게 B세포는 몇 개의 단계에서 활성산소의 피해를 입어 I형 당뇨병 발증과 악화로 연결되는 것이다.

4) 암의 원인도 활성산소

현대인이 가장 두려워하는 암도 활성산소와 깊은 관계를 가지고 있다. 암의 원인이 유전자의 손상이라는 것은 잘 알려져 있다. 유전자는 모든 세포 내에 존재하는 설계도이다. 세포는 신진대사를 반복하고, 항상 오래된 세포와 새로운 세포를 교체하고 있지만, 새로운 세포가 바르게 형성되기 위해서는 유전자의 설계도가 필요하다.

만약 유전자에 상처가 있으면, 새로운 세포는 설계 미스를 일으켜 잘못된 세포를 만들게 되고 신진대사를 할 때마다 점차 증산된다. 이것이 암세포의 시작으로, 어딘가 잘 수정되지 않는 한 암세포는 점점 증가하게 된다. 그리고 이 유전자 설계도를 최초로 상처를 주는 것이 활성산소라고 알려져 있다. 활성산소는 모든 세포 속에서 발생하기 때문에 유전자는 항상 상처받을 위험을 안고 있기 때문이다.

그런데 우리는 암 억제유전자라고 해서 상처 입은 유전자를 복구하는 유전자도 갖고 있다. 이 암 억제유전자가 항상 상처 난 유전자를 복구한다면 우리는 암을 미연에 방지할 수가 있게 된다. 실제로 많은 사람들은 유전자에 상처를 입어도 복구 메카니즘에 의해 암이 되지는 않는다. 하지만, 이 암 억제유전자도 역시 활성산소의 위험에 노출되어 있다. 암 억제유전자에 상처가 나 복구 작용을 하지 못하게 되면 세포의 암 세포 화를 막을 수 없게 된다. 암세포의 증식에 브레이크를 걸 수 없게 되면 암세포는 점점 증식해 나가게 된다. 활성산소는 암세포 증식에 더욱 박차를 가하게 한다.

그냥「점점 늘어난다」라고 해도, 단 1개의 암세포가 병원의 화상진료로 발견되는 크기(약 1cm)가 되기까지는 5년 이상의 시간이 필요하다고 알려져 있다(어떤 이는 10년 이상이라는 설도 있다). 만약 10개나 20개의 암세포가 있다고 해도 그것이 반드시 암 발병이라고 말할 수 있을 정도의 크기로 성장한다고는 장담할 수 없다.

또 어떤 건강한 사람의 체내에도 매일 수천 개 이상의 암세포가 발생하고 있다고 한다. 그럼에도 불구하고 암이 발생하는 사람보다 발생하지 않는 사람이 많은 것으로 보아, 많은 사람들이 세포 복구력을 가졌다고 본다.

암을 일으키고 악화시키는 활성산소의 피해를 가능하면 막는 것, 그리고 활성산소를 제거하는 것이 암 예방과 발병저지와 회복에 연결된다는 사실은 틀림없을 것이다.

5) 기미, 주름, 백내장, 피부와 안구노화의 원인도 활성산소

질병이라고는 말할 수 없지만, 노화와 활성산소의 관계는 매우 밀접하다. 예를 들어 나이를 먹으면 피부에는 주름과 기미, 처짐이 일어나고, 백발이 되거나 벗겨지고, 시력이 떨어진다. 이것이 노화라는 것이고, 동시에 활성산소에 의해 일어나는 현상이기도 하다.

주름과 기미, 피부 처짐은, 자외선의 영향이라는 것을 잘 알고 있다. 자외선이 피부에 닿으면 그곳에 활성산소가 발생하고, 세포의 지질을 산화시키고, 일종의 화상 상태를 일으킨다. 피부는 방위차

원으로 자외선이 세포를 더 이상 상처 낼 수 없도록 멜라닌 색소를 만들어낸다. 역할을 다한 멜라닌은 원래 자연스럽게 표피에서 벗겨져 없어져야 하는 것이지만, 대사가 나빠진 피부는 그대로 잔존, 기미가 된다.

또 자외선에 의한 활성산소 발생으로 피부성분인 콜라겐 등도 상처를 입고 성질변화를 일으켜 주름의 형태로 남게 된다. 이것이 피부 깊숙이 발생하면 주름이 된다. 기미와 주름도 피부 처짐도 정말 싫지만, 더욱 무서운 것은 피부암이다. 강한 자외선을 받아 타는 것은 피부세포의 유전자 파괴로 이어져 피부암을 발생시킨다고 생각되어 진다.

예전에는 까맣게 태운 것이 건강미가 넘쳐 보인다고 여겨졌지만, 오늘날에는 피부노화의 주범이며 피부암의 원인이 된다는 사실을 모두 알고 있다. 그렇기 때문에 피부를 햇빛에 태우는 일은 이제 꺼려지게 되었다.

백내장도 자외선이 눈의 수정체 내에 활성산소를 발생시켜 단백질을 변성시켜 탁하게 만들어 시력이 저하되는 병이다. 젊을 때라면 이러한 자외선에 의한 활성산소의 피해는 스스로의 회복력으로 치료할 수 있다. 하지만 나이가 들면 회복력이 약해지고, 그대로 주름, 기미, 피부 처짐, 백내장이라고 하는 노화를 촉진시킨다.

6) 몸 구석구석까지 미치는 활성산소가 노화를 촉진 시킨다

노화는 생물 안에 들어있는 시계와 같은 메카니즘 이다. 그것은 병이 아닌 자연현상이라고 생각할 수 있다. 하지만, 나이를 먹어도 젊고 건강하게 살고 싶어 하는 것이 인간이다. 노화한 몸 여기저기가 아프거나 병에 걸리거나 하는 것은 환영할 수 있는 것이 아니다.

병은 고통과 불쾌감 등 육체적·정신적 고통을 초래한다. 게다가 노화는 개인차가 커서, 같은 연령이라고 아주 늙어 보이는 사람이 있는가 하면 10살 이상 젊어 보이는 사람도 있다. 외견뿐만 아니라 뇌와 몸의 노화도 개인차가 매우 크다.

노화가 진행된다는 것은, 단순히 나이를 먹어 몸의 조직이 피폐해 질 뿐 아니라 활성산소가 큰 역할을 하고 있는 것이다.

앞에서 말한 피부노화는 알기 쉬운 예지만, 그 외에도 내장과 근육, 뼈 등 모든 조직에서 활성산소가 발생한다. 피부와 같이 눈에 보이지 않지만, 심장근육에도 뇌세포에도 간과 혈관에도 기미가 발생한다. 세포가 상처를 받아 죽거나, 조직이 단단해진다.

개인차기 있는 것은, 유전적 요인도 있겠지만, 그보다도 건강관리에 의한 것이 크다고 생각된다. 활성산소의 해를 막기 위해 자외선대책을 하고 있는 사람과 그렇지 않은 사람에게서는 피부상태가 상당한 차이를 보이다. 나이를 먹어도 주름과 기미가 적은 사람이 있는가하면, 깊은 주름과 기미가 깊이 새겨진 사람도 있다. 몸의 내부도 마찬가지로, 활성산소의 피해를 별로 받지 않도록 궁리하는 사람과 그렇지 않은 사람은 큰 차이가 난다.

물론 활성산소의 피해를 막는다거나 혹은 회복시키는 방법을 궁리한 사람 쪽이 좋을 것이다.

과격한 운동을 하는 사람 치고 피부의 노화가 더 있고 기미나 죽은 깨가 일반사람들보다 많이 있는 것은 그 만큼 산소 소비가 많으므로 서 부수적으로 활성산소가 발생하기 때문일 것이다. 그래서 일본의 운동선수나 헬쓰 클럽 등에서 운동을 한 사람은 수소 수를 마시고 있는 것이 요즈음 추세인 것 같다.

또한 등산을 하는 사람들도 수소 수를 알루미늄 통에나 파우치형태로 지니고 다니면서 물로서 마시고 있다. 이는 젊음을 지키려는 당연한 인간의 본성 일 것이다.

7) 그밖에 활성산소와 관련한 질병

동맥경화(심근경색, 뇌경색, 폐색성 동맥경화) 당뇨병, 암 외에도 활성산소가 어떤 형식으로든 관계하고 있는 질병은 많이 있다. 특히 활성산소가 혈액과 혈관을 산화시키기 때문에 그 주변에는 다양한 문제가 발생한다. 예를 들어 활성산소 때문에 증가한 과산화지질로 인해 중성지방이 늘어나는 고지혈증, 혈관이 단단해져 내부가 좁아지기 때문에 악화되는 고혈압 등이 있다. 과산화지질은 대사되기 힘들어 최종적으로 간에 축적되기 때문에 간 기능을 저하시키거나, 간염이 있는 사람은 간염의 악화요인이 된다.

또 최근 주목받고 있는 알츠하이머 형 등의 치매(인지증)의 원인, 혹은 악화의 요인으로 활성산소가 주목받고 있다. 특히 동맥경화로 인해 뇌경색, 뇌출혈 후의 후유증으로 치매가 된 경우는, 긴 시간 활성산소의 피해가 축적된 것이라고 생각된다.

아직 수수께끼가 많은 알츠하이머 형 치매에도 활성산소가 관련되어 있다고 알려지고 있다. 그 외에도 중풍과 관절 류마티스, 아토피성 피부염, 백내장 등, 활성산소가 관련된 질병은 너무 많아서 일일이 셀 수가 없다. 대부분의 질병에는 활성산소가 관여하고 있다고 해도 과언이 아니다. 단, 활성산소는 병원균과 바이러스와 같이 외부에서 침입하는 병을 일으키는 이물질에는 존재하지 않는다. 그냥 호흡 하는 것만으로, 혹은 세포내 에너지를 만드는 것만으로 발생하는 물질이기 때문에 과다생성을 걱정한다거나, 철저히 제거해야 하는 것은 아니다. 필요불가결로 산소의 부산물로서 어느 정도

가지고 있는 것이 당연, 있는 편이 건강하다고 생각해도 좋다.

다음에 기술하겠지만, 활성산소도 아주 유익한 작용을 하기 때문에 없어서는 안 되는 것도 있다.

8) 활성산소는 원래 병원체를 퇴치하였다

활성산소는 질병과 노화의 원인으로 모든 악의 근원이라는 식으로 말해버렸지만, 도움되는 작용도 가지고 있다. 그것은 체내에 침입한 세균과 바이러스를 죽이는(살균) 힘을 가지고 있다는 것이다.

몸 어딘가에 세균과 바이러스가 발견되면, 면역세포(백혈구)가 현장에 투입되고, 그것들을 공격하여 제거하려고 한다. 백혈구는 공격물질로서 활성산소를 생산하고, 그것을 토해내어 세균과 바이러스를 죽인다.

우리가 세균과 바이러스가 원인인 질병을 피할 수 있는 것은 활성산소 덕분이라고 할 수 있다. 모든 질병을 피할 수 있다는 것은 아니지만, 활성산소는 면역이라는 장치의 귀중한 무기로 생명을 지키는 도구가 되고 있다.

단, 백혈구가 방출하는 활성산소의 양이 너무 많아서 주변의 건강한 세포까지 상처를 주는 경우가 있다. 활성산소는 말하자면 양날의 검이라고 말할 수도 있다. 덧붙이자면 활성산소는, 그 살균력이 다양한 분야에 응용되고 있다.

예를 들어 과산화수소라고 하는 활성산소의 일종을 2~3%로 희석한 수용액이 옥시풀(옥시풀)이라는 소독약이다. 옛날에는 상처 소독 등에 자주 사용되었고,「찰과상에 바르면 하얀 거품이 생겨 굉장히 따갑다」라고 하는 경험을 가진 사람도 있을 것이다. 최근에는 살균과 함께 건강한 조직도 상처를 준다고 해서 별로 사용되지 않게 되었다. 마찬가지로 과산화수소는, 세탁에 사용되는 산소계 표백제에도 포함되어 있고 공업용 표백제에도 사용되고 있다.

혹은 제포제인 파라코트. 이것은 하이드록실 라디칼이라고 하는 활성산소의 일종으로 강력한 파괴력을 가지고 있다. 잡초를 유전자부터 파괴해버리기 때문에 사용에는 주의가 필요하다.

이야기를 원점으로 돌리면, 어느 부분 활성산소는 백혈구가 세균과 바이러스를 퇴치하는 무기로서 사용되는 경우에는 아주 유익한 것이지만, 세포를 파괴하는 작용이 있다는 점에서는 주의하지 않을 수가 없다.

9) 현대사회인은 활성산소로 인한 위험에 노출되어 있다

이상과 같이 활성산소에는 유해한 부분과 유익한 부분이 있다는 것을 알 수 있다. 유익한 부분은 있다고 하여도 문제는 유해한 부분이다. 그렇게 말하는 것도 현대사회는 옛날에 비해 활성산소 발생률이 상당히 높아졌다고 생각하기 때문이다.

「옛날에 비해」라는 것은, 현대사회가 화학과 공업의 발전으로 인공적인 물질이 많아졌다는 것을 의미한다. 옛날에는 이 세상에 존재하지 않던 화학물질이 늘어나고, 공해 등과 같이 예상할 수 없었던 건강피해가 발생하고 있다. 그러한 화학물질의 대부분은 활성산소를 발생시켜 우리 몸을 아프게 만들고 있다.

■■ 대기오염

자동차의 배기가스나 공장에서 배출되는 매연에는 많은 질소산화물이 포함되어 있다. 질소산화물은 체내에서 대량의 활성산소를 발생시켜, 천식, 화분증, 아토피성 피부염, 폐암 등의 악화원인이 된다.

■■ 담배

금연하는 사람이 늘고는 있지만, 담배도 심각한 문제이다. 담배에는 니코틴과 타르 등 유해한 발암물질 외에도, 활성산소인 과산화수소가 포함되어 있다. 많은 유해물질은 면역반응으로서의 활성산소도 증가시키므로 담배를 피우는 사람의 폐는 2중 3중으로 상처가 난 끝에 조직이 파괴되어 간다. 폐암의 원인을 담배라고 말하지만, 활성산소의 영향도 상당히 크다.

■■ 음주

술을 과하게 마시는 것도 문제이다. 원래 알콜(에틸 알콜)은 영양적으로는 거의 가치가 없고 오히려 해독의 대상이 된다. 간에서는 알콜을 분해하기 위해 효소(약물분해 효소인 시토크롬 p450)을 분비하지만, 이 효소는 약물분해효소이고, 해독 프로세스 중에 활성산소를 발생시킨다.

술에는 안정 효과가 있고 적당량 마시면 건강에 도움을 주는 측면도 있지만, 간에게는 단지 부담일 뿐이다. 또 만성 알콜 중독 등 의존성이 강하다는 것도 주의할 필요가 있다.

■■ 농약 · 식품첨가물

식품에는 보존기간을 늘리거나 맛을 더하기 위해 식품첨가물이 들어가 있는 경우가 있다. 식품첨가물에는 종류가 많고, 착색료나 맛을 내기 위한 천연물질(홍화, 치자, 다시마, 사탕수수 등)에서 유래한 것도 많지만, 석유계 화학합성물질도 많이 존재한다. 이러한 것은 우리 몸에 있어서는 이물질로, 제거대상이 되는 것이기 때문에, 간에서 알콜을 분해할 때와 마찬가지로 약물분해효소인 시토크롬

p450이 분비되고, 그 때 활성산소가 발생한다.

마찬가지로 농약도 문제이다. 앞에서 기술한 제초제의 파라코트는 유명한 활성산소지만, 그 외에도 성분에 활성산소를 포함하고 있는 농약이 많고, 그런 것은 야채나 과일에 부착된 상태로 식탁에 올라온다. 농약은 씻으면 어느 정도 없어지지만, 완전히는 제거되지 않는다. 따라서 농약이 묻은 농산물을 먹으면 먹을수록 체내에 활성산소가 발생하게 된다.

■■ 운동과잉

운동은 몸에 좋다고 하지만, 지나친 것은 금물이다. 운동을 하면 대량의 산소를 흡입하기 때문에, 그와 비례하여 활성산소가 많이 발생한다. 젊을 때는 그런대로 괜찮지만, 중 고년이 되면 체중관리나 스트레스 해소를 위해 워킹 등 가벼운 운동을 지속하는 것이 더 효과적이다.

이상과 같이 현대사회에는 활성산소가 발생하기 쉬운 환경에 노출되어 있다. 그것은 편리하고 고효율의 문명생활이 낳은 부산물이기도 하지만, 건강에는 결코 바람직하지 않은 환경이다. 어떻게 활성산소의 피해를 제거해 나갈 것인가, 이제 현재를 사는 우리에게 있어 커다란 숙제라고 할 수 있다.

✱ 활성산소에 대항하는 항산화물질(스케빈저 : Scavenger)

1) 활성산소를 제거하는 방법

활성산소는 우리가 산소를 필요로 하는 이상 반드시 발생한다. 호흡한 산소 중 2%는 반드시 활성산소가 되기 때문에, 막을 수 있는 방법도가 없다. 원래 「산화」라고 하는 화학반응이 우리가 살아가는 에너지를 발생시키는 것이기 때문이다. 하지만 운 좋게도 우리 몸에는 활성산소를 제거하여 피해를 막는 방법을 준비해두고 있다.

그것이 항산화물질(스케빈저)이라고 불리는 것으로, 우리의 몸 안에 많이 존재하고 있다. 그것은 활성산소가 주위를 산화시켜 가는 것을 막는(항산화) 역할을 한다.

항산화 물질이라고 해도 단독 물질이 아니라 효소, 단백질, 비타민 등이 있고, 각각 대항하는 활성산소나 역할이 다르다. 이들 중, 가장 항 산화력이 강한 것이 효소이다. 특히 SOD(수퍼옥사이드 디스무타제: Super Oxide Dismutase)라고 하는 효소는, 그 이름으로도 알 수 있듯이 수퍼 옥사이드 라디칼을 제거하는 힘을 가지고 있다. 수명이 상당히 짧은 효소치고는 뛰어난 효과를 가지고 있고, 일설에 따르면 1초에 10억 개의 활성산소를 산소와 과산화수소 수로 분해할 수 있다고 한다.

과산화수소는, 앞에서도 말했듯이 옥시풀과 같이 약한 활성산소지만, 다른 활성산소에 비해 안정적이고 카탈라아제라고 하는 다른 효소가 산소와 물로 바꿔버린다.

수퍼옥사이드 라디칼은, 체내에서 가장 많이 발생하는 활성산소이다. 세포 내의 엔진이라 불리는 미토콘드리아 속에 발생한다. 앞에서 말한 것과 같이 미토콘드리아는 에너지를 발생할 때 산소가 필요하고, 그 때 반드시 일정 비율로 활성산소가 발생한다.

재미있는 점은 SOD도 역시 미토콘드리아 내에서 발생한다는 점이다. 즉 활성산소의 발생과 그 제거법이 세트로 이루어져 있다는 말이다.

2) 다양한 스케빈저가 활성산소의 해를 막고 있다

SOD와 같은 효소는 이 외에도 있는데, 예를 들어 글루타티온 페록시다아제 라고 하는 효소는 과산화수소와 과산화지질을 물과 알콜로 분해할 수 있다.

활성산소를 분해만 하는 것이 아니다. 한편으로는 활성산소에 의해 상처받은 유전자와 지질, 단백질을 복구하는 효소도 있다. 포스포리파제 A2, 프로테아제, 엔도 뉴클레아제 등이 바로 그것이다.

여담이지만, 효소에는 여러 가지 종류가 있다. 그 작용을 한마디로 말하자면, 몸속에서 일어나는 다양한 화학반응을 실행하는 것이다. 화학반응을 일으키는 물질을, 어려운 단어로 「촉매」라고 한다.

효소라고 하면, 효소자체는 변화하지 않고, 접촉한 어떤 물질을 전혀 다른 물질로 변화시키는 물질을 말한다. 예를 들면 소화효소는, 밥과 빵, 고기 등의 음식물을 몸이 흡수할 수 있도록 화학변화를 시키는 물질이다. 타액에 함유되어 있는 아밀라아제라는 효소는 전분을 분해하여 포도당으로 바꾸고 위액에 포함되어 있는 프로테아제는 단백질을 아미노산으로 분해할 수 있다.

다시 본론으로 돌아가서, 효소에 비하면 작용은 약하지만 여러 가지 항산화물질이 있다. 단백질과 비타민 종류도 중요한 항산화물질이다. 유명한 것은 비타민C와 비타민E, 비타민A, 베타카로틴 등도 마찬가지이다. 그 외에도 아연 등의 미네랄, 카테킨과 폴리페놀 등이 다양한 작용으로 활성산소의 피해로부터 지켜준다.

덧붙여 말하자면, 스케빈저(scavenger)란 청소부 즉, 폐기물 회수업자란 의미를 가지고 있다. 활성산소라고 하는 체내의 위험한 쓰레기를 회수하는 중요한 역할을 가졌다는 것을 알 수 있다.

3) 스케빈저를 먹자

이들 항산화물질은, 제멋대로 활성산소를 제거하는 것이 아니라 서로 보조하며 영향을 주어가며 활성산소를 변화시켜 피해를 막는다는 것을 알 수 있다.

활성산소는 원래 굉장히 불안한 것이기 때문에, 수퍼옥사이드 라디칼이 과산화수소로 변하거나, 과산화수소가 위험한 하이드록실 라디칼로 변하는 등, 어지럽게 모습을 바꿔간다. 모습이 바뀔 때마다 위험도가 높아지거나 낮아지거나 한다. SOD(Super Oxide Dismutase: 초활성 산소무해효소) 등 항산화물질과 접촉하여 물과 알콜로 변하기까지 그 변화는 계속된다.

그러면 우리가 자발적으로 활성산소의 피해를 막기 위해서는, 어떻게 하면 좋을까. 그것은 전에도 말했지만 활성산소가 발생하기 쉬운 상황, 대기오염, 흡연, 음주, 화학합성 첨가물 등을 가능하면 생활 속에서 배제시키면서, 항산화물이 포함된 식품을 밸런스 있게 섭취하는 것이다.

비타민A, C, E, 혹은 폴리페놀과 카테킨 등이 풍부한 식품과, SOD등의 효소성분인 양질의 단백질을 현명하게 섭취하는 것이 좋다. 또 SOD는 아연과 마그네슘 등의 미네랄 성분도 가지고 있기 때문에 이것들이 부족하지 않도록 식사에 신경 써야 할 것이다.

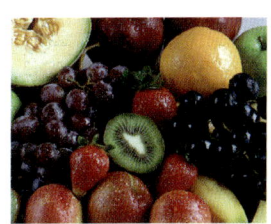

그리고 활성산소를 포함한, 혹은 발생시키는 첨가물이 많은 식품은 피하는 것이 현명한 방법일 것이다.

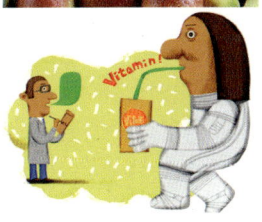

4) 나이가 들어가면 감소하는 항산화물질

모든 질병과 노화의 원인이 되는 활성산소. 그 피해를 제거하는 항산화물질(스케빈저)이 우리 인간에게는 처음부터 갖추고 있었다고 말하였다. 항 산화력를 가지고 있는 이상 우리들은 질병을 미연에 방지하거나 병에 걸렸어도 자연스럽게 회복할 수가 있는 것이다.

산소라는 살아가기 위해서 없어서는 안 되는 물질을 받아들이면서 부산물로서 발생되는 활성산소라는 리스크를 회피한다. 실로 우리의 몸은 정말 잘 만들어져 있다. 유감스러운 것은, 이 항 산화력이 영원하지 않다는 것이다.

나이를 먹어감에 따라 조금씩 약해져 활성산소를 제거할 힘이 부족해져 간다. 특히 가장 강력한 항 산화력을 가진 SOD 등을 체내에서 만들어 내는 힘은 20세 정도가 피크. 그 후에는 하향곡선을 그리게 된다.

활성산소는 노화를 촉진시킨다고 앞에서 말했지만, 노화도 역시 활성산소를 제거하는 항 산화력을 저하시킨다. 결국 활성산소의 피해를 노화가 촉진하고, 노화가 항 산화력을 저하시킨다고 하는 악순환에 빠지게 된다.

40대를 넘을 때 즈음에는 항 산화력은 더욱 저하되고, 20대의 반 정도가 되어버린다고 한다. 이시기에, 암과 동맥경화 등 생활습관성 질병의 그림자가 아른거리기 시작할 때이다.

건강진단을 받아보면, 몇 개인가 체크항목에 「요관찰」「정밀검사」 등이 쓰여 있게 된다. 곤란한 사실은 이 연령은 일도 바쁘고, 사회적 책임도 무거워지기 때문에 스트레스가 점점 많은 시기라는 점이다. 피로가 풀리지 않는다, 술이 약해졌다, 잠을 잘 못 잔다는 등의 건강불안이 늘어나 우리 몸은 활성산소에 대해 점점 열세에 몰리는 것을 알 수 있다.

어떻게든 약해진 항 산화력을 되돌리고 싶다, 암과 동맥경화 등 생활습관질병을 피하고 싶다. 그것이 많은 사람들의 소망이다.

5) 혼자서 할 수 있는 항 산화력 향상에 한계가 있다

약해지기 시작한 항 산화력을 되돌리는 방법으로 항산화물질을 많이 가지고 있는 식품을 섭취한다. 혹은 대기오염과 흡연, 음주, 농약과 화학 첨가제가 많이 들어간 식품 등을 피하고 활성산소가 발생하기 쉬운 환경을 피하는 것도 좋은 방법이다.

「항 산화력」을 부르짖은 건강식품과 같은 서플리먼트도 많이 있다. 이러한 것을 생활 속에서 잘 선정하여 섭취해 주는 것이 좋다.

하지만 많은 사람이 노력을 해도 「세월을 이기는 장사는 없다」는 말과 같은 경우가 늘어가고 있다. 노력해도 그다지 효과 있는 것 같지 않게 느껴지는 사람도 많을 거라고 생각한다.

원래 활성산소라는 24시간 계속해서 발생하는 리스크에 대해 보통의 생활개선으로 항 산화력을 높여서 대응한다고 하는 것은 정답이라고는 해도 역부족이고, 답답한 방법이라고 말하지 않으면 안 될 것 같다.

이제 우리는 21세기의 수소시대 탄생으로 수소 수를 통하여 항산화력을 증강시켜야 할 것이다. 수소 수는 산소와 수소가 결합해서 물이 된다. 수소와 산소라는 극히 단순한 2개의 물질을 결합시킴으로서 실로 수소를 간단하게 마시고 적시고 바르면서 활성산소의 피해를 예방 및 제거할 수 있고 더욱 젊게 무병장수를 기대할 수 있을 것이다. 이러한 이점과 효과를 깨달은 일본 연구자의 이론들이 세계적으로 주목을 받아, 현재 의학연구 분야에서도 수소는 지대한 주목을 받고 있으며 의료용으로 어떻게든 응용할 수 있을까 하는 실험도 반복되고 있다. 실험결과도 흥미롭지만, 수소라고 하는 것은 의학연구의 결과를 기다릴 필요가 없는 누구나 시험해 볼 수 있는 물질이다.

제5장
21세기 새로운 물은 수소 수다

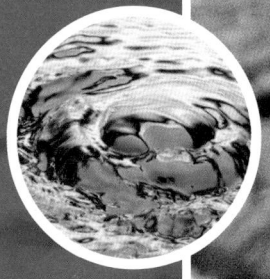

✱ 수소의 비밀

수소는 생물을 구성하는 유전자의 본체, DNA에 필요불가결한 원소이다. DNA는 2개의 기본이 동일 축을 중심으로 나선을 그리는 구조로 되어 있다. 그 리본에는 아데닌(A), 시토신(C), 구아닌(G), 티민(T) 이 4종류의 염기(질소를 포함한 고리상의 유기화합물)가 튀어나와 있다. 이 4종류 중, 아데닌과 티민, 시토신과 구아닌은 각각 서로 결합하여 2중 나선구조를 만들고 있다.

이 결합부분에 관계하고 있는 것이 수소원자이다. DNA 2중 나선구조를 만들고 있는 이 결합은「수소결합」이라고 불린다. 염기를 구성하는 질소원자와 산소원자는 전자를 끌어당기려고 하는 힘이 강하다. 그 때문에 한 쌍의 염기에 있는 질소원자와 산소원자는 다른 쌍의 염기의 수소원자를 끌어당겨 그 전자를 공유하려고 한다. 이렇게 만들어 진 수소결합이지만, 그 결합력은 약한 것이 특징이다. 때문에 쉽게 끊어지게 된다. 수소결합이 끊어진 DNA 사슬에는 다른 단백질이 결합, DNA를 복제한다. 이와 같이 체내에 수소결합으로 역할도 담당하는 산소, 탄소에 대해 3번째로 체내의 존재도가 큰 원소이기도 하다.

아시다시피 우리들 생물에게는 항상성유지기능(호메오스타시스)이라고 하는, 태어날 때부터 가지고 있는 기능이 있다. 이것은 항상 건강이 유지되도록 해주고, 원래의 정상 신체로 되돌아가도록 하는 작용을 가리킨다. 예를 들어 일시적으로 병에 걸려도 원래대로 건강한 몸으로 돌아가려고 하는 작용을 가지고 있기 때문에 병이 나아도 원래의 정상적인 몸으로 돌아갈 수 있게 되는 것이다.

1) 병이 낫는다고 하는 현상은 유전자학적으로는 DNA가 복구되었다는 것을 의미한다.

2) 그리고, DNA의 복구에는 수소결합이 관여하고 있기 때문에, 「수소 세계에서는 병이 낫기 쉽다」라는 사실이 결국 「체내환경을 항상 수소가 풍부한 환경으로 해두면 DNA의 복구가 일어나기 쉽다, 병이 낫기 쉽다」라는 사실을 시사하는 것이라 하겠다.

우리가 마시고 있는 물들을 기존에 물이라고 하면 수소 수는 분명 새로운 물이다. 물론 세계의 기적의 물들도 과거부터 있었지만 우리는 그러한 물들에 대한 수소와의 관계를 발견하지 못했기 때문이다.

DNA의 수소결합

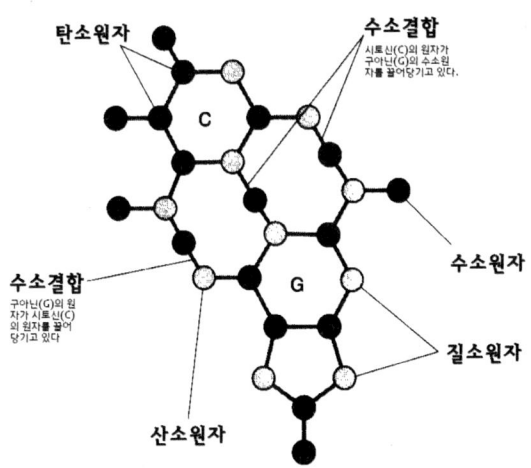

『Newton』2006/10월 호에서

시토신(C)와 구아닌(G)를 연결하는 수소결합
〈DNA 복구〉
DNA의 이중나선구조를 만들고 있는 것은 수소원자로 「수소결합」이라 불린다. 수소결합이 끊어진 DNA 사슬에는 다른 단백질이 결합하여 DNA의 복구가 이루어진다. 이 때 DNA의 복구가 이루어 지는 것이 질병의 치료기전의 본체가 되는 것이라 생각된다.(하야시 히데미즈)

✻ 유명한 약수는 가능한 현장에서 마셔라

전국각지에는 약수(藥水)라고 총칭되는 물들이 태고 적부터 나오고 있다. 어떤 곳은 신이 내려진 물이라 하여 신수(神水) 또는 영수(靈水)라 한다.

사례로 지리산 산동면에 가면 온천이 있는데 인접 산에서 개발한 물에 미량의 게르마늄등의 원소가 함유되어 치료에 효험이 있다고 하여 게르마늄수라고 불러진다. 물론 우리나라의 도처에 온천수들이 많다 이러한 물들은 성분에 따라 부르는 것도 달리하고 있는데(게르마늄온천, 유황 온천 등) 이제 우리도 이러한 물들에 대하여 새로운 물로서 발견이 필요하다. 외국의 온천만 이용하려 하지 말고 또 무작정 외국의 브랜드 물만을 수입하려고 만도 하지말고 말이다.

2008년도에 들어서서 우리나라는 물 관련 새로운 법이 시행되고 있다. 그것은 해양심층수의 상업화와 고도 처리된 수돗물의 브랜드화 된 물(서울시는 "아리수" 시판예정)이다.

분명 우리나라에도 기적의 물, 마법의 물이라 불리는 「병을 고치는 물」이 나오는 곳이 있을 것 이라고 저자는 생각 한다, 그런데 일부 사람들은 「그런 얘기는 믿을 수 없다」라는 반론이 많은 것도 사실이다. 그래서 이와 같은 약수 정체를 파악해 보면 유명한 물(약수)들이 병을 고치는 정체가 무엇인지 그것은 「만병의 원인인 활성산소를 제거하는 효과가 있는 물」일 것이다. 「강력한 환원작용을 가진 물」은 「수소를 풍부하게 포함한 물」이고 환원이란 단어 자체가 원래 「수소」의 작용에 대해 붙여진 말이다.

믿을 수 없다는 사람이 많은 것은 다음과 같은 이유도 있다고 생각 된다. 「ㅇㅇ약수를 마셨는데 ㅇㅇ병이 나았다」라는 이야기를 들은 사람이 재빨리 그러한 약수를 구하여 여러 경로로 수송하여 마서보면 이렇다 할 효과는 얻을 수 없다는 것에 저자도 공감한다.

왜냐하면 얘기했듯이 명수의 정체는 「수명이 없는 수소」이기 때문이다. 우주에서 가장 가벼운 원소인 수소는 순식간에 사라져 버리기 때문이다. 초단위로 밖에 존재할 수 없는 원자수소(활성수소)는 물론, 분단위로 존재할 수 있는 분자수소라고 해도 운송으로 도착한 시점에서 이미 수소의 존재는 보증할 수 없게 되었기 때문이다. 그래서 각지에서 전해지는 「물을 마시고 병이 나았다」, 「아니, 낫지 않았다」라는 갑론을박이 끊이지 않는 약수에 대한 실태이다.

진짜 약수는 「항상 수소가 풍부한 수(水)」로서 어떻게 자신의 손으로 만들 수밖에 없을 것이고 게다가 그것은 가장 확실하고 비용면에서도 비교되지 않을 만큼 저렴하다.

왜냐하면 수소 중에도 특히 환원작용이 강한 것은 「활성수소」이다. 일본의 이와나미(岩波) 이화학사전에서 「활성수소」란 「……수소는 원자상태가 되면 강력한 환원작용을 보인다」라고 설명되어 있다. 즉, 활성수소란 「원자수소」를 가리키지만, 이 원자수소는 반감기가 무려 0.3초밖에 안 되는, 수명이 극히 짧다는 특징을 가지고 있으므로 수명이 극히 짧은 원자수소(활성수소)가 아니라 분자수소를 풍부하게 포함한 물을 마시면 된다.

활성수소는 초단위로 사라져 버리지만, 분자수소는 적어도 분단위로 존재할 수 있기 때문이다. 또한 우리들의 체내에는 수소분해효소(분자수소를 원자수소로 분해하는 효소)를 갖추고 있다고 생각하기 때문이다.

✱ 수소가 없는 물과 수소가 풍부한 물

지금 우리들 앞에는 「두개의 물 세계」가 있다고 생각한다. 하나는 우리가 먹고 마시고 있는「수소 결핍 수」의 세계이다. 이 세계는 우리들이 매일 경험하고 있는「통상적인 물」의 세계이다. 즉 우리들이 보통 음용에 사용하는 수돗물과 지하수, 자연수, 천연수, 각종 정수기를 이용한 물 그리고 먹는 샘물(미네랄워터)의 세계이다.

그런데 이들 물의 최대의 특징은 단 하나. 그것은 공통적으로「수소가 부족한 물」이라는 것이라고 말하는 이유도, 수소는 어차피 우주에서 가장 가벼운 기체이기 때문에 자연수, 천연수, 지하수 혹은 이들 물을 가공한 수제품이라고 할 수 있는 수돗물이나 정수기 물 속에는 수소가 거의 포함되어 있지 않기 때문이다.

수소는 이미 공기 중으로 확산, 빠져나가 버리기 때문이다. 따라서 지구상에 존재하는 물은「수소가 빠져버린 물」이다. 이런 물을 저자는「수소 결핍 수」라고 말할 수 있다

두 번째는「풍부한 수소 수」의 세계이다. 이 세계는 우리들에게 있어서는 거의 잘 알려져 있지 않는 미지의 세계이다. 이 세계는 위에 언급한 통상의「수소 결핍수 속에 수소가 함유되면「수소가 풍부하게 포함된 물」로 변신할 수 있는 물이라고 할 수 있다.

그럼 위에서 언급한 두개의 물 중「수소」의 량에는 어떤 차이가 있는 것일까?

우선 현재 우리가 마시고 있는 물은「수소 결핍수」로 이에 포함되어 있는 수소 량은 약 $2.45\ \mu g/l$ (ppb) 정도 이다. 이것은 1,000톤의 물속에 수소가스로 2.4g 포함하고 있다는 것을 의미한다.

이에 반해「풍부한 수소 수」는 물속에 포함하고 있는 수소 량이 평균 $1.0~1.65\ mg/l$ (ppm)이다 이것은 물 1톤 속에 수소가스로서 1.0~1.65g이 포함되어 있는 것을 의미하고 있으므로, 1,000 톤 속에는 1,000g 이상의 수소가스가 포함되어 있다. 즉「수소 결핍 수」와

「풍부한 수소 수」는 물 속의 수소 량이 최대 약 700배 이상의 차이가 난다고 할 수 있다.

참고로 수돗물에는 용존 수소 량이 약 0.03ppm(섭씨 23도에서), 수소를 물에 직접 주입하는 파우치 형 수소 수제품은 약 1.5ppm(섭씨 21도에서) 그리고 액티브 바이오 정수기 에서는 약 1.2ppm(섭씨 21도에서)으로 측정이 되었다.

✱ 인간은 1년만 지나도 다른 사람이 된다

일본의「주간현대잡지에는」(2007년 8월 4일 호)에「인간은 반년 지나면, 완전히 딴사람이 된다」라는 제목으로 후쿠오카 신이치 교수(청산학원대학 · 분자생물학자)의 인터뷰 기사가 실려 있다. 기사의 요점을 소개하겠다.

─1년 만에 재회한 지인이, 마치 다른 사람처럼 변해서 놀랐다, 고 하는 경험은 누구나 가지고 있을 것이다. 제 입장에서는 그것은 당연한 것이다. 그 지인의 신체는 머리카락도 뼈도 근육도, 1년 전과는 완전히 달라졌기 때문이다. 미스테리 같은 이야기지만, 만들어낸 이야기가 아니다. 이렇게 이야기 한 것은 분자생물학자로 청산학원대학 교수인 후쿠오카 신이치로 씨(47세)다. 광우병 전문가로 알려진 신이치로 교수의 최근 저서『생물과 무생물의 사이』(강담사현대신서 : 講談社現代新書)는, 5월 발매가 되어 두달 정도에 과학계의 도서로는 이례적으로 15만부를 넘는 베스트셀러가 되었다. 과학이 두려운 사람에게도 크게 시사 하는바가 클 것이다.

인간의 몸은, 1년이 지나면 원래의 몸과는 완전히 바뀐다. 가장 빠른 것은 혓바닥 세포로 바뀌는데 걸리는 시간은 불과 몇 시간. 그래서 음식물 등으로 혀를 대어도 하룻밤 지나면 낫는 이유가 바로 이것이다. 뼈와 장기는 비교적 천천히 바뀌지만, 그래도 반년에서 1년 정도 지나면 전부 바뀐다. 물론, 뼈가 통째로 바뀐다는 것이 아니라, 뼈를 구성하는 분자가 마이크로의 세계에서 끊임없이 바뀌고 있다는 것이다.

보통 인간이 먹거나 마시거나 하는 것이 합하면 어느 정도의 양이 되는지 알고 있습니까. 일주일간 대략 20kg정도이다. 하지만, 물론 그 1주일 사이에 체중이 20kg 증가할 리는 없다. 이 중에 약 반 정도는 배설물이 된다. 그럼 남은 반은 어떻게 되는가. 이 반은 사실「호흡」으로서 몸 바깥으로 나갑니다. 인간의 내뱉는 호흡에 포함되어 있는 이산화탄소를 구성하는 탄소는 음식물이 연소되고 남은 재이다. 이 탄소가 무려 8kg 정도 있다. 이렇게 말하면 세상에는 탄소로 넘쳐날 것이라 생각하겠지만, 지구전체에 있는 탄소량에는 변함없습니다. 인간이 내뱉는 탄소를 식물이 흡수하고, 식물을 새가 먹고, 새를 다른 생물이 먹고…라는 먹이연쇄가 진행되면 마지막에 사람이 먹게 된다. 탄소는 세상을 빙빙 돌고 있고, 그 연결고리에 생물이 있습니다. 인간의 몸속에 있는 분자의 "흐름"이 지구규모로 존재한다고 할 수 있다.

저는 췌장의 어느 부품에 흥미를 가지고 있었습니다. 췌장은 소화효소를 만들거나, 인슐린을 분비하여 혈당치를 조절하는 중요한 장기이다. 이 부품은 그 존재 장소나 존재량을 생각해서 중요한 세포과정과 관계되어 있는 것이 틀림없다고 생각하고 있다.

그래서 유전자를 조작해서 췌장의 해당 부품의 정보만을 DNA에서 잘라내서 이 부품이 결핍된 쥐를 만들었습니다. 이 쥐를 키우고 어떤 변화가 일어나는 가를 관찰하면, 부품의 역할이 판명될 것이라 생각했습니다. 긴 시간과 많은 연구자금을 투입해서 결핍된 쥐를 만들어 냈지만, 어떤 일도 일어나지 않았다. 영양실조도 당뇨병도 걸리지 않았다. 있을 수 있는 모든 정밀검사를 했지만, 이상도 변화도 없다. 나는 곤혹스러웠습니다.

여기서 저는 생각했습니다. 사실 여기에 생명본질이 있는 것은 아닐까, 하고. 유전자조작으로 한 개의 기관을 완전히 없애버린다고 해도, 어떤 방법으로 그 누락된 부분을 메우고 백업 작업으로 전체가 완성되면, 어떠한 기능부전이 없다.

생명이라는 존재는 부분이 얽히고 설켜서 만들어진 프라모델 같은 발상으로는 설명할 수 없는 다이나미즘(dynamism)이 존재하고 있습니다. 우리들이 이 세계를 보고, 여기에 생물과 무생물을 식별할 수 있는 것은, 그 다이나미즘을 느끼기 때문은 아닐까.

✱ 일단 수소 수를 마셔보면 안다

우리들의 육체를 구성하고 있는 세포는 끊임없이 바뀌고 있다. 게다가 분자 레벨로 바뀌고 있는데, 이와 같은 작용을 신진대사라고 부르며. 이것은 「옛것(陳)을 버리(謝)고 새것(新)으로 바꾼(代)다」라는 뜻으로, 우리의 몸은 1초도 쉬지 않고 끊임없이 바뀌고 있다. 즉 가스불과 같은 것이다.

육안으로 보는 한 가스불은 일정한 형태를 가지고 있는 듯이 보이지만, 실제로는 불의 알맹이는 한순간이라도 같다고 말할 수 없는 것이다. 그 알맹이는 뒤에서 계속해서 보내지는 새로운 가스로 끊어짐 없이 바뀌고 있는 것이다.

후쿠오카 교수는, 가장 빨리 바뀌는 세포가 혓바닥 세포로 단지 몇 시간 안에 바뀐다고 말했는데, 그 다음으로 빠른 것이 위와 장 등의 내면을 덮고 있는 점막내피세포로 2~3일이면 바뀌므로 따라서 논리로 따지자면, 위궤양이나 십이지장궤양은 몇 일안에 낫는다고 해도 신기할 것은 없을 것이다.

의학박사 히데미쯔하야시는 어느 날 60대 남성이 찾아와서 잡담을 나누고 있던 중에 그 사람이 「선생님, 실은 제 아내는 십이지장궤양으로 20년 이상 약을 복용하고 있는데, 이 경우 풍부한 수소 수를 몇 주정도 마시면 나을까요?」라고 물어봐서, 수소 수를 마시기 시작한 건 얼마나 됐는가 물어보니, 「그렇네요. 이래저래 한 달은 안 된다」라고 대답을 하자 히데미쯔 하야시는 「그렇습니까, 그러시다면 십이지장궤양은 벌써 한참 전에 나았을 겁니다」라고 말하자, 그 사람은 깜짝 놀라서 아내에게 즉시 전화를 걸었다고 합니다. 그리고는 「이봐, 당신 궤양은 벌써 나았을 것이라고 하는데 . 상태는 어때」라고 묻자

부인이 말하기를 「있잖아요, 그게 신기하게도 항상 명치부분을 누르는 듯한 통증이 있었는데, 요즘은 그런 통증이 없어요. 신기하네, 라고 생각은 했지만. 역시 나은 거네요」라며 즐거워 한 이야기가 있다.

이것도 역시 신진대사의 작용에 있었던 것이다.

오해를 두려워 않고 논하자면, 일본 중에, 더욱이 세계 중에 단순한 위궤양 혹은 십이지장궤양의 증상은 대충 2, 3개월 후에는 모습을 감출 것이라 생각하고 있다. 라고 말하는 것도, 위나 장의 점액내피세포는 2, 3일이면 바뀌어 버리기 때문에, 일주일에 최저 2번, 한 달에 최저 10번은 새롭게 바뀐다는 말이 된다. 이러면 오히려 궤양이 없어지지 않는 쪽이 이상한 것이다. 거짓말이라고 생각하는 사람은 꼭 시험해 보라고 한다. 이러한 환자들은 병고에 시달렸던 것

을 생각하면서 「나의 15년에 걸친 고통은 도대체 무엇이었단 말인가. 내 청춘을 돌려다오」만 외치고 싶을 것이다.

그러면 수소 수를 얼마만큼이나 오래 마셔야 치유가 되는지는 질병과 환자의 상태에 따라 다르겠지만 3~6개월을 말하고 있다

앞 글에 있던 「인간은 반년 지나면 완전 딴사람이 된다」라는 후쿠오카 교수의 주장과 같은 논리에 있다고 생각하고 집에서 전해수소를 발생하는 정수기를 사용하여 최저 6개월 간 「풍부한 수소 수」를 계속 마시면, 대체로 장기의 세포는 새롭게 바뀌게 될 것이기 때문에, 어떠한 장기의 이상이라도 반년 후에는 눈에 보이는 결과를 얻을 수 있다고 한다.

호메오스타시스(항상성유지기능)

후쿠오카 교수의 이야기 중에 다음으로 흥미로운 것은, 췌장의 어떤 부분을 제거한 결손 쥐를 만들어도 어느 샌가 결손은 복구 되어 있었다는 실험결과이다 즉, 생물에게는 자기 몸을 항상 원래의 상태, 정상의 상태로 되돌리려고 하는 작용이 갖추어져 있다는 것이다. 이와 같은 기능을 호메오스테이시스(항상성유지기능)이라고 부른다.

일본 속담의 「서툰 생각은 시간 낭비일 뿐, 효과도 없다」, 즉 인간의 옅은 지식으로는 미치지 않는 멀고 심원한 섭리가 생물에게는 갖추어져 있는 것이다.

우리들은 입으로 섭취한 음식물을 폐에서 취한 산소를 태워(산화시켜) 살아가는데 필요한 여러 가지 물질을 만들어 생명을 유지하고 있는데, 그 때 폐에서 취한 산소의 약 2%가 「활성산소」로 변한다고 생각할 수 있다.

보통 산소를 고양이에 비유하자면, 어차피 활성산소는 호랑이로 비유할 수 있기 때문에 체내에 활성산소가 축적되면 여러 가지 증상이 나타나고, 반대로 생각하면 체내에 여분의 활성산소를 수소(활성수소)로 제거하게 만들면 활성산소가 일으키는 트러블을 미연에 방지할 수 있게 된다.

✳ 내 몸에 의사는 바로 당신이다

내가 좋아하는 단어 하나에 미국의 전인의학회 초대회장 G·T·맥개리 박사의 다음 말이 있다.

「치유를 일으키는 것은 환자 자신이다」 말을 바꾸면, 환자는 내면의 의사, 즉 우리 안에는 만병을 고치는 천하의 명의가 있다는 말로서 표현을 바꾸자면, 생명력, 자연치유력, 면역력이라 불리는 것이 치유의 본원이라는 것이다.

말하자면, 약이 치료한다, 의사가 치료한다, 서플리먼트가 치료한다. 라는 등의 생각은 결코 정답이 아니라는 것이다. 어차피 눈에는 보이지도 않지만, 이 명의는 당신의 눈을 만들고, 귀를 만들고, 뇌세포를 만들고, 심장과 간을 만들고, 그 외 당신의 육체 전부를 만든 존재이기 때문에 당신의 몸의 이상을 복구할 수 없다는 것은 있을 수 없다.

히데미쯔 하야시 의학박사의 「질병예방·치료의 7원칙」은 다음과 같다

- 생물은 세포로 구성되어 있다
- 개개의 구성세포는 끊임없이 신생세포를 만들어내고 있다
- 새로운 세포를 만들 때, 세포는 항상 정상성의 유지를 위해 노

력을 하고, 또 비정상 세포라고 해도 항상 정상세포로 돌아가려고 하는 기능을 발휘한다.
- 세포대사는 DNA대사의 제어 하에 있다.
- DNA대사는 활성산소에 의한 산소장해를 받을 때 이상을 일으키게 된다.
- DNA대사에 이상을 유발하는 활성산소를 미연에 제거할 때, DNA는 본래의 정상 대사기능을 발휘하게 된다.
- 따라서 질병예방·질병치료의 근간은 세포 안을 활성산소의 제거에 유효한 수소가 풍부한 물(수소 수)로 상시로 채우는 것으로 세포가 가진 정상화유지 기능을 보전계발 할 수 있게 된다.

제6장
수소 수의 질병에 대한 효과

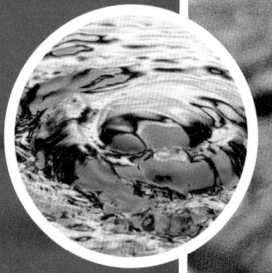

✱ 21세기에 수소 수가 주목받는 이유

현재, 수소가 굉장히 주목받고 있다. 수소 수, 라고 이름붙인 알루미늄 파우치형 팩, 그리고 캔으로 된 수소 수을 일본의 어느 편의점과 드럭 스토어에서 볼 수 있고 판매가 폭주하여 주로 직접 주문 배달을 받고 있다 지금까지 여러 가지 항산화관련 서플리먼트들이 주목받아 왔지만, 수소라고 하는 원소 그 자체가 건강효과에 기대를 모은다는 것은 참 드문 일이다.

지금까지 설명한 것과 같이 많은 질병의 원인으로서, 노화를 촉진시키는 원인으로서 활성산소의 피해가 문제시 되었다. 그 활성산소를 제거하는 방법으로서 오늘날 주목을 받고 있는 것이 수소이다.

이미 설명에서 알고 있듯이 수소는 화학기호로 H. 화학기호 1번으로 가장 처음에 오는 원소로, 상온에서 무미 무취의 기체로 존재하고 있다. 우리들이 평소 생활하는 데는 거의 관계가 없는 물질일지도 모른다. 그런 수소가 건강상의 이유로 주목을 받게 된 것은 뭐라 해도 산소와 결합하기 쉽다는 성질 때문이다. 물은 화학기호로 H_2O. 수소원자 2개와 산소원자 1개로 구성되어 있다. 위험한 활성산소도 수소와 결합하면 H_2O가 되고, 극히 안전하고 무해한 물질로 바뀐다.

24시간 생성되면서 항상 위험인자로 체내에 존재하는 활성산소. 수소는 이 활성산소를 순간적으로 물로 바꿔버린다. 이 단순명쾌한 수단으로 암과 동맥경화 등과 같은 생활습관 질병을 피할 수 있다고 한다면 이렇게 기쁜 일도 없을 것이다.

원래 수소는 안전한 물질이다. 그것이 산소와 결합하여 물이 되기 때문에 의약품과 같은 부작용이나 과용에 대한 걱정도 없다. 그렇기 때문에 수소의 건강효과와 생활관습 병의 치료로서의 활용을 위해 많은 실험연구가 진행되어 왔다.

✱ 세계의 기적의 물의 공통점

세상에는 그 물을 마시거나 그 물로 씻거나 마시는 것으로 효험이 있다는 것으로는 독일의 「노르데나우의 물」 프랑스의 「루르드의 샘」 멕시코의 「트라코테의 우물」 일본의 오이타현 히타텐 영수 등은 잘 알려져 있다.

이들 「기적의 물」이 왜 질병 치료에 효험이 있는지에 대하여, 오랫동안 수수께끼였다. 지금까지 많은 조사가 이루어졌지만, 그 결과 알아낸 것은 게르마늄과 칼슘 등의 미네랄 성분 정도. 그런 물질로는 어떻게 기적을 설명할 수가 없었다. 미네랄 성분의 함유량도 고작 온천 수준으로, 병을 치료할 정도의 효과로는 턱없이 부족한 것 이었다

또 그 「기적의 물」은 루르드는 루르드에서만, 노르데나우는 노르데나우 에서만 따로따로 개별적으로 조사가 이루어 졌기 때문에 공통점이 있는가 없는 가도 몰랐었다.

역시 신의 기적인가, 아니면 플라시보 효과인가, 하는 제각각 소문만 무성했지만, 일본의 어느 연구자가 획기적인 조사결과를 발표하였다.

발견자는 큐슈대학 대학원의 시라하타 사네타카 교수이다. 시라하타 박사는 이들 「기적의 물」의 성분분석 결과로 「수소」라고 하는 의외의 해답을 찾아냈다. 노르데나우의 물, 루르드의 샘, 트라코테의 우물 어디에서나 일반 물보다도 훨씬 많은 수소가 함유되어 있다, 라는 것이었다. 하지만 활성산소에 주목하고 있던 히라하타 박

사는, 활성산소를 제거하는 물질로서 수소에 주목하고 있었다. 산소와 수소를 결합하면 H_2O(물)가 되고, 간단히 문제는 해결되지 않을까, 하는 발상으로부터였다.

✻ 우리 몸도 수소원소로 구성되어 있다

수소라고 하면, 대부분의 사람들이 수소폭탄이나, 태양을 이루는 덩어리는 수소다, 라는 등의 화학과 물리학, 에너지와 관련시켜 연상하고 있을 거라 생각된다.

원소기호로 1번, 화학기호, 화학식, 실험이라고 하는 중학교, 고등학교 수업을 연상하는 사람도 있을 것이다.

확실히 수소라는 물질은, 건강과 질병이라는 분야와는 관계가 없는 것처럼 느껴진다. 그렇기 때문에 지금까지「기적의 물」의 조사연구에서는 검출되더라도 주목받지 못했을 지도 모른다.

하지만, 우리 인간들도 아주 잘게 작은 조각으로 만들어 보면 분자가, 원자 되고 많은 원소의 덩어리라는 것이 확실해 진다. 우리 몸의 세포 속에서도 원자 중에서 전자가 날아다니고, 그것이 다른 전자에게 뺏거나 빼앗기거나 하는 반응이 일어난다.

호흡하거나 음식을 소화흡수하거나 운동을 하거나 할 때에도, 각각 독특한 화학반응이 일어나고 있다. 활성산소가 발생하는 것도, 그러한 반응에 의해 유전자가 상처를 입거나 병에 걸리거나 하는 것도, 반대로 유전자가 복구되거나 병이 낫거나 하는 것도 화학반응의 결과이다.

그렇다면 우리 인간들의 질병과 건강이라는 현상도 원인과 결과를 화학적으로 생각해 보면 종래의 의학연구와는 전혀 다른 해답을 얻게 되지 않을까. 시라하타 박사의 이론도「만병의 근원인 활성산소를 환원이라고 하는 화학반응에 의해 제거한다」라는 화학연구 그 자체이다. 그렇기 때문에「활성산소의 피해를 없애기 위해서는 수소에 의해 환원시키고, 활성산소를 제거하면 된다」라는 발상이 나온다.

만약 이 발상이 화학이론대로 된다면, 지금까지 난치병이라고 불리던 질병의 치료에 새로운 길을 열게 될지도 모르며 이미 많은 전문가가 수소에 의한 건강효과를 연구하고 있다는 사실로 수소의 장래성이 기대된다.

✱「물의 전기분해」

과학이나 화학은 대다수 사람들에게 어렵고 취미가 없는 학문이다. 누구나가 중학교 시절에 과학실험에서 수소의 존재를 확인 한 것은「수소의 전기분해」라고 하는 실험이다.

그 방법은 여러 가지 있으나 간단한 방법으로 다음과 같은 것이 있다. 수산화나트륨을 녹인 물에 양극과 음극의 전극을 담가서 전기를 흘리면 음극에는 수소가 발생하고 양극에는 산소가 발생한다.(그림③참조)

그림③

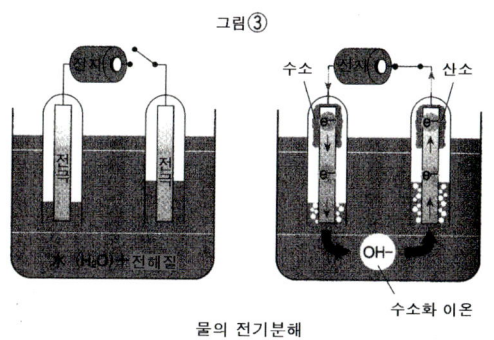

물의 전기분해

실험에서는 음극에 모인 기체를 모아 점화하면 펑 하고 폭발하면서 잘 탄다라는 것, 그것이 수소의 특징이라는 것. 양극에 모인 기체를 모아 불을 붙인 심지를 넣으면 심지가 잘 탄다는 것. 그것이 산소의 특징이라는 것을 확인할 수 있다. 또, 음극에 발생한 기체(수소)는, 양극에서 발생한 산소량의 2배이다.

이것이 「수소의 전기분해」이며, 수소와 산소의 특징과 수소가 수소 2, 산소 1의 비율로 분해 된다는 사실을 증명한다.

이것을 역의 방법으로 수소와 산소로 물을 만들 수가 있다. 「물의 전기분해」의 결과로 만들어진 수소와 산소를 혼합하여 점화하면 폭발하듯이 타면서 물이 생성된다. 조금 위험한 방법이지만, 아이들에게는 굉장히 임팩트가 강한 실험이기 때문에, 아마 기억하고 있는 분들도 많을 것이다.

물을 수소와 산소로 분리하기 위해서는, 이상과 같은 화학반응을 일으키지 않으면 안 된다. 하지만, 수소를 발생시키는 것뿐이라면 좀 더 간단하고 안전한 방법이 있다. 그것은 시험관 속에 마그네슘과 아연 등의 금속파편을 넣고 묽은 황산이나 아황산을 넣는 방법이다. 금속파편에서는 기포가 발생하는데, 이것이 수소이다.

✳ 수소가 활성산소 제거

그러면 수소가 활성산소를 제거한다는 것은 무슨 말일까.

조금 까다로운 이야기지만, 「수소가 활성산소를 제거 한다」라는 것은, 「수소가 활성산소와 결합할 때 활성산소에게 전자를 주는 것」이다. 제거한다고 해도 산소가 사라져 버리는 것이 아니라 수소와 결합해서 물이 된다는 말이다.

간단한 화학식으로 $H_2 + {}^1/_2 O_2 = H_2O$

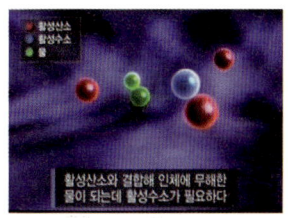

산소는 물 분자 안에서 계속 존재한다. 단 활성산소라는 불안정한 상태에서 벗어난다는 의미이다.

산소는 활성산소로 있어도 아니어도 수소와 결합하여 물이 된다. 하지만 활성인 상태는 불안정하기 때문에 한층 더 수소와 결합하기 쉬워진다고 말할 수 있다. 이때의 수소 상태는, 수소원자인 편이 결합하기 쉽지만, 자연계 안에서 수소가 원자상태로 머물러 있는 경우는 극히 드물고, 거의 수소원자가 2개씩 결합한 수소분자 상태로 되어 있다. 하지만 불안정한 활성산소에게는 수소가 분자 상태라도 쉽게 결합하여 물이 된다고 한다.

단, 활성산소와 결합한 수소가 원자인가 분자인가에 대해서는 과학자 사이에서도 의견이 엇갈려 있다.

「수소가 원자인 상태를 활성수소라 하고, 분자가 되면 활성산소와 결합하기 힘들다」라는 설도 있는가 하면, 「수소는 원자 상태로 자연계 안에서는 거의 존재하지 않는다. 따라서 활성산소와 결합하는 것은 거의 분자 상태의 수소다」라고 하는 설도 있다.

저자는 이러한 의견 중 어느 쪽도 부정하고 있지 않는다. 서로의 주장에 의미가 있다고 생각할 뿐이다. 실제로 수소를 발생시켜 보면, 「수소는 확실히 원자상태인 쪽이 활성산소와 결합하기가 쉽다. 하지만 수소가 분자인 상태로도 활성산소와는 결합한다. 분자라고 해도 수소의 양이 많으면, 그와 비례하여 활성산소를 제거하는 비율도 높아지게 된다」라고 생각한다. 원래 수소가 원자인가 분자인가 하는 토론보다, 발생하는 수소의 양 쪽이 문제이다. 아무리 원자

상태라고 해도 수소의 양이 적으면 활성산소를 제거하는 양도 적을 것이다. 반대로 분자 상태라도 양이 많으면 활성산소와 결합하는 양도 많을 것이라 생각하기 때문이다.

✸ 수소는 가장 효과가 뛰어난 항산화물질

수소가 활성산소를 제거해준다고 한다면 그것은 모든 항산화물질보다 훨씬 효과적인 항산화 작용을 할 것이라고 말할 수 있을 것이다. 왜냐하면 수소는, 활성산소와 직접 결합하여 존재 그 자체를 제거하기 때문이다.

활성산소와 수소가 결합하여 물이 되면, 물 성분으로 산소는 존재하게 되겠지만, 주변을 산화시키는 활성산소는 사라진다.

반면, 활성산소를 분해하는 SOD라는 효소가 있다. 이 물질은 활성산소인 수퍼 옥사이드 라디칼을 과산화수소와 산소로 분해해 준다. 대단히 유익한 물질이지만 세포내부에 많이 존재하고 있기 때문에 세포의 바깥에 존재하는 활성산소의 영향에는 약하다고 할 수 있다. 게다가 노화에 의해 SOD의 작용이 약해져 버린다.

또 항산화물질을 많이 포함하는 식품을 먹는 방법은, 확실히 건강 전반으로 본다면 좋은 현상일 것이다. 비타민과 미네랄 등 영양소는, 말하자면 보조적인 것으로 활성산소를 강력하게 저거하거나, 작용을 정지시키거나 하는 힘은 가지고 있지 않는다. 얼마만큼 활성산소를 제거할 수 있는가를 따지자면, 조금 불안하다고 말하지 않으면 안 될 것 같다.

그 점에서 수소는 오늘날 다양한 연구가 진행되고 있으며, 쉽게 손에 넣을 수 있는 형태로 개발되었기 때문에 우리들이 의식적으로 받아들일 수 있게 되었다. 효과를 기대할 수 있는 일정량을 손에 넣을 수가 있게 되었다.

예를 들어 물에 수소를 용해시킨 수소 수를 SOD 등의 약점인 외부로부터 받아들이는 것이 가능하고 세포 바깥의 활성산소에도 효과가 있을 것이라 생각된다. 더욱이 화학물질에 대해서도 유효하다. 수소 수는 활성산소가 발생하는 어떤 장소에도 들어갈 수가 있다.

✹ 수소는 물에 용해된 것이 가장 좋다

이와 같이 활성산소의 존재 그 자체를 제거하는 것이 수소지만, 실제로 어떻게 몸 안으로 흡수시키면 좋을까. 최대의 효과를 얻기 위한 가장 좋은 방법은 무엇일까.

그것은 역시 물에 녹인 상태로 받아들이는 것이 가장 좋은 방법이라고 생각된다. 왜냐하면 우리의 몸 안에서 일어나는 대부분의 화학반응은, 물에 녹아 있는 상태로 일어나고 있기 때문이다. 물이 없으면 화학반응은 일어나기 힘들고, 물론 수소를 활성산소에 접촉시키는 것도 불가능하다.

세계 각지의 「기적의 물」이 그렇듯이, 물속에 수소가 녹아있는 상태가 가장 흡수하기 쉽고, 몸 구석구석의 세포에 까지 수소를 전달할 수가 있다. 몸에 흡수 시키는 것도 그 물을 마신다고 하는 방법이기 때문에, 우리들도 다루기 쉬운 방법일 것이다.

단지, 물속에 수소가 들어있다, 라는 상태는 조금 상상하기 힘들지도 모른다. 「물은 H_2O고, 거기에 H가 녹이면 다른 물질로 변한 게 아닌가?」라고 생각하는 분도 있을 것으로 생각되나 걱정할 필요가 없다.

물속에 수소를 녹이는 것은, 수소라고 하는, 원래 기체인 물질의 특성상 그다지 간단한 일이 아니지만, 체내에 흡수되도록 하기 위해서는 이 방법이 가장 좋다고 여겨지고 있다. 그렇기 때문에 이전에는 수소를 발생시키는 대규모 장치가 사용되었다. 오늘날에는 더욱 간단하고 효율 좋은 방법이 많이 있다.

우리 몸의 70% 이상이 물

수소를 물에 녹여 섭취하는 방법이 왜 가장 좋은가 하면, 우리의 몸 대부분이 물로 구성되어 있기 때문이다.

인체의 약 70%는 물로 이루어져 있다(어린 아이는 더욱 높다). 몸을 구성하는 조직을 따로따로 본다면, 혈액은 80% 이상이 물이다. 내장과 근육, 뇌 등의 조직도 75% 전후가 물이다. 모발과 손톱 등은 수분이 적은 조직이지만, 반대로 세포는 90%가 수분으로 되어 있다. 이 풍부한 수분은 조직의 성분 그 자체이며 동시에 혈액 등의 체액이 되어 영양분과 분비물, 폐기물의 운반을 담당한다. 여기서 또 한 번 강조하고 싶은 것은, 대부분의 화학반응의 장이 되는 것도 역시 물이라는 것이다. 그리고 우리들은 매일 2L 정도의 수분을 마시고, 거의 같은 양의 수분을 배출하고 있다. 꼭 순수한 물일 필요는 없어 음료수나 식사 등에 포함된 물의 총량이 거의 2L라는 뜻이다.

게다가 흥미로운 것은 물이 일단 체내에 흡수되면 상당히 빠르게 체내로 전달된다는 것이다. 물을 마시면 그 물이 전신을 도는데 몇 분 걸리지 않는다고 한다. 실제로 물은 대부분 혈액으로서 운반된다. 그 사이, 물(혈액)을 타고 전신의 세포에 필요한 물질이 도달하고 반대로 불필요해진 물질이 회수된다.

뇌에는 혈액 뇌관 문 이라고 하는 곳이 있어서 약물과 같이 조금이라도 위험할 것 같은 물질은 여기에서 차단되지만, 물은 예외이다. 물에 녹은 물질을 뇌로 운반할 수 있는 것에 따라 뇌세포 내로 흡수된다. 따라서 수소를 몸 구석구석까지 전달하는 데는, 그리고 활성산소와 접촉하여 이것을 제거(환원)시키기 위해서는 물에 녹이는 것이 가장 좋다.

✱ 수소는 몸 전체 세포를 정화한다

앞에서 이야기한 것과 같이 물은 전신의 세포에 빠짐없이 도달한다. 혈액 뇌관문을 통과하고, 뇌세포에 물을 보낸다. 게다가 매일 2리터나 되는 물은 전신을 따라 흐르고 있기 때문에 전신 세포를 촉촉하게 만들고, 불필요한 것을 씻어내는 존재이다. 인간에게 있어 물만큼 중요한 물질은 없다.

그러면 이 중요한 물에 수소를 녹인다면, 전신의 세포에 수소가 전달될 것이다. 만병의 근원이며 노화를 촉진하는 활성산소에 수소가 접촉한다. 결합하여 물로 바뀌어 제거된다. 최종적으로는 전혀 무해한 상태로 배설되게 된다. 즉 수소를 녹인 물(이하 수소 수)은 전신을 돌면서 세포 내부의 활성산소를 제거하고, 유해한 것을 씻어내는 역할을 하는 것이다.

왜 이런 것이 가능할까, 라고 묻는다면, 수소가 극히 작은 물질이라는 것. 그리고 산소와 결합하기 쉽기 때문이라는 것.

몸 전체의 세포는 물을 필요로 하고 있고, 그 어떤 영양소보다도 물을 우선시 한다. 그런 물에 수소를 녹인다고 해도, 역시 물과 함께 세포에 간단하게 도달한다. 그래서 미토콘드리아에서 발생한 활성산소와 접촉하여 결합하고, 이것을 제거하게 된다.

이와 같은 방법으로 수소를 계속 세포에 보내주게 된다면 활성산소도 점차 제거되고, 질병예방과 건강증진에 큰 도움이 될 것임에 틀림없다. 특히 암과 동맥경화 등의 생활습관 병의 예방과 개선에 아주 효과적일 것이라 생각된다.

✳ 암세포는 활성산소가 유전자에 상처를 주기 때문에 발생한다

　수소가 세포 내의 활성산소를 제거해 준다면, 세포의 유전자는 상처를 입지 않을 것이고 암을 예방할 수 있을지도 모른다.

　암세포는 전에도 말했지만, 유전자가 상처를 입어 발생한다고 생각하고 있다. 세포는 신진대사를 반복하여, 늙은 세포는 죽고 새로운 세포가 이를 대신하게 되지만, 새로운 세포는 늙은 세포의 유전자 정보를 복제하게 된다. 만약 유전자에 상처가 있으면 그 상처까지 복제해 버린다.

　세포의 유전정보 안에는 세포의 분열횟수나 수명이 이미 새겨져 있지만, 이 부분에 상처가 나면 세포가 암 세포 화 된다. 암세포란, 무한히 분열을 하여 계속 증식하고 수명이 없는 세포이기 때문에 자연사하는 경우가 없다.

　전신의 세포의 개수 는 60조(兆) 개지만, 최근에는 누구라도 매일 자신의 몸에 수천 개, 혹은 몇 만 개나 암세포가 발생하고 있다고 알려졌다. 단, 처음 1개의 암세포가 증식하여 검진으로 발견되는 크기 (약 1cm)가 되는 데는 실제 10년 이상의 시간이 걸린다고 한다.

　수소 수 연구의 선구자인 시라하타 사네타카 교수는, 자신의 실험연구의 결과로서 암세포 내부에는 정상세포 보다 훨씬 많은 활성산소가 발생하고 있다는 것. 암세포 성장 과정에서도 활성산소는 항상 암세포 주변을 산화시키고 증식을 촉진시킨다는 사실을 언급하고 있다. 하지만 모든 사람이 암에 걸리지 않고 끝나는 것은 우리의 몸에 상처 난 세포를 복구시키거나 제거하는 작용이 있기 때문일 것이다.

1) 기대되는 암 예방의 가능성

 최근 연구에서 중고년 이후에 암에 걸리는 사람이 늘어나고 있는 것은, 암 세포화 된 세포가 증가한다고 하는 것보다 암 세포화 된 세포를 복구시키거나 제거하는 작용이 약해져 가기 때문이라고 생각하게 되었다. 그래도 혹시 수소 수가 항상 세포 내로 공급된다고 한다면, 유전자를 상처 입히는 활성산소와 결합하고 이것을 제거하여 암 세포화 되는 것을 막을 수 있을지도 모른다.

 또 기존에 암 세포 화 된 세포도 세포 내의 활성산소가 제거되면 증식의 속도가 느려진다는 것이 관찰되었다. 암세포는 증식하는 단계에서 활성산소를 발산하여 주변 세포를 암 세포 화 되게 한다. 활성산소가 줄어들면 암 세포화 되는 세포가 줄고, 증식하는 속도가 늦어지기 때문이다.

 반복하자면, 단 1개의 암세포가 건강진단에서 발견되는 크기가 되기까지, 10년 이상의 시간이 걸린다. 그 10년 간, 활성산소가 계속 제거되기만 한다면, 도중에 암 억제 유전자가 암 세포화 된 세포의 유전자 정보를 복구하거나 아포토시스라고 하는 자연사를 유발해 감소시킬 수 있다. 혹은 항암작용을 가진 면역세포에 의해 암세포는 제거되고, 암 발생을 막을 가능성이 커진다.

 시라하타 박사의 연구에서는 암과 수소 수(시라하타 박사의 경우에는 전해 환원수)에 대한, 더욱 흥미로운 내용이 있다.

 먼저 암은 신생혈관이라는 새로운 혈관을 만들어 영양을 보급하거나, 전이하거나 하는 성질은 이미 알려져 있다. 하지만, 수소 수에 의해 활성산소를 제거하면 이 신생혈관이 억제된다는 사실을 알았다고 한다. 그렇게 되면 암세포는 증식하기 위한 영양소를 얻을 수가 없게 된다. 또 신생혈관을 통해 암이 전이하는 것도 막을 수 있게 되었다. 이것들을 정리해 보면 수소 수는 유전자 레벨의 암 세포화, 암세포의 증식, 새로운 혈관의 생성, 전이에 이르기까지를 저지할 가능성이 있다는 말이 된다.

2) 항암제와 방사선의 문제점

암 치료라고 하면 외과수술, 항암제에 의한 화학치료, 방사선 치료 이 3가지 치료를 중심으로 이루어지고 있다.

그런데 항암제와 방사선을 활성산소라고 하는 단면에서 본다면 상당히 문제가 많다는 것을 알 수 있다. 항암제에는 다양한 종류가 많이 있지만, 그 대부분은 암세포로 들어가 유전자를 절단해서 암세포를 죽이다. 이 때, 항암제로부터 활성산소가 대량으로 발생한다. 암세포에만 발생하여 암세포만을 죽인다면 괜찮지만, 아쉽게도 그 피해는 주변 세포에까지 미치게 된다. 항암제는 정상세포의 유전자에도 상처를 주고, 유전자의 상처는 새로운 암의 원인이 된다. 암 치료의 약제가 새로운 암의 불씨가 되어버리는 것이다. 혹은 방사능 치료. 이것은 주로 방사선을 환부에 쏘아서 암세포의 유전자를 파괴하는 치료이다. 역시 이때도 마찬가지로 암세포 내부에 대량의 활성산소가 발생하기 때문에 암이 증식할 수 없어져 사멸하게 된다. 단, 방사선은 그 자체만으로 유전자에 상처를 주어 암을 유발하는 성질을 가지고 있다. 핀 포인트 세포에만 방사선이 닿으면 괜찮겠지만, 주변의 정상세포를 완전히 배제시키는 것은 어렵기 때문에, 치료 때문에 암 주변의 정상세포는 암 세포 화의 리스크를 가지게 된다.

방사선 치료의 기술은 일취월장하여 정상적인 세포에까지 미치는 손상이 적어졌다고 한다. 어떻게든 암세포에만 방사선을 쪼여주고, 주변의 세포에는 상처를 주지 않도록 하는 것이 이 치료의 가장 큰 과제이다.

이상과 같이 항암제도 방사선도 강력한 항암 작용을 가졌지만, 동시에 정상세포도 암 세포 화 시킨다는 위험을 안고 있다. 그리고 어느 것이나 활성산소를 발생시킨다는 점도 잊어서는 안 될 것이다. 암 치료가 유발하는 활성산소의 문제는, 의학치료만으로는 막을 수 없다. 최악의 경우, 치료를 받은 사람이 견딜 수 있으면 유효, 견딜 수 없으면 실패라고 하는 결과가 되어 버린다. 그런 경우에도 항상 활성산소를 제거하는 능력을 가진 수소 수는, 정상세포에 상처를 내지 않기 때문에 안심하고 마실 수 있다.

✳ 동맥경화나 고혈압도 활성산소가 원인

동맥경화나 고혈압은 혈액, 혈관의 트러블에 의한 질병이다. 활성산소는 그 원인 중 하나이고, 악화의 원인이 되고 있다.

모든 세포는 항상 내부에서 활성산소가 발생하고 그 영향을 받고 있다. 혈액과 혈관 세포도 예외는 아니다.

먼저 혈액과 혈관 세포 바깥의 세포막은, 불포화지방산 등의 물질로 이루어져 있다. 굉장히 산화되기 쉬운 성질을 가지고 있다. 이것이 활성산소로 산화되면 과산화 지질로 바뀐다. 콜레스테롤과 중성지방도 역시 산화되면 과산화 지질이 된다. 과산화 지질은 혈관 내부에 부착하여 혈액이 흐르는 길을 좁게 만들어 혈류를 나쁘게 만든다. 과산화 지질이 많은 혈액은 말하자면 끈적끈적한 상태로 혈관 내부에 달라붙는다. 혈관 자체도 단단해져, 동맥경화나 고혈압을 일으키게 된다. 만약 조기에 수소 수를 마시게 된다면 그것은 혈액과 혈관 세포에 스며들어 활성산소를 제거하고, 과산화 지질

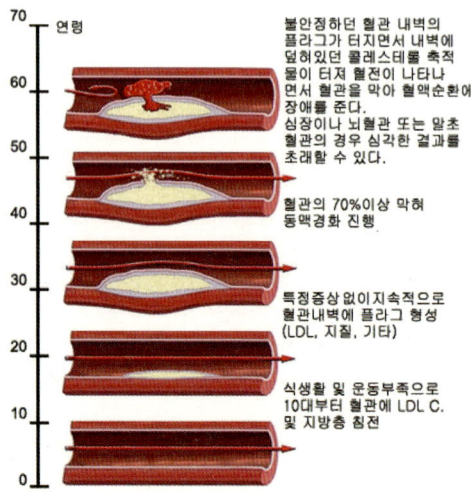

의 증가를 막을 수 있을 것이다. 과산화 지질이 늘어나지 않으면 혈액은 끈적임이 없는 상태가 되고, 중성지방과 콜레스테롤도 정상이 된다.

과산화 지질이 적은 혈관은 유연성을 가지고 있어 혈류의 흐름이 원활하고, 동맥경화나 고혈압과는 멀어지게 된다. 만일 이미 과산화 지질에 대해 수소 수로 활성산소를 제거할 수 있다고 하면, 적어도 그 이상 악화되는 일은 막을 수 있을 것이다.

그리고 식생활과 운동 등 생활습관 등을 하나씩 개선해 나간다면 확실히 혈액과 혈관의 상태는 좋아질 것이다. 그렇게 해서 동맥경화나 고혈압, 고지혈증 등을 개선해 나갈 수 있을 것이다.

고지혈증, 고혈압, 당뇨병, 통풍, 비만, 끽연, 스트레스, 운동부족

등의 위험인자가 가세하면 이 동맥경화의 진행은 더욱 가속화되며, 치명적인 질환을 초래하는 동맥경화의 주된 발증 부위는 뇌, 심장, 신장, 간장, 대동맥, 말초의 가는 동맥이다. 이들 부위에서 발증 하는 동맥경화의 무서움은 발증 직전까지도 전혀 자각증상이 없다는 것이다.

급증하는 순환계 질환에 대해 가장 긴요한 대응 대책은 동맥경화의 진행을 방지하는 예방의학을 빼고는 달리 없다고 할 수 있으며 다음은 연령별로 동맥경화 진행과정을 나타낸 것이다

✱ 당뇨병에도 활성산소가 깊이 관여

당뇨병과 활성산소는 밀접한 관계를 가지고 있다는 것은 이미 언급하였다. 생활습관 질병의 하나인 II형 당뇨병도 자기면역질환인 I종 당뇨병도 그 발병에는 활성산소가 깊이 관여하고 있다.

앞에서도 언급하였지만, 어느 것이나 인슐린의 분비와 인슐린의 세포 내 흡수가 원활하게 이루어지지 않게 되어, 몸 여기저기에 합병증이 발생하게 되는 것이다. 환자는 당뇨병 그 자체가 아니라 앞에서 말한 것 같이 당뇨병이나 신경장해, 괴사, 강막 증 이라고 하는

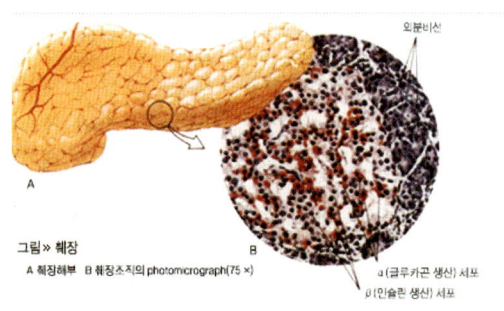

그림 » 췌장
A 췌장해부 B 췌장조직의 photomicrograph(75×)

α(글루카곤 생산) 세포
β(인슐린 생산) 세포

합병증으로 괴로워하게 된다.

II형 도 I형도, 당뇨병은 췌장의 랑게르한스섬이라고 하는 곳의 B세포가 활성산소로 인해 파괴되어 인슐린의 분비가 나빠지는 병이다. I형의 경우에는 자기 면역체계에 트러블이 발생하여 B세포가 완전히 파괴되고, 인슐린을 전혀 분비할 수 없게 되는 경우도 있다.

I형은 그 발증 시기가 상당히 어린나이에 일어나는 경우도 있기 때문에, 수소 수를 언제부터 마시는가에 따라 바뀔 수도 있다. 만약 어릴 때부터 수소 수를 마시고 있었다고 한다면, B세포 주변의 활성산소를 제거하여 당뇨병 발병을 막을 수 있는 가능성이 나올 지도 모른다.

반면에 II형 당뇨병의 경우에는, 수소 수가 상당히 효과적이라고 생각된다. 왜냐하면, II형 당뇨병의 경우는, B세포의 인슐린 분비와 같거나 그 이상으로 세포의 인슐린 흡수가 원활히 이루어지지 않게 되기 때문이다. 제대로 이루어지지 않는 이유는 활성산소라고 생각되어 지기 때문에 세포 안으로 수소 수를 계속 공급하여 활성산소를 제거하면 발증을 막을 수 있다고 생각된다. 또 어느 정도 진행되었다고 해도 수소 수에 의해 세포 내의 활성산소를 제거하고, 인슐린 공급이 개선되면 혈당치는 내려갈 것이다.

당뇨병의 합병증 역시, 활성산소 때문에 악화되어 가는 경우가 많다. 앞에서 기술한 동맥경화증도 그렇고, 백내장과 강막중 역시 마찬가지 이다. 괴사나 신경증도 산화되어 변질된 혈액의 악화가 원인을 초래한다. 수소 수로 혈액세포의 활성산소를 제거하고 산화를 막는다면, 개선에 도움을 줄 것이다. 당뇨병은 그 자체의 악화도, 합병증의 악화도 수소 수에 의해 개선될 가능성이 높다고 말할 수 있다.

유감스럽게도 당뇨병은 한번 발병하면 완치하지 못하는 질병이라고 알려져 있다. 혈당치를 내리기 위해서는 식사요법, 운동요법은 꼭 빼먹어서는 안 된다. 하지만 이렇게 생활개선과 함께 수소 수를 사용하는 것으로 혈당치를 안정시키고 병 상태를 호전시킬 수 있을 것이다. 일병식재(一病息災)라는 말과 같이 당뇨병을 가지고 있어도 건강하게 장수하는 분들이 많이 있다.

다음은 일본의 에이치포오 회사에서 제공한 자료로서 알카리 이온수와 수소 수에 대한 효과를 비교한 것이다. 청색이 수소 수에 대한 자료이고 회색이 알카리 이온 수에 대한 자료이다.

✲ 피부노화를 늦추고, 기미와 주름을 예방

활성산소의 가장 상징적인 피해는 노화라고 해도 좋을 것이다. 특히 주름과 기미, 피부 처짐은 여성에게 있어서는 공포 스 럽 기까지 한 노화현상이다.

백발과 탈모, 백내장등도 활성산소에 의한 피해라고 생각되고 있다. 이들은 몸 깊숙한 곳이 아니라 주로 몸의 표면에서 일어나고 있다. 특히 자외선이 초래하는 활성산소의 피해는 큰데, 피부세포의 지질을 산화시키고, 화상을 입혀 멜라닌 색소 침착 을 야기한다(기미, 주근깨 등).

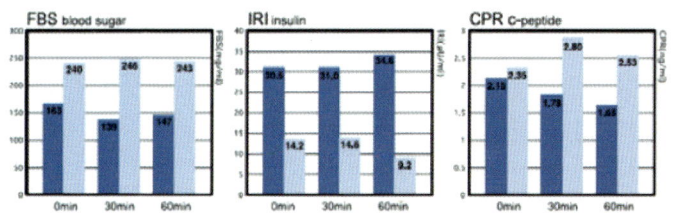

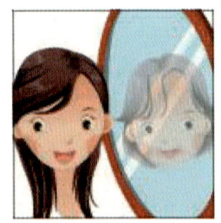
피부표면에 있어서는 자외선 대책이 가장 중요하고, 자외선을 쪼이지 말 것, 염증이 생긴 피부에는 확실히 치료를 하는 등의 조치를 취해 준다면, 표면적인 노화는 어느 정도 늦출 수 있을 것이다.

수소 수는 현재 기초화장품 등으로도 등장하고 있는데, 기체인 수소를 담은 물이기 때문에 피부표면에 발라도 기대할 수 있을 정도는 아닌 듯하다. 수소는 일단 외부로 나가면 기화되어 사라져 버린다. 이러한 것을 조금이라도 최소화하는 방법으로 백금 타월 등에 수소 수를 적셔서 피부나 얼굴 부위에 덮어준다면 효과가 있을 것이다

피부의 노화를 늦추기 위해서라도 수소 수는 마셔서 체내로 흡수시키는 방법이 가장 효과적인 방법이다. 흡수된 수소는 물과 함께 순식간에 몸 전체를 돌아 피부세포에 까지 도달한다. 특히 콜라겐과 히알루론산 등으로 구성되어 있는 피부표면 밑의 세포의 활성산소를 제거할 수 있다. 그리고 세포막의 지질이 과산화 지질로 바뀌는 것을 막아 신진대사를 원활하게 해준다.

피부는 표면적인 케어도 중요하지만, 내부로부터의 케어도 중요하다. 수소 수에 의한 피부세포의 활성산소 제거는, 장기적인 노화 방지에 아주 뛰어난 효과를 가져다준다고 생각한다.

기미나 주름 등은 미용 상의 문제지만, 자외선에 의한 활성산소의 피해는 최악의 경우 피부암을 일으킬 수 있다. 피부암을 예방하기 위해서라도 수소 수는 효과적이라고 생각한다.

 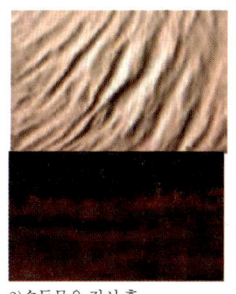 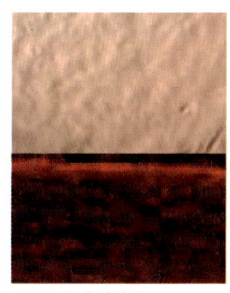

1) 자외선에 노출되지 않는 피부
2) 수돗물을 적신 후 자외선에 노출된 피부
3) 수소 수에 적신 후 자외선에 노출된 피부

위의 사진에서 보아서 알수 있듯이 수소 수는 자외선을 차단하여 피부의 노화를 예방하는 것으로 연구결과 밝혀졌다.

✻ 약해져 가는 항 산화력을 수소 수로 서포트

활성산소가 우리의 건강에 얼마나 문제를 일으키고, 동시에 피하기 힘든 것인가는 이제는 잘 아셨으리라 믿는다. 또 그 활성산소를 제거하는 물질로, 수소가 얼마나 효과적인가도 잘 설명하였다.

앞에서 설명한 질병 이외에도 예를 들어 아토피성 피부염이나 소화기계통의 질환, 신장장해 그리고 알츠하이머 등도, 수소에 의해 개선의 여지를 볼 수 있다.

우리가 호흡으로 들이마시는 산소는, 살아가기 위해 필요불가결한 물질이다. 또한 산소가 야기하는「산화」라는 현상도, 사실은 에너지 생산의 화학반응 그 자체라는 것으로, 이 점 역시 부정할 수 없다.「산화」가 나쁘다는 것이 아니라, 산소가 나쁘다는 것도 아닌, 그렇다고 반드시 활성산소가 나쁘다는 것도 아니다. 문제는 우리 인간의, 활성산소를 제거하는 항 산화력의 저하이다.

항 산화력이 약해지기 시작하는 40대 이후, 혹은 젊어도 활성산소가 발생하기 쉬운 환경에서 생활하고 있는 사람, 천성적으로 항산화 능력이 약한 사람은, 어떻게 해서라도 항 산화력을 높여 활성산소의 피해를 막을 방법을 생각하는 편이 좋다.

그러기 위해서 항산화작용이 높은 수소, 그것을 물에 녹인 수소수는, 활성산소를 제거하고, 다양한 질병예방 및 개선에 반드시 도움을 줄 수 있을 것이다. 그래서 본장에서는 수소 수를 통한 각종 질병치료에 도움이 되었으면 하여 설명을 한 것이다.

제7장
세계적인 기적의 물은 어떠한가?

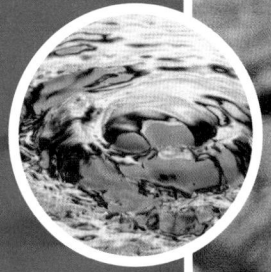

세상에는 기적의 물이라 불리는 불가사의한 물이 몇 개인가 존재하고 있다. 여기서는 그러한 물의 존재를 소개하면서, 그와 동시에 그 기적의 수수께끼를 분석, 연구결과, 그리고 수소와의 관계에 대해 생각해 보도록 하겠다.

✷ 세계 유명 장수촌의 물은 약 알카리 수이고 풍부한 활성 수소 수

세계 유명 장수촌의 물은 약 알카리성을 띤다고 한다 불가리아의 스몰랸 , 중국의 위구르 투르판, 러시아의 코카서스, 에카도르의 빌카밤바 그리고 일본의 오츠끼시 오까하라등이 유명하다 환원성물은 자연적인 것으로서 좋으나 시중에 시판되는 알카리성 이온수는 대부분 원수를 수돗물로 1차 정수처리 후 전기분해를 하여 산성수와 알카리수로 분리하여 용도에 따라 음용 및 사용을 하게 된다.

문제는 원수(수돗물)에 함유된 염소이온이 서울의 경우 원수에 약 10mg/ l 정도 함유되어 있어 전기분해를 하면 원수에는 없던 포름알데히드,아세트알데히드 그리고 클로로포름과 같은 발암성 물질이 생성되게 된다. 물론 역삼투막분리와 같은 정수방법을 통하여 염화이온이나 유기물질을 제거한다면 트리할로멘탄등의 생성을 예방을 할수 있을 것이다.(알카리 이온 수의 기초, 기능수연구지 Vol.2(2). p.65~69, 2004논문 등) 그래서 정부(식품의약품 안전청)에서는 알카리 이온수기 관리 개선방안으로 물성시험으로 물에 염화이온이 있을 경우

양극(+)에서 산화되어 트리할로메탄등의 유기염소화합물이 생성할 가능성이 있으므로 기준항목에 추가를 권고하고 있다

✷ 세계 기적의 물들은 수소 수

1) 기적의 물 - 독일의 노르데나우(Nordenau)의 물

독일의 「노르데나우의 물」과 프랑스 「루르드의 샘」 그리고 멕시코 트라코테의 물은 어떠할까?

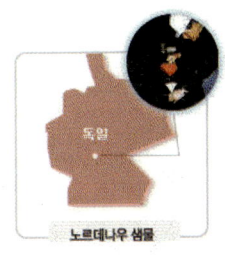

1991년부터 치유 능력이 알려지기 시작한 이 물은 원래 폐광이었는데 어느 네덜란드인이 우연히 땅에서 매우 강한 에너지가 나온다는 것을 감지하고 이곳 샘물을 환자들에게 마시게 하자 병이 나으면서 발견자의 이름을 딴 토메스 동굴 입구에는 장기 투숙하는 방문객들 때문에 인근호텔은 발 디딜 틈이 없다고 한다.

독일에 있는 「노르데나우의 물」은, 그 기적의 효과가 알려지게 된 후로 아직 17년 정도밖에 되지 않았다. 하지만 이 지역에서 물을 마시고 치유된 사람의 수는 상당히 많고, 지금도 세계 각지에서 이 물을 구하려고 방문하는 사람이 끊이질 않는다.

독일의 거의 중앙에 위치한 슈마레인브르크 지방. 노르데나우는 그 산간에 위치한 아름다운 마을이다. 여름엔 피서지로서, 겨울엔 스키의 메카로 많은 사람들이 방문하는 리조트 지역이기도 하다. 그곳에 있는 슬레이트(서양 기와) 폐광에서 갑자기 솟아나온 것이 「노르데나우의 물」이다.

이곳에서 호텔을 경영하고 있는 테오 토메즈씨는, 어느 날 네

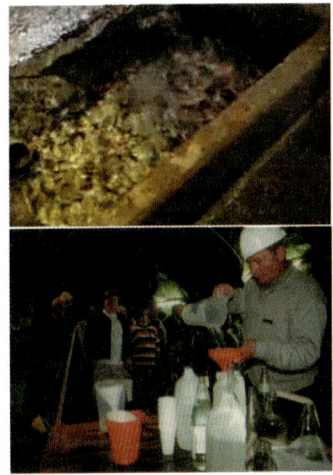

노루데나우 물의 효능 연구를 위한 세계 연구진들의 채취 모습

제7장 세계적인 기적에 물은 어떠한가? 139

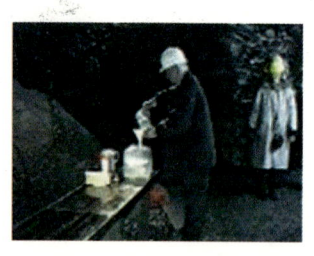
델란드 손님에게 와인에 대해 까다로운 주문을 받았다고 한다. 그래서 「그렇게 말한다면 스스로 와인을 골라주십시오」하고 안내한 곳이 예의 슬레이트 폐광이다. 그곳은 1년 12달 서늘한 것이 일정 기온이었기 때문에 토메즈 씨는 와인 셀러로 이용하고 있었다. 폐광으로 안내받은 네델란드 사람은 들어가는 둥 마는 둥 하더니 「여기에는 강한 에너지가 느껴진다. 이곳에서 명상하고 용천수를 마시면 병이 나을 것이다」하고 마치 예언자 같은 말을 했다고 한다.

그 후 이곳을 방문하여 물을 마신 사람의 대부분이 병이 나았고, 그 소문이 퍼져 더욱 많은 사람들이 방문하게 되었다고 한다.

자장(磁場) 같은 불가사의한 공간에서 솟아나오는 투명한 물로서 폐광 내부에 물이 솟아나오는 공간은 상당히 불가사의한 분위기로 「들어간 순간 평형감각이 이상해지고, 몸이 가벼워지는 느낌이 들었다」라고 증언한 사람도 있다. 아무것도 느끼지 못하는 사람도 있었지만, 「자장과 같은 어떤 힘이 작용하는 것은 아닐까」하는 감상을 내놓은 사람도 있었다.

노르데나우의 물 자체도 이상한 성질을 가지고 있다고 한다. 먼저 「보통 물보다 질량이 8% 가볍다」는 사실이 독일 프레제니우스 연구소 외의 분석으로 알 수 있었다고 한다.

다음으로 불가사의한 것은, 물이 솟아나는 장소에서 천천히 왼쪽으로 나선을 그리고 있다는 것. 조금 떨어진 장소에서 보면 완전히 역방향으로 나선을 그리고 있다고 한다.

사람들에게 지질 조사에 대해 들은 이야기에 의하면, 노르데나우의 물의 수맥은 지하에서 3개로 나뉘어져 있다고 한다. 같은 물이 역방향으로 나선을 그리는 것은 그 때문일지도 모른다.

또 물이 솟아나는 공간에서「평형 감각이 이상 해 진다」라는 것은, 혹시 그곳에 자철광 등 천연자석이 있기 때문에 그런 게 아닐까 생각이 든다고 한다.

자연계에는 자력을 띠는 천연석과 바위가 풍부한 지역이 있고, 그런 곳

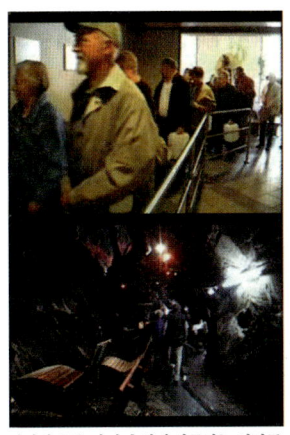

기적의 물을 마시기 위해 방문하는 사람들

에는 정말 나침반이 듣지 않게 되기 때문에 조심하지 않으면 안 된다. 프랑스「루르드의 샘」과 같은 초자연 현상과 신 내림 현상이 있을 법 한 것을 연상하지만, 잘 살펴보면 자력을 띤 암반과 땅 속의 미네랄 등 순수 자연의 힘이 작용한다는 것도 알 수 있을 것이다.

「노르데나우의 샘」은 일본인 의학박사 하야시 히데미츠 저서『기적의 물은 스스로 만들자』(光雲社 간)에서는, 공동연구자인 다이마루 치사토 씨가 노르데나우의 물 성분을 조사하러 가는 부분이 소개되어 있다. 그에 따르면 막 퍼 올린 물은 가지고 간 수소센서로 0.35ppm을 나타내고 있었다고 한다.

보통 물이라고 하는 것에는, 수소가 수소인 채로 들어있는 일이 없다. 물을 조사해 봐도 보통은 수소가 거의 검출되지 않는다고 해도 좋을 과언이 아니다. 수소가 수중에 분자(H_2)인 상태로 존재하면 그것은 기체로, 바로 공기 중으로 사라져 버린다. 원자인 채로의 존재라면 다른 원자와 곧 결합해서 다른 물질이 되어 버리기 때문

이다. 따라서 수소가 0.35ppm 들어있다는 말은, 상당히 진귀한 상태이다. 필시 항상 수소가 발생해서 공기 중으로 점점 날아가도 아직 수중에 수소가 발생하는 것이 아닐까. 따라서 수소를 발생하는 원천이 없어지면 예를 들어 노르데나우의 물이라도 수소가 포함되어 있지 않은 물로 바뀌어 버릴 것이다. 실제로 다이마루 씨는 이 물을 일본으로 가지고 돌아와 다시 수소센서로 계측한 결과, 역시 유감스럽게도 전혀 검출되지 않았다고 한다.

노르데나우의 정보지「더 브에란트」는 노르데나우의 물로 건강상태를 회복했다고 하는 많은 사례가 소개되어 있다. 엘마 뱀퍼스테라고 하는 기자가 쓴 기사의 일부 내용을 소개하면 다음과 같다.

① 병원에 5번 입원했지만 수술은 불가능하다고 하고, 치료도 전혀 효과가 없었다. 그런데 동굴에 40번 들어갔더니 뇌경색이 축소되었다. 좌 반신 마비도 경감하여 기억상실, 언어장해도 적어졌다. 의사의 진단도 같았다.
② 2번 동굴에 들어가자 끈질긴 옴이 완치되었다.
③ 8번 동굴에 들어갔더니, 지병인 편두통이 사라졌다.
④ 유방암 수술 후, 암이 전이 되서 화학요법을 받았다. 그 후 40번 동굴에 들어갔는데 상태가 좋다.
⑤ 폐로 암이 전이됐지만, 50번 동굴방문 후, 치유.
⑥ 알레르기 유아를 데리고 매일 2번 들어가서 물로 매일 씻었더니 좋아졌다.
⑦ 신장병, 당뇨병, 류마치스을 가진 여성이, 13번 동굴에 들어갔더니 통증이 사라졌다.
⑧ 천식환자가 10번의 동굴방문 후, 코르티손에 의지하지 않아도

좋아졌다.
⑨ 관상혈관이 8번 동굴방문 후 좋아졌다.
⑩ 노년의 불면증으로 곤란해 하고 있었지만, 1번 동굴에 들어가고, 그 뒤에는 물을 하루 0.2L 마셨더니 나았다. 몸에 에너지가 가득 차는 것을 느꼈다.
⑪ 허리, 대퇴부에 류마치스, 천식, 보행 장해가 있는 여성의 아픔이 경감되었다. 특히 목덜미의 통증은 놀라울 정도로 사라졌다.

이것 이외에도 담석, 심근경색, 당뇨병, 피부병, 암의 폐전이, 신장병, 갑상선 질환, 불면증, 간질…등, 다양한 질병이 회복된 예가 소개되어 있다.

몇 차례 방문한 것만으로, 라고 하는 사람도 있는가 하면 100번 가까이 발걸음한 사람도 있다. 마셔서 좋아졌다는 사람, 발라서 좋아졌다는 사람 등 사용방법도 달랐다. 앞에서 말한 토메즈 씨는 체르노빌의 원폭사고에서 백혈병에 걸린 아이들을 노르데나우에 초청해 물을 마시게 하였다. 증상이 개선되었다고 말한 아이들이 다수 있었고, 완전히 나았다고 한 아이도 있었다고 한다.

흥미로운 것은 이곳에는 상주하는 의사가 방문자의 건강상태를 체크 한다는 것이다.

노르데나우에는 이 물의 매력에 이끌려 진료소를 개설한 가덱 박사라고 하는 의사가 있다. 그리고 치료를 위해 방문하는 사람의 상담을 해주거나 노르데나우의 물을 사용하기 전과 후로, 병 상태가 어떻게 변했는가를 조사하고 있다고 한다.

예를 들어 당뇨병을 앓고 있는 사람이 와서 노르데나우의 물을 마시기 전과 물을 마시면서 몇일 체류하고 돌아가는 날의 혈당치를

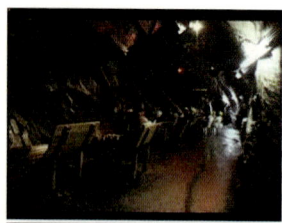
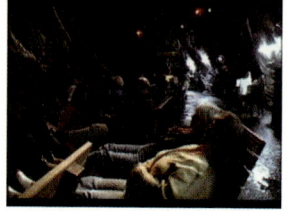

토메즈 동굴내의 노루데나우의 샘물의 기운을 받기위해 의자에 앉아 명상을 하는 모습

잽니다. 그러면 거의 대다수의 경우 음용 후 4~5일이면 혈당치가 내려간다고 한다. 하지만 이렇게 혈당치가 내려간 사람들이라도 노르데나우를 떠나 집으로 돌아가면 혈당치가 다시 올라가 버린다고 한다.

당뇨병은, 췌장에서 인슐린의 분비가 나빠지는 만성질병이기 때문에 지속적으로 수소가 들어있는 물을 마시는 편이 좋을지도 모른다. 가덱 박사는 큐슈대학 대학원의 시라하타 사네타카 교수와 공동으로 연구를 진행하게 되었다. 시라하타 사네타카 교수는 수소가 풍부한 물이 특히 당뇨병 개선에 도움이 된다고 단언하는 연구자이다.

가덱 박사와의 공동연구도 당뇨병 모델 쥐를 사용해서 노르데나우의 물을 음용하게 하여, 세포가 당의 흡수를 촉진(당뇨병은 당의 흡수가 약해진다)하고 당뇨병 증상을 경감시키는 것을 증명해냈다. 두 박사는, 가덱 박사의 매일의 연구 성과와 함께 스웨덴의 학회에서 공동으로 발표하였다.

앞에서 말한 증상 예도 가덱 박사가 인정한 것이다.

2) 기적의 물- 프랑스 루르드(Lourdes)의 샘

다음으로 설명하고자 하는 곳은 1858년 5월에 발견된 성모 마리아가 강림한 프랑스「루르드의 샘」이다 기적의 물로서는 필시 세상에서 가장 유명한「루르드의 샘」으로서 여기는 노르데나우와는 다르게 신에 의한 기적을 노래하는 기독교 최대의 성지이다.

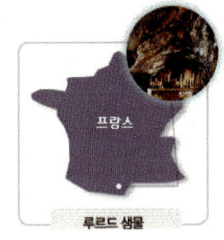

루르드 샘물

루르드는 프랑스와 스페인의 국경에 있는 피레네 산맥 기슭(프랑스 측)에 있는 작은 마을이다. 여기에는 옛날부터 성모 마리아가 강림했다고 하는 동굴이 있고, 맑고 깨끗한 샘이 솟아나고 있다. 그리고 성지「루르드의 샘」으로 세계 각지의 기독교 신앙을 모으고 있다.

「루르드의 샘」의 시작은, 지금부터 150년 정도 전에 일어난 사건으로 거슬러 올라간다. 당시 이 마을에 살던 벨라뎃다라는 14살의 소녀가 여동생과 친구들과 강에서 장작을 모으고 있었는데, 반대편 강가의 마사비에르 동굴에 황금빛에 둘러 싸인 아름다운 여자가 나타났다고 한다. 그 여자가 성모 마리아라고 불려 그 이후, 가끔 벨라뎃다의 앞에 나타났다고 한다.

마지막으로 모습을 나타냈을 때, 그 여자는「(그곳의) 샘물을 마셔라,(그) 물로 씻으라」라고 말했다. 벨라뎃다 가 성모 마리아가 말한 장소를 파자, 그곳에 샘이 솟아났다. 이 샘에 얼굴을 씻자 눈이 먼 자는 눈이 보이게 되고, 걷지 못하는 자는 걸을 수 있게 되어, 샘물을 마신 자는 병이 낫게 되었다. 이것이「루르드의 샘」의 기적의 시작이다.

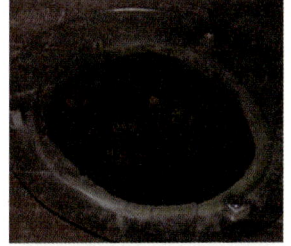
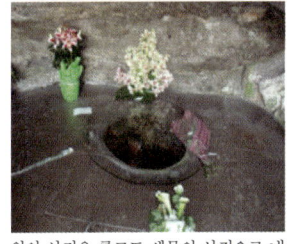

위의 사진은 루르드 샘물의 사진으로 내부에 기적의 물이 흐르는 것이 보인다. 아래사진은 방문객들이 루르드샘물에 꽃은 둔 모습.

성인(聖人)이라 불린 벨라뎃다는, 교회관계자를 비롯한 많은 사람들에게

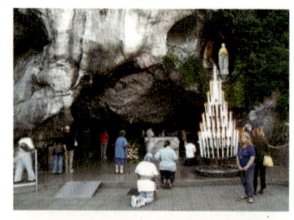

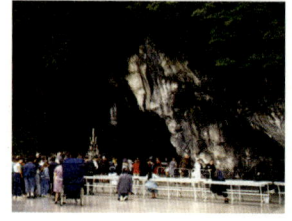

의심을 받게 되었다. 그녀와 함께 강에 있었던 소녀들을 비롯해 벨라뎃다 외에는 누구도 성모 마리아를 보지 못했기 때문이다. 하지만, 그녀가「그 아름다운 여자가 스스로를『원죄없는 잉태』라고 말했다」라고 증언해서 겨우 교회로부터도 벨라뎃다의 곁에 나타난 성모 마리아가 진짜라는 것이 밝혀졌다고 한다.

「원죄없는 잉태」란, 마리아가 그 엄마 안나의 태내에 있을 때 이미 원죄를 용서받았다고 하는 기독교의 교리로, 굉장히 전문적인 단어이기 때문이라고 한다. 교육도 없는 마을의 소녀가 그런 어려운 교회용어를 사용한다는 것은 역시 성모 마리아가 강림한 것이다. 라고 교회는 인정한 것이다.

기독교는 굉장히 엄격하여 신과 성인에 대한 사건이 사실이라고 인정하는 데는 충분한 검증을 필요로 하고 있다. 지금도「루르드의 샘」에서 병이 나았다라고 하는 증언 중에 교회에서 사실이라고 인정한 것은 전체의 10%에도 미치지 못한다고 한다.

그 후, 벨라뎃다는 수도원에 들어가 35살의 젊은 나이로 죽었다고 한다. 그녀의 시체는 몇 십년 지나도 부패하지 않았기 때문에 교회에서 성인이라 인정하였고, 지금도 프랑스의 느베르의 쌩질다르(Saint-Gildard) 교회에 안치되어 있다고 한다.

지금은 기독교인뿐만 아니라 병에 걸린 많은 사람들이 루르드를 방문하여 동굴의 물을 찾게 되었다. 마리아가 나타난 동굴의 옆에는 대성당과 마리아 상이 서있고, 연간 500만 명의 사람들이 방문하는 성지가 되었다. 단, 오늘날에는 샘물을 퍼가는 것은 허가제가 되었고, 누구라도 무한정 퍼갈 수 없게 되었다고 한다.

「루르드의 샘」을 둘러싸고 몇 개의 에피소드가 남아있다. 그 중에서도 유명한 것이 의학, 생리학 분야에서 노벨상을 수상한 알렉시스 카렐이 썼던 『루르드의 여행・기도』라는 책이다. 알렉시스 카렐은 1873년생의 프랑스인. 「루르드의 샘」을 방문했을 즈음에는 리옹대학에서 의학을 마치고 의사로서 일을 하고 있었다.

어느 날 카렐은, 순례단의 의사로서 「루르드의 샘」을 방문하게 되었다. 그 자신은 무신론자로, 당시 이미 기적의 소문이 파다했던 「루르드의 샘」의 진실을 파헤쳐 주겠다는 기분이었다고 쓰여 있다.

순례단 중에는 빈사의 병에 걸려있던 마리 페랑 이라는 소녀가 있었다. 결핵성 복막염 말기라고 진단받은 그녀를 간호하면서 카렐은「기적은 안 일어나겠지」하고 예상하고 있었다. 또 기적이 일어났다고 하는 사람들에 대해서는「자기 암시겠지」하고 기술하고 있다.

그런데 마리 페랄은 「루르드의 샘」에 도착할 즈음에는 들것으로 운반하지 않으면 안 될 정도로 약해져 있었지만, 샘물을 끼얹자 회복의 기미를 보이기 시작했습니다. 몇 시간인가 지나고 카렐이「좀 어때요」하고 묻자,「아주 좋아요. 힘은 별로 없지만, 왠지 나은 것 같아요」하고 대답했다. 그 후 병원으로 옮겨진 마리 페랑을 진찰한 카렐은「그녀는 완전히 나았다」라고 쓰고 있다.

이 일을 계기로 무신론자였던 카렐은 기적의 존재를 믿게 되었고, 독실한 기독교 신자가 되지만, 반대로 있을 수 없는 기적을 긍정하는 것으로 과학자로서 비난을 받게 되었다.

그 후 카렐은 미국으로 건너와 뉴욕의 록펠러 의학연구소에서 연

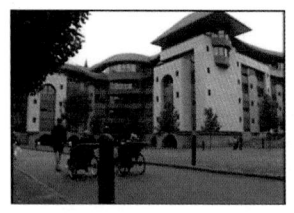 구를 계속하고, 새로운 혈관봉합수술의 개발과 조직배양법, 장기이식 수술 연구로 1912년 노벨 의학상을 수상하게 되었다. 또 말년에는 『인간, 그 미지의 존재』 등의 베스트셀러를 남겼다.

도대체 알렉시스 카렐이 목격한 기적이란 무엇이 엇을까. 빈사의 소녀는 도대체 어떤 방법으로 이 의심 많던 의사에게 신앙심을 심어주게 되었을까.

그것은 예를 들어 「자기암시」라고 썼듯이 암시에 걸려 소녀는 회복한 것일까. 그렇지 않으면 소녀나 카렐 중 어느 누구였을까, 아니면 둘 다 거짓말쟁이였을까. 의심하기 시작하면 끝이 없지만, 카렐의 위대한 업적(노벨상)에 경의를 표한다면 확실히 빈사의 소녀는 「루르드의 샘」의 물에 의해 기적적인 회복을 보였다고 생각된다. 그것이 신의 의지인가, 그렇지 않으면 사실은 과학적 근거를 가진 것인가는 카렐의 시대에는(1944년 사망) 알 수 없었을 것이다. 그로부터 반세기 이상이 지나 기적의 물에 겨우 과학의 메스가 닿았다.

매년 수많은 사람들이 치료를 위해 루르드의 샘물을 찾고 있으며 장기 치료를 위해 요양원도 운영 중이다.

21세기를 맞이하여 지금도 마르지 않고 솟아나오는 「루르드의 샘」의 기적을, 세계 과학자와 언론이 방치할 리 없다. 지금까지 모든 과학적 수단과 TV카메라가 그 수수께끼에 도전하고 있다.

처음 루르드의 샘에 들어 있는 것은 게르마늄이 아닐까, 하는 말이 있었다. 성분분석을 해보니 보통 물보다 게르마늄의 함유량이 조금 많았으니까, 라는 것이 대답이었습니다. 하지만 많다고 해도 보통 물보다 「조금 많은」정도이다. 도대체 「조금 많은」정도의 게르마늄으로 빈사의 소녀를 완치시키는 기적이 일어날 수 있을까.

앞에서 말한 시라하타 사네타카 교수는, 그 저서 『우리 몸에 「진짜로 좋은 물」은 이거다!』의 내용 중에 루르드의 샘물에는 많은 수소가 녹아있다고 언급하고 있다.

그 외에는 앞에서 말한 게르마늄 등의 미네랄이 조금 많다고 하는 데이터도 있지만, 특별히 이렇다 할 요소는 아니다. 단 하나, 수소가 풍부하게 들어있다고 하는 것이 특징이라고 하고 있다.

원래 시라하타 사네타카 교수는 『루르드에의 여행』을 쓸 때 알렉시스 카렐 박사의 전기를 읽고 물의 연구를 구상하게 되었다, 라고 저서에 기술하고 있다. 시라하타 박사의 물 연구이론에는 「활성수소」라는 개념이 등장한다. 이 「활성수소」에 관해서는 현재 맹렬한 토론이 이루어지고 있고, 지금까지 결론이 나지 않고 있다.

이 책에서 지금까지 말한 것 같이 보통 수소는 H_2, 즉 수소원자가 2개 붙어있는 분자상태로 되어 있으며, 활성수소, 즉 수소원자(H)가 하나만 단독으로 자연계에 존재하는 경우는 없다.

많은 전문가가 그렇게 말하고, 물리적으로도 그것이 옳다고 여겨지고 있다. 하지만 시라하타 교수는, 「활성수소, 즉 원자가 단독으로 자

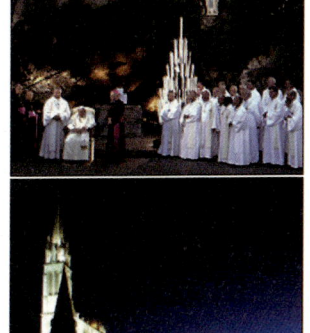

2004년 교황 바오로 2세 방문(위 사진)과 야간촛불 봉헌으로 지금도 많은 사람들이 전 세계에서 치료를 위해 찾고 있는 모습 (아래사진)

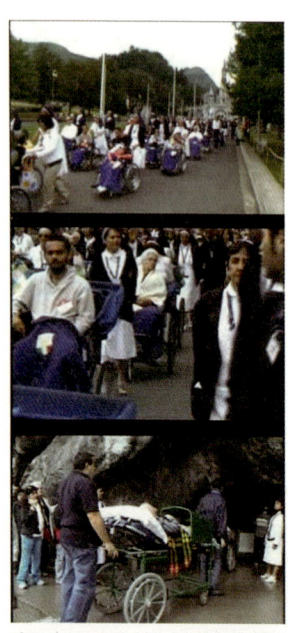

지금도 루르드 성당의 마사비엘동굴입구에는 루르드샘물의 치료를 위해 전 세계에서 환자들과 관련인 들이 찾고 있다.

연계에 존재하는 경우도 있을 수 있다」라는 주장을 굽히지 않고 있다.

예를 들어「강한 자장의 힘으로 물이 흐르거나, 물이 바위에 부딪혀 발생하는 약한 전기에 의해서도 활성수소는 발생한다」라고 말한다. 또「기적의 물이라 불리지만, 대부분은 현무암 등의 지하대수층 암석의 환원력에 의해 발생한 활성수소가 어떤 이유에선가 미네랄을 흡착, 흡수해서 안정화된 물은 아닐까 생각된다」고 저서 안에서 언급하고 있다.

이 부분은 극히 전문적인 이론으로, 일반인에게는 알기 힘든 내용이지만, 시라하타 교수가 말한「활성수소가 발생하는 상황」이 앞에서 말한 노르데나우의 물이 솟아나는 현상과 겹쳐지는 부분도 많다.

땅 속 깊은 곳에서 솟아나는 물속에 발생하는 수소가, 다양한 미네랄 종류, 바위나 돌 등의 지반, 자기, 온도 등의 영향을 받아 한정된 시간, 단족 원자의 상태로 존재하는 것은 아닐까…하는 생각이 들지만, 해답은 훨씬 나중에 밝혀질지도 모르겠다.

3) 기적의 물- 멕시코「트라코테(Tlacote)의 물」

세계 3대 기적의 물인 영수는「루르드」「노르데나우」에 이어 바로 멕시코에 있는 트라코테 마을의 우물물이다.

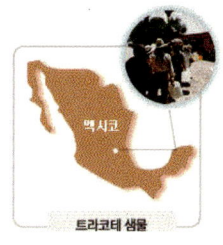

이곳은 노르데나우와 같이, 기적의 물이 솟아난지 15년 정도밖에 되지 않았다. 장소는 멕시코 시티에서 차로 북쪽으로 달려 300km. 주위에 활화산을 몇 개나 끼고 있는 작은 마을로 인구가 8만 5천명의 트라코테가 있다.

그 마을에서 목장을 경영하고 있는 차힌 씨가, 목장에서 일하는 사람들과 함께 우물을 팠고, 그 물을 마시자 지병이었던 요통이 나았다고 한 것이 기적의 시작이었다고 한다(그 외에도 차힌 씨가 기르던 개의 상처가 다음날 나았다고 하는 설도 있다).

그 후 소문을 듣고 많은 사람들이 트라코테를 찾아오게 되었다는 건 말할 필요도 없다. 하루에 수천 명, 지금까지 어림잡아 800만 명이 넘는 사람들이 이 지역을 방문, 우물물을 마시고 있다고 한다.

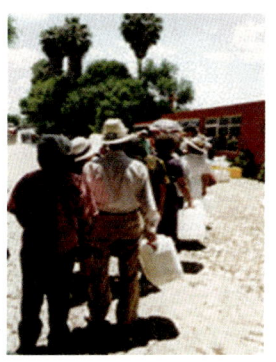

의사이기도 한 차힌 씨의 부인이 방문객 한사람 한사람의 병에 대해 듣고, 어떻게 우물물을 이용하면 좋은가, 마신다면 어느 정도의 양이 좋은가, 바른다면 그 횟수는 몇 번이 좋은가 하는 구체적인 어드바이스를 해준다고 한다.

이 물은 에이즈에 감염된 미국의 농구스타 매직 존슨이 물을 마시고 완치되어 더욱 유명해졌다.

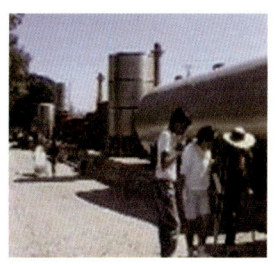

우루과이에 있는 몬테비데오 종합병

원에는 트라코테의 물을 환자에게 마시게 하는 임상데이터를 공개하고 있다. 그에 따르면, 환자들은 매일 2~3L의 트라코테의 물을 마신다고 한다. 효과를 보이는 것은 HIV, 암 등의 난치병을 비롯하여 요통, 당뇨병, 알레르기, 천식 등. 특히 HIV에는 높은 확률로 증상의 개선이 확인되고 있다.

몬테비데오 종합병원의 모습은 2000년 11월 26일에 일본TV 계열의 『특명 리서치 200X』라는 방송에 소개되기도 하였다.

예를 들어 미시강 주에 있는 내셔널 테스팅 연구소에서, 트라코테의 물성분 분석을 하였다.

그에 따르면 비교적 많이 포함되어 있는 것은 칼슘과 철분, 마그네슘 등의 미네랄 성분. 극히 평범한 자연수와 별반 차이가 없었다.

미네랄 성분이 많다는 것은 건강에 좋을지도 모르지만, 난치병 증상개선에 효과가 있다고는 생각하기 힘들다. 그 외에도 특히 이렇다할 물질은 없었다.

하지만 특별한 것은 역시 수소였다. 시라하타 교수에 의하면, 수돗물에는 있더라도 극히 미량인 0.1ppm 이하밖에는 포함되어 있지 않은 활성수소가 트라코테의 물에는 1ppm, 수돗물의 10배나 많은 활성수소가 들어있었다. 역시 기적의 물과 수소는 깊은 관계가 있는 것 같다.

4) 세계각지에 존재하는 기적의 물— 인도「나다나의 우물」

「루르드」「노르데나우」「트라코테」는 세계 3대 영수라고 불리며 기적을 구하는 몇 만 명이나 되는 사람들이 이 지역을 방문하고 있다. 세상에는 그 외에도 기적의 물이라고 알려진 불가사의한 물이 존재한다.

예를 들어 인도에 있는 나다나의 우물도 유명하다고 할 수 있다. 델리의 북쪽 약 150km에 있는 작은 마을 나다나. 1992년, 그 마을의 마른 우물에서 갑자기 물이 솟아났다고 한다. 때마침 눈에 문제가 있던 작업인부가 작업 중에 눈에 들에 들어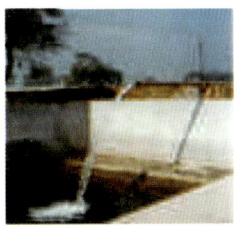
간 먼지를 우물물로 씻어내자, 오래 동안 고생했던 야맹증에서 회복되었다고 한다.

그 후부터 우물물은 마법의 물은 아닌가, 병이 낫는 물은 아닌가 하는 소문이 퍼지게 되어 다양한 사람들이 모여들게 되었다. 그리고 특히 그 물을 끼얹은 피부병을 가진 소년이 회복한 것을 보고, 일약 「피부병에 효과가 있는 우물」이라고 알려지게 되었다.

또 소아마비에 걸린 5살 여아에게 매일 우물물을 끼얹자, 1주일 정도 지나자 마비된 다리를 움직일 수 있게 되었고, 걸을 수 있게 되었다는 이야기도 있다. 지금도 세계 각지에서 연간 수십 만 명이 이 우물을 찾아 모여들고 있다.

5) 도원향「훈자왕국의 물」

파키스탄의 북부 「훈자왕국의 물」도 아는 사람은 아는 기적의 물이라고 불리고 있다.

훈자왕국이라는 것은 옛날 이름으로, 지금은 훈자지구지만, 장소는 히말라야 산맥에서 분리 독립된 때(1947년)에도 훈자영주(왕)가 내정 모두를 담당하고 있던 자치왕국이었다고 한다.

3000m 급의 험한 산간 토지, 혹독한 자연 속에 있는데도 불구하고 사람들은 건강 장수하여 100세를 넘은 사람들이 많이 있다고 한

다. 일설에 의하면 「증손보다 어린아이를 점지 받다」라는 일이 드물지 않다고 하여 실제 연령보다 10살~20살 젊어 보이는 사람이 아주 많다고 한다.

인구는 약 2만 5천명. 질병과 범죄와 인연이 없으며 몇 천 년 간이나 평화 그 자체였기 때문에 도원향이라 불리고 있다. 여담이지만, 히말라야를 오르면서 여행하는 일본인들 사이에서 훈자는 아주 인기가 높은 지역이다, 라고 하는 것도 아름다운 경관과 맛이 쓴 음식과 사람들의 온화한 성품이 일본인에게 있어 아주 편안한 기분을 느끼게 하기 때문이라고 한다. 별명 「빙하의 젖」이라고 불리고, 연구로 역시 수소가 풍부한 물이라는 사실을 알게 되었다.

6) 일본의 기적의 물과 온천

이상과 같이 세계각지에 존재하는 기적의 물이라 불리지만, 일본에서도 역시 불가사의한 힘을 가졌다고 여겨지는 물이 많이 있다.

큐슈 오이타현 히타시의 히타덴료스이(日田 天領水: 일전 천령수)는 지금까지 소개한 세계의 「기적의 물」과 마찬가지로, 수소가 풍부한 물로 알려져 있다.

그 외에도 돗토리현의 미사사 온천, 기후현 코오카의 삼림수(森水), 군마현의 샤카 영천, 하코네의 구두룡 신사의 용인수… 등, 셀 수 없을 정도이다.

이들 명수는, 어느 것이나 영험한 신통력으로 만병에 효과가 있다고 하여 옛날부터 귀중하게 여겨져 왔다.

일본은 세계적으로 봐도 강수량이 많고, 풍부한 수자원을 바탕으로 쌀농사를 기반으로 한 나라이다. 단순히 수량이 많은 것뿐이 아니라 명수라 불리며 맛있고 깨끗한 물이 풍부한 나라이다.

후생환경성이 선정한 「일본의 명수 100선」을 보면, 용천수 만이 아니라 강도 명수로 지정(시코쿠의 시만토 강)되어 있다. 그러면 일본의 히타덴료스이(히타천령수)는 왜 유명한가에 대하여 저자는 나름대로 조사를 한 내용이 있다.

 이 내용의 대략적인 자료를 보면 알수 있듯이 일본의 명수라는 히타천령수는 수돗물에 비해 약 알카리성을 나타내고 경도 성분이 낮은 것이 특징이다.

 증발 잔유물질은 우리나라 수돗물과 비슷하나 일본의 히타천령수는 탄산수소로 구성이 되어 있는 것이 특징이다. 이상에서 설명하여서 알 수 있듯이 구성원소를 비교하여보면 세계의 기적의 물들이라고 불리는 명수들은 수소가 함유되어 있음을 알 수 있다.

검사항목	먹는물 기준	히타천령수	서울시(구의)
일반세균	100 CFU/mℓ이하	0	0
대장균	불검출/100mℓ	불검출	불검출
수은	0.001이하(0.000050이하)	0.000050이하	불검출
셀레늄	0.01이하	0.001이하	불검출
시안	0.01이하	0.001이하	불검출
6가 크롬	0.05이하	0.005이하	불검출
유리잔유염소	4.0이하	불검출	0.64
총트리할로메탄	0.1이하	0.001이하	0.0153
증발잔유물	500이하	190	123.8
경도	300이하	28	55
pH(수소이온농도)	5.8~8.5	8.3	7.01
염소이온	250이하	10	14

1) 서울시 수질현황은 2008년 8월 자료를 기준으로 한 것 임
2) 상기외의 항목은 생략함.
3) 단위는 pH를 제외하고는 ㎎/ℓ 이고 수은의 경우 ( )는 일본 기준임

순위	지구(지반)	일본 히타천령수	인체 원소구성(%)
1	산소	산소	수 소(63)
2	규소	수소	산 소(25.5)
3	알루미늄	규소	탄 소(9.5)
4	철	탄소	질 소(1.4)
5	칼슘	나트륨	칼 슘
6	마그네슘	칼슘	인
7	나트륨	칼륨	유 황

히타 천령수 함유량 중 규소, 탄소, 나트륨, 칼슘 및 칼륨 그리고 인체구성 유황은 1%미만으로 함유됨

✳ 온천은 산과 대지의 미네랄이 용해되어 나타난다

명수가 많다는 것과 온천이 많다는 것은 관계가 없지 않는다. 일본은 온천대국으로 여기저기 온천이 있다.

그것은 일본열도가 환태평양 화산대라는 큰 화산대 위에 위치하고 있기 때문이다. 화산 아래는 지열이 높아서 땅 밑으로 흐르는 물이 따뜻한 온천이 되는 것이다. 일본열도의 아래에는 혼슈만 해도 나스 화산대, 초카이 화산대, 후지 화산대, 노리쿠라 화산대 등이 종횡으로 뻗어 있다. 거기에는 많은 온천이 솟아나고 있다.

좋지 않은 면도 있다. 온천과 동시에 유해가스나 천연가스가 솟아나거나 하는 것이다. 하지만, 그 만큼 다양한 효과를 가지는 온천이 있다는 것도 확실하다.

예를 들어 아키타현의 타마강 온천은 몸을 담그면 피부가 따끔따금 한 강산성을 가진 물로, 암에 효과적이라고 해서 많은 사람이 모여들고 있다. 혹은 라돈과 라듐 등 방사선을 가진 온천, 유황과 황산염, 탄산, 탄산수소, 나트륨, 철 등 다양한 원소가 포함된 온천이 있다. 즉, 같은 땅 속에서 솟아난 물이라도 어떤 지반을 어떻게 거쳐서 지상으로 나오는가에 의해 물의 성분은 상당히 달라지 게 된다. 온

천의 효능이 다종다양한 것은 그러한 이유 때문일 지도 모른다.

✳ 수소를 풍부하게 가진 물이란?

일본의 온천수도 「루르드의 샘」「노르데나우의 물」「트라코테의 물」과 마찬가지로, 지하의 원소를 가득 포함하고 있다.

앞에서 말한 「기적의 물」은, 지금까지도 계속해서 과학적 검증이 이루어지고 있다. 방송국을 비롯하여 기적의 비밀을 해명하려고 세계 각지에서 취재와 조사를 하기 위한 사람들이 모여들었지만, 그다지 놀라운 사실은 발견하지 못했다. 결과는 겨우 라돈이나 라듐, 게르마늄 이라는 미네랄 성분이 다른 곳보다 조금 많이 들어있다, 라고 하는 정도. 그것이야 말로 일본의 온천과 다름없다. 확실히 건강효과는 있을 것 같지만, 기적이라고 할 만한 센세이셔널한 것은 아니다. 하지만, 1998년경부터 일본의 방송국들이 속속 이런 기적의 물을 방문, 조사를 하게 되었고, 「수소를 가득 포함하고 있다」라는 결론을 내려졌다. 수소가 풍부한 물이 활성산소의 피해를 제거해준다.

수소가 효과적으로 작용하면 다양한 질병과 증상개선에 도움을 준다고 생각된다. 혹시 기적의 물에 포함되어 있는 것이 특정의 미네랄이라면, 효능도 한정되어 있을 것이다. 어깨나 허리에 관절통에 효과라든가, 위장 등 소화기 질환이라든가, 거칠어진 피부나, 아토피 등의 피부 트러블에 효과 있다, 라는 경우이다. 하지만 수소의 경우, 힘을 발휘하는 대상은 활성산소이기 때문에 생활습관 질병을 비롯한 모든 질환의 모든 증상에 효과를 발휘한다고 해도 과언이 아닐 것이다. 그와 같이 생각하면, 만병에 효과가 있다고 하는 기적의 물의 비밀은, 수소라고 하는 합의점에 도달하게 된다.

제8장
수소 수 구입에 대하여

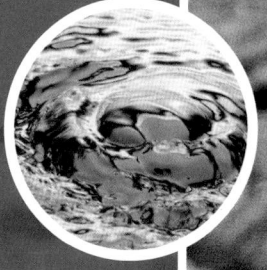

✱ 하룻밤 지나면 사라져 버리는 기적의 물 효능

세상에는 만병통치약이라 불리는「기적의 물」이 분명 존재하고 있다. 그곳에서는 위독한 병에 걸린 사람이 회복하거나, 목발을 짚고 방문한 사람이 자신의 다리로 걸을 수 있게 된다고 하는, 기적이라 말할 수밖에 없는 소문이 많이 있다.

그 은혜를 받으려고 세계각지에서 많은 사람들이 모여들고 있다. 암 등 난치병으로 괴로워하는 사람, 중증 장해를 입은 사람들이, 회복을 꿈꾸며 모여들고 있는 것이다. 그렇게「기적의 물」을 마시고 병세가 좋아졌다, 증상이 사라졌다고 기뻐하는 사람도 있다.

모여든 사람들 중에는, 현지에서「기적의 물」을 마신 것만으로 부족하여 가져가고 싶다. 라는 사람도 있었다. 굉장한 약효를 느끼고서 환자 자신의 집에서도 꼭 마시고 싶다는 의미이다. 현지로 도저히 올 수 없는 병이 깊은 가족에게, 가지고 돌아가 마시게 하고 싶다는 사람도 있다. 하지만 실현되기 힘든 이유가, 이「기적의 물」은 한 발자국만 성지를 떠나면 약효가 사라져 버리기 때문이다. 마치 마법이 풀리는 것처럼, 기적의 물이 보통의 물로 바뀌어 버린다고 한다. 그렇기 때문에 성지에서「기적의 물」을 마시고 있을 때에는 괴로운 증상 낫고, 나았다고 생각한 병이 자기 나라나 집으로 돌아간 순간 다시 아파온다, 라는 증언도 적지 않는다.

어째서 기적은 하룻밤 사이에 사라져 버리는 걸까. 그 답은 앞에서도 설명하였듯이「수소」라는 물질의 존재 유무에 달려 있기 때문이다.

일본의 연구학자들이「기적의 물」에 대한 성분을 분석한 것을 쓰고 있지만, 이들 물에는 어느 것이나 보통 물이라고 생각하기 힘든 다량의 수소가 포함되어 있다. 틀림없이 그 수소가 아픈 사람들의 몸속에서 활성산소를 제거하고, 병이 회복하는「기적」을 일으킨 것이라 생각한다. 하지만 수소는 물속에서 공기 중으로 곧 사라져 버리는 성질을 가지고 있다. 수소와 물이 함께 솟아나는 수원지에서 떨어지면 기적을 발휘하는 수소는 공기 중으로 날아가 버리고, 금새 일반 물로 남게 된다.

✱ 공기 중으로 사라져 버리는 수소의 약점

「기적의 물」이 하룻밤 사이에 맹물이 된다는 것은 기적을 믿는 사람에게는 유감스러운 일일 지도 모른다. 하지만, 이것은 뒤집어 보면 수소와 물만 있으면 누구라도「기적의 물」을 만들 수가 있다는 의미가 된다. 일부러 현지에 가서 신에게 기도하거나, 영적인 힘을 빌리지 않아도 세계 어디에서라도 같은 기적을 재현할 수 있다는 말 이 아니겠는가?

이와 같은 수소가 대자연 속에서 솟아나오는 것 자체, 그리고 마르지 않고 계속해서 솟아나고 있다는 것 자체가 기적 그 자체라고 말할 수 있다. 그래서 수소의 존재를 파악한 일본의 연구가들은 성지에서 멀리 떨어진 자국에서도 실제「기적의 물」즉 수소 수를 만들려고 엄청난 비용과 많은 시간 그리고 노력을 하여 왔을 것이다.

연구결과「기적의 물」과 같은 문제가 발생하였다.「수소」는 자연계에서 가장 가벼운 기체로 물속에 잡아두는 것이 무척 어렵다는 것이다. 그대로 두면 점점 공기 중으로 빠져나가 수소 수는 점점 그냥 보통 물(맹물)이 되어버린다. 상당한 양의 물에 수소를 녹인다고 해도, 수소가 전부 공기 중으로 날아가 버리는 데는 2시간도 걸리지 않는다고 한다.(물론 수온, 성분, pH등에 따라 차이는 다소 있지만)

✱ 알카리 이온수는 만족한 수소 수를 제공하지 못한다

 만약 수소를 보존하려고 한다면 완전한 밀폐용기에 넣어두지 않으면 안 된다. 우선은 수소를 발생시켜 보존하기 위해서는 화학실험 할 수 있는 설비가 없어서는 안 될 것이다. 개인이 가정에서 수소를 만들겠다고 한다면, 그 나름의 준비가 필요하고 현실적으로 어려운 일이다.

 수소 수를 만들기 위해 개발된 최초의 방법은, 양극과 음극을 갖춘 장비에 수돗물을 넣어 전기를 통하게 하는 것이었다. 중학교 과학실험에서 한「물의 전기분해」와 마찬가지이다. 이 음극 쪽의 물이 수소를 포함한 수소 수이다. 이것을 실용화한 결과, 상당히 커다란 장치가 등장하였다. 알카리 이온 환원수 생성기 등이라는 명칭으로, 수도꼭지 등에 장치하여 사용하는 것이다. 가정 이외에서도 병원이나 보건소 등 의료기관 시설에서 본적이 있다.

 현재에도 국내의 정수기 제조 중소업체, 의약 및 건강관련 산업회사가 다양한 타입을 제조판매하고 있고, 가격은 300만원~800만원 정도한다. 수소를 생성할 뿐만 아니라 수돗물에 포함된 염소 등의 유해물질을 제거한다고 자랑한다. 이러한 기기를 가정에 설치해 두면 항상 수소 수에 대하여 어느 정도 혜택을 보겠지만 문제는 알카리 이온 수와 산성수로 분리 되므로서 의료기기용으로 허가를 받아서 시판이 되고 있다

 알카리 이온 수(pH가 강알카리)는 우리가 일상적으로 마시는 물처럼 마시는 것은 고려하여 보아야 할 것이고 또한 수돗물이나 지하수 등을 원수로 사용할 경우 물속에 염화물들과 반응하여 트리할로메탄이라는 발암성물질의 생성 등의 우려가 있다는 것이다 실제로 알카리 이온 수에 대하여 수소농도를 측정하면 높음을 알 수 있다.

즉 저자가 주장하는 새로운 물의 세계가 아니라 기존의 물의 세계에 포함되며 알카리 이온수기는 고가이어서 선불리 구입이 어렵고 렌탈로 사용을 한다 하더라도 적잖은 비용이다.

우리가 마시는 물은 깨끗하고 안전하게 그리고 부담스럽지 않는 비용으로 언제 어디서나 자유스럽게 마셔야 한다. 거기에 우리 몸에 각종 질병을 치유할 수 있는 물이면 더욱 우리가 원하는 물일 것이다. 21세기에는 새로운 물인 수소 수 가 바로 그 해답을 제시하게 될 것이다.

❋ 수소 수를 만드는 4가지 방법

수소를 발생시키는 방법은 4가지가 있다. 하나는 앞에서 말한 「물의 전기분해」, 또 하나는 「금속파편(아연, 마그네슘 등)을 알카리 수(묽은 염산)나 산성 수(묽은 황산)에 넣는 방법」, 가장 간단한 것이 「물 속에 알카리 성 금속파편을 넣는다」라는 방법이다.

1) 중성 수소 수 발생 정수기

최근에 개발 시판되고 있는 일본의 다카오카 제작소의 액티브 바이오 정수기는 기존의 격막을 이용한 「전기분해」 장치가 아니라 무격막 전기분해 방식으로 기존의 알카리 이온수와는 달리 중성의 수소 수를 제공한다. 가정에서 손쉽게 일반 정수기처럼 사용하게 되어 있고 제일 좋은 상태의 수소 수가 만들어 진다. 원하는 수소 수를 언제든지 생성할 수 있는 장점이 있다. 또 수소의 생성 이외에 수돗물에 포함되어 있는 염소나 유해물질을 제거하는 정수기와 일체화 되어있는 것이 많다고 한다.

최근에는 전기분해를 이용한 수소 수를 알루미늄 재질로 된 파우치나 캔으로 시판이 되고 있지만 가정에서 만들어 마시는 액티브바이오 정수기에 비해 물값이 수백 배나 비싸서 장기적으로 음용하기에는 비용적 부담이 크다 할 수 있다.

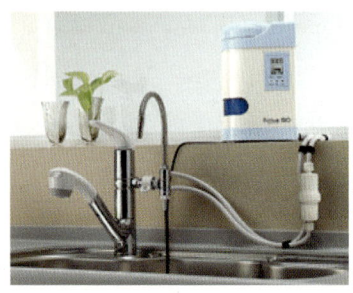
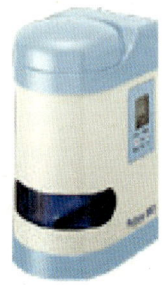

위의 사진은 2005년에 주식회사 다카오카 제작소와 히로시마대학 노부히코 미와 교수가 공동 개발한 항산화 정수기(Active Bio)로 일본을 떠들 석하게 하였다. 액티브 바이오 정수기는 1차로 이물질과 납과 같은 중금속을 제거한 후 소독 냄새와 발암성물질들을 제거한 후 전기분해로 수소를 발생 용해시킨 후 카본블록 필터에 저장을 하였다가 제공을 하며 전기분해로 인하여 세균문제는 걱정이 없다.

활성수소를 생성 시는 생성중임을 디스플레이에 나타나고 수소 발생 상태를 눈으로 볼 수도 있으며 활성수소가 다 만들어 지면 전기분해가 끝남을 표시하여 주며, 활성 수소 수는 한번 전기분해를 하면 약 10리터 전후를 제공 받을 수 있으며 이후 다시 활성수소생성을 자동으로 진행을 한다.

활성 수소 수 외에 우리가 일상적으로 접하고 있는 정수된 물을 얼마든지 동시에 이용할 수 있다 그래서 액티브 바이오 중성수소

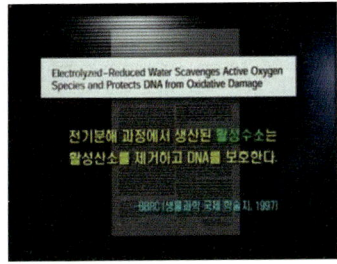
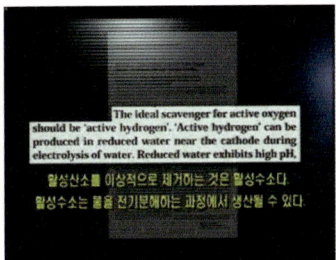

수수는 일반 정수기(淨水器)가 아니라 정수기(整水器)라고 부르고 있다. 국내에도 2008년 11월부터 주식회사 선도(www.sundo.co.kr)를 통하여 시판을 하고 있어 집에서 편리하게 수소 수를 다양한 용도로 사용하므로 서 건강을 관리할 수 있을 것으로 기대 된다. 참고로 액티브 바이오 중성 수소 수는 알루미늄재질의 용기에 넣어 냉장고 등에 보관하거나 외출 시에 들고 다니면서 마시면 풍부한 수소 수를 이용하는데 효과적이다

2) 스틱을 이용한 수소 수

「물속에 마그네슘과 같은 알카리 성 금속으로 제작된 스틱을 담근다」라는 방법은, 가장 간단하면서도 어디에서든 누구라도 할 수 있다. 또 용액인 물까지 마실 수 있다는 큰 메리트가 있다.

이「물과 알카리 성 금속파편」에 주목한 기업이 개발한 것이, 물에 넣으면 수소를 발생시키는 작은 스틱이다. 일본에서 판매되고 있는 스틱은 여러 업체가 있다.

스틱의 크기는 10cm정도, 두께는 직경 1.5cm정도이다. 속에는 마그네슘(알카리 금속)과 미량의 천연석이 들어있다. 이것을 수돗물(미네랄워터에도 가능)을 넣은 페트병에 넣어 한동안 놔둔다. 2L 크기

의 페트병이라면 수소스틱 2~3개, 500ml의 페트병이라면 수소스틱 1~2개를 투입한다.

이 때 주의해야 할 것은 물을 페트병에 가득 넣어 공기가 들어가지 않도록 뚜껑을 꼭 닫아 줄 것. 뚜껑이 꽉 닫기지 않았거나 뚜껑 아래로 공간이 생기면 수소는 기체 상태로 그 틈에 먼저 모이게 된다. 그리고 뚜껑을 여는 순간 공기 중으로 날아가게 된다. 넘칠 만큼 아슬아슬할 정도로 물을 넣고 뚜껑을 단단히 닫아두는 것이 가장 중요한다.

또 수소는 물을 온도가 낮으면 낮을수록 잘 녹으므로, 냉장고에 넣어두면 수소가 가득 스며들 것이다. 약 2시간 정도가 되면 상당량의 수소가 물에 녹아들어간다. 하지만 시간을 더 들이면 수소농도가 높아지기 때문에 약 하루를 놔둔 후에 마시는 편이 이상적이다.

이렇게 오랫동안 사용하면 스틱 내의 마그네슘이 물과 반응하여 수산화마그네슘이 부착하게 된다. 그것은 스틱의 표면에서는 보이지 않지만, 2주에 1번 정도 초산(혹은 곡물식초)로 가볍게 씻어주면 분해 되어 원래대로 돌아온다고 한다. 너무 간단해서 긴장이 풀려 버리지만, 이 방법이 가장 확실하게 수소를 물에 담아두는 방법이면서, 그 물을 마시는 것만으로 수소를 섭취할 수 있다.

언제나 마시고 싶을 때 마시더라도 상관없지만, 아침에 일어났을 때와 취침 전에는 수분이 부족해지기 때문에 의식적으로 마셔주는 것을 권한다.

하루 권장량은 1L 이상. 우리가 하루에 필요로 하는 수분 량이 약 2L이기 때문에, 반 정도나 그것보다 많은 정도. 보통「목이 마를 때 마시는 수분」은 수소 수로 섭취하는 것이 좋다.

주의 할 점은 스틱이 반응 시 발생되는 마그네슘 및 아연등 물질

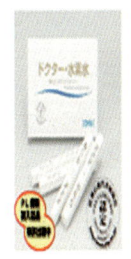 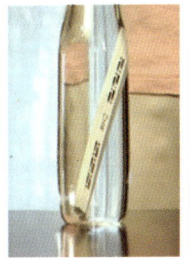 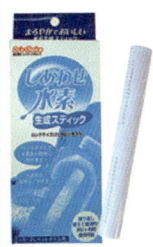

에 대하여 안전성 검증이 없으며 정기적으로 산화된 스틱을 식초 등으로 크리닝 을 하여야 하는 불편이 있고 실제로 수소 수라기 보다 환원성 물이라 할 수 있으며 실제로 수소농도를 측정하여도 미미할 정도 이므로 크게 효과를 기대할 것이 못된다.

3) 수소를 충진 하는 방법

일본의 관련 업체들을 힘들게 방문하여 본 결과 수소를 정수한 물에 충진을 하는 것으로서 알루미늄 재질의 파우치나 캔으로 시판을 하고 있었으며 압력에 의해 충진을 하다 보니 특별하게 포장재 질을 4중으로 되어 있는 것도 볼수 있었다.

본 제품들은 보관 상태에 따라 수소용해농도 차이가 있으므로 최대 3개월을 넘길 경우 수소농도는 현저히 낮아지는 결점이 있다.

파우치나 캔으로 생산되는 제품들을 매일 3회 정도 250~500 ml 로 구입하여 음용을 할 경우 액티브 바이오 중성 수소정수기의 수백 배의 비용이 든다.

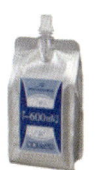 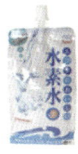 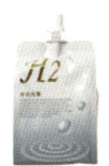 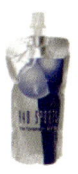 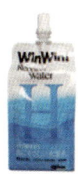

4) 캡슐형태

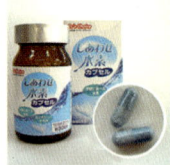

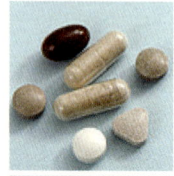

오이가와 다네아끼가 쓴 수소 수의 가능성을 보면 마이너스 수소이온을 주장하고 있으며 이러한 마이너스 수소이온을 칼슘화합물로 소성을 하여 캡슐로서 먹으면 일반적인 수소 수에 비하여 좋다는 이론으로 좀더 검증이 필요하다고 생각된다.

왜냐하면 세계적인 기적의 물을 보아도 그러하고 연구개발을 통해서도 캡슐이 아닌 수소 수로도 많은 효과가 입증이 되고 있기 때문이다.

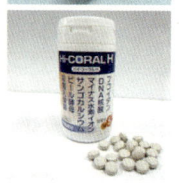

캡슐형태로 수소를 섭취하는 방법으로 몸 안에서 수소가 발생하므로 가장 효과가 높다고 하지만 높은 pH와 고농도의 알루미늄의 농도를 섭취할 경우 알루미늄은 알츠하이머병의 연관성 등을 고려 해볼 때 복용에 신중을 하여야 할 것이다. 왜냐하면 캡슐형태의 제품업체 관계자와의 면담에서도 어떠한 임상적인 실험을 통한 자료를 제공하지 않았기 때문에 더욱 그렇다.

✱ 항상 수소를 발생시키는 「기적의 물」과 같은 상태

무 격막 전기분해 방식으로 중성 수소 수를 제공하는 액티브 바이오 정수기는 가정에서 직접 만드는 항산화 수소 수로서 가격, 수소농도 그리고 가족들이 언제든지 만들어서 마실 수 있고 요리나 각종 차는 물론 샤워 후 피부 관리(아토피, 미백 및 화장수 등)에도 용량에 관계없이 사용할 수 있어 가장 메리트가 있다고 판단된다.

이유는 앞에서도 언급을 하였듯이 기존의 충진형 이나 스틱방법은 유지관리도 문제이고 마그네슘이라는 물질이 용출이 되기 때문이며 이러한 물질은 후생 노동성 등에서도 허가가 되어 있지 않기 때문이며 파우치나 캔 타입의 수소 수는 유효기간에 따라 농도가 달라질 수 있고 무엇보다 비싸다는 것이다.

캡슐이나 알 형태(tablet)는 아직 까지 관심이 있는 것도 아니고 좀 더 검증이 필요하다.

몇 번이고 발생되는「기적의 물」이 어째서 언제나 수소를 가지고 있는 것인가, 하고 묻는다면 용천수 지하의 암반에 수소를 발생시키는 어떤 알카리 성 금속이 들어 있으며, 그곳에서 항상 수소가 발생한다고 생각된다. 그리고 지하수에 녹아 지상으로 솟아나오는 것으로 물과 함께 수소가 솟아나오는 것이다.

일단 그 물을 퍼내면 안에 들어있던 수소는 공기 중으로 날아가 버릴 뿐. 새로운 수소를 발생시키는 것이 없기 때문에 기적의 물이 단지 미네랄워터가 되어 버리는 것이다.

이러한 점에서 무격막 전기분해 방식은 우리 몸의 혈액의 pH와 유사한 중성의 풍부한 수소가 발생하여 깨끗하게 정수된 물에 녹아 들기 때문에, 이론적으로는「기적의 물」과 같은 상태이다.

수소는 물속에 밀폐되어 있기 때문에 그대로 마시면 극히 미량의 수소만이 공기 중으로 날아간다. 또 물은 빠르게 전신으로 흡수되기 때문에 수소가 날아가 버릴 틈 없이 세포에 도달하게 된다.

만약 이 물을 천천히 컵에 따라 마신다면 귀중한 수소는 점점 외부로 빠져나가버리게 될 것이다. 밀폐한 상태를 가능한 유지하는 것이 수소를 충분히 녹이는 관건이다.

무격막 전기분해 방식으로 생성되는 수소 수는 클라스터 마이크(Micro)에 비하면 스틱방법의 수소 수는 머크로(Macro) 입자로서 우리 몸에 쉽게 흡수하기가 어렵다 실제로 수소농도를 측정하여도 매우 적은 농도로 검출이 됨을 알 수가 있다.

재미있는 것은 일본 시중에 시판되고 있는 포장 형(파우치 또는 캔)에서 수소 충진식과 전기분해방식의 제품에 대하여 수소 수 농도를 측정하면 시간이 경과 되면서 충진식은 급격히 수소농도가 떨어짐을 알 수 있는데 이러한 결과는 용해된 수소가 이온이 아닌 기체 상태로서 존재하므로 쉽게 대기 중에 날아가 버리기 때문이라 생각된다.

✱ 수소 수는 유해하지 않다

우리의 몸은 지금 환경과 식사 등 여러 요인으로 활성산소가 발생하기 쉬운 상태이고, 산화가 진행되고 있다. 활성산소를 제거하는 SOD 등의 체내 항산화 물질(스케빈저)만으로는 증가하는 활성산소에 대응하지 못한다.

수소는 이 항산화 물질 대신에 우리의 몸을 지켜준다. 활성산소와 직접 결합한다는 것은 항산화 물질보다도 강력하게 활성산소를 제거해 준다는 뜻일 것이다.

수소 수를 마시면, 물인 이상 체내 순환이 빨라 불과 몇 분 사이에 전신에 도달하게 된다. 수소는 물의 일부로서 몸 전체를 돌아 세포로 흡수되고, 활성산소와 결합하여 이것을 제거해 준다.

수소는 산소와 다르게 대량으로 섭취해도 문제가 되지 않는다. 몸 전체를 거쳐 도달하고, 그래도 남은 수소는 내쉬는 숨에 배출된다. 수소 수를 마시면 숨을 내쉴 때 수소농도가 일단 올라가고, 장시간에 걸쳐 천천히 내려가기 시작한다. 내쉬는 숨에 포함된 수소의 양은, 가스 크로마토그래프 법으로 간단히 측정할 수 있기 때문에 몸 안에 수소가 어떻게 움직이고 있는가를 쉽게 알 수 있다.

❋ 수소 수 제품을 고를 때, 가장 중요한 것은 수소의 농도

반복하지만, 활성산소를 제거하는 수소는 물에 녹인 상태로 섭취하는 것이 가장 좋다. 그리고 단순하게 수소의 농도가 높은 것이 활성산소를 많이 제거할 수 있다. 수소 수 그 자체도 많이 마셔주는 것이 좋겠지만, 다량의 수분을 섭취하는 것은 인간에게 부담을 주기 때문에 양보다는 농도가 중요하다고 생각하는 편이 좋을 것이다. 물론 활성산소에도 세포와 세균뿐만아니라 바이러스나 암세포를 죽이거나 하는 중요한 작용이 있다.

활성산소를 완전히 제거하려고 하는 것은 잘못된 생각이다. 단 실제로 활성산소는 항상 몸 전체에서 발생하고 있기 때문에 완전히 제거한다는 것은 불가능하다. 활성산소가 제로(0)가 되서 병에 걸리는 건 아닐까 하고 걱정할 필요는 없다.

수소 수를 만드는 방법은 이미 기술하였듯이 일본에서는 현재 수소 수 붐이 일고 있다고 말해도 좋을 상황으로, 수많은 회사에서 만들어진 다양한 수소 수가 판매되고 있다. 그 중에서 가장 좋은 것을 선택할 때는 각 회사가 공표하고 있는 데이터를 비교하여 용존 수소 량(어느 정도 수소가 용출되는가)이 높은 것을 선택하는 것이 좋다.

그리고 처음에는 차이가 별로 없는 수소 량이 시간이 지남에 따라 그 차이가 커지고 수소 발생량이 눈에 띄게 벌어지는 케이스도 있는데 그 이유는 수소생성방법 과 수소의 구조 등이 중용한 요인이다.

농도가 큰 수소 수는 활성산소를 제거하는 비율도 높고, 활성산소와 관련된 생활습관 질병 등 대부분의 질병발생 억제와 예방에

도움을 준다. 또 가능하면 안전기준을 확인하는 편이 좋다.

✱ 언제, 어떻게 수소 수를 마셔야 할까

수소 수는 언제 어떤 때 마시더라도 상관없다. 보통 차나 커피 등을 마시듯이, 목이 마를 때, 뭔가 마시고 싶을 때 마시면 된다.

물이 세포에 도달할 때는 수소도 동시에 세포에 흡수된다. 예를 들어 아침에 눈을 뜨자마자 아니면 자기 전, 아니면 목욕이 끝난 직후 등에는 수분이 부족해져 혈액도 진해진다. 그럴 때에는 의식적으로 수소 수를 마시면 좋다. 그러면 전신에 수분이 보급될 뿐만 아니라 세포에 수소가 흡수되어서 활성산소를 제거한다.

마시면 알겠지만, 수소 수의 맛은 「보통 물」맛이다. 수소자체가 무미·무취로 무색의 기체로 물에 녹아도 맛이 변하지 않는다. 누구라도 저항없이 마실 수 있기 때문에 안심하고 마시기 바란다.

✱ 수소 수를 휴대하여 틈틈이 마신다

야외나 등산 등을 가거나 외출을 할 때에도 알루미늄 캔이나 파우치 형태로 된 수소 수를 지참하여 마시면 좋다 특히 과격한 운동이나 등산 후 수소 수라면 더욱 효과적 일 것이다

만일 스틱을 수소 수를 만들어 마실 경우라면 스틱의 관리를 잘 하여야 한다.

스틱으로 생성된 수소 수는 전기분해나 충진식 수소 수에 비하여 수소농도가 낮지만 산화환원 전위(ORP)가 마이너스(-) 쪽으로 나타나므로 효과가 어느 정도 있을 것으로 기대 된다. 이때 용기는 일반 펫트(PET) 용기면 가능하고 햇빛 등을 피하여 약 2시간 정도 담아 둔 후 마시면 된다.

굳이 말하자면 스틱의 주된 재질이 알카리성 금속이어서 수소가 발생하는 것이기 때문에 다소 경수와 같은 맛이 나게 된다. 장시간 방치해 수소농도를 높게 할수록 경수에 가까운 맛이 난다.

대부분의 사람들은 마실 때 별로 신경 쓰이지 않는다고 하지만, 어떻게 해도 맛이 거슬리는 분들은 수소스틱을 넣고 장시간 방치하지 말고, 2시간 ~5시간 정도에서 마셔주면 맛의 변화를 느끼지 못할 것이다.

이제 일하는 도중, 쉬고 싶을 때, 식사 도중에라도 물 대신 이라고 하기엔 좀 이상하지만, 보통 마시는 물로서 수소 수를 마실 수가 있다. 활성산소는 집에 있을 때보다도 바깥에 있을 때가 더 많이 발생한다고 생각한다. 대기오염과 담배(혹은 간접흡연)와 더불어 술, 인공식품첨가물 등, 활성산소가 발생하는 요인이 많이 있다. 또 일을 할 때나 대인관계에서 오는 스트레스는 항 산화력을 저하시킨다.

이와 같이 피하기 힘든 활성산소 발생에 대항하기 위해서라도, 수소 수는 외출 중에도 마시는 것이 좋다. 또 수분은 한번에 많이 마시는 것보다, 몇 번에 걸쳐 마시는 것이 흡수되기 쉽다. 수소 수에는 수소는 많이 들어 있어도 맛은 거의 변함없다.

✱ 1년 내내 수소 수를 마신다

수분보급은 1년 365일 내내 중요한 일이다. 특히 무더운 여름에는 부지런히 수분을 보충하여 혈액뿐 아니라 몸 전체의 세포에 수분을 충분히 보급하는 것이 좋다.

여름에는 땀을 많이 흘리기 때문에 탈수나 열사병에 걸리기 쉽다. 특히 유아나 고령자에게 있어 열사병과 탈수는 생명과 직결되는 문제이다. 그럴 때의 수분보급에도 그냥 물보다 수소 수를 마시는 것이 좋다. 수분보급과 동시에 활성산소를 제거할 수 있기 때문이다.

또 햇빛이 강하기 때문에 자외선을 대량으로 쬐게 된다. 몸 바깥 표면에는 활성산소가 대량으로 발생하고, 몸 안에서는 이에 대항하는 멜라닌 색소가 발생한다. 햇빛에 그을림, 기미, 주근깨, 주름 등 미용 면에서도 리스크가 큰 계절이다.

여름에는 수소 수를 꼭 마셔서 활성산소의 피해를 최소한으로 줄여나가는 것도 피부 관리에 도움이 된다. 단, 그 외의 계절에는 어떻게 되도 좋다. 라는 의미가 아니다. 여름정도는 아니라도 봄, 가을, 겨울에도 자외선은 지상에 내리쬐고 활성산소에 의한 피부손상은 연중무휴이다.

또한 여름 이외의 계절에는 갈증이 나지 않더라도 수소 수를 마시도록 염두에 둔다. 땀을 흘리지 않는 계절에는 식사 이외에 수분을 섭취하지 않는 사람이 있다. 그래서는 체내의 수분이 부족해지고, 혈액도 진해지게 된다. 또 세포에서는 활성산소가 24시간 발생한다. 여름 이외의 계절에는 하루 1L라면 1L라고 정해놓고 의식적으로 수소 수를 마시는 것이 좋다.

수소 수는 기본적으로 어떤 사람이 마셔도 이상적인 물이다. 단 신장병 등 신장 기능에 문제가 있는 사람만은 예외이다.

신장병의 경우에는, 신장에 부담을 주지 않기 위해, 하루에 마셔도 되는 양을 제한하는 경우가 있다. 그런 사람은 마셔도 좋은 양의 범위에서 수소 수를 마시기를 권한다.

✱ 애완동물에도 수소 수는 이상적인 물

활성산소의 피해는 사람에게만 미치는 것이 아니다. 개나 고양이 등의 애완동물도, 산소를 호흡하는 동물인 이상 체내에는 활성산소가 발생한다. 인간과 마찬가지로 그것이 원인으로 병에 걸리거나 노화하거나 한다. 이런 동물이 마시는 물로 수소 수를 주는 것도 좋다. 애완동물도 고령화가 진행되고, 당뇨병과 심장병, 백내장 등 인간과 마찬가지로 생활습관 질병에 걸리게 되었다. 인간과 다른 점은 병원에서 보험적용이 안 된다는 것 정도, 많은 동물들이 병원을 다니고 있다.

수소 수를 마시는 사람 중에 동물을 키우고 있는 사람들은 대부분 애완동물에게도 수소 수를 주고 있다고 한다. 애완동물에게는 수소 수도 무미무취인 그냥 물과 다를 것이 없다. 모처럼 줬는데 마시지 않는다, 라고 하는 경우는 일단 없다. 단 동물에게는, 수소가 공기 중에 날아가 버리기 때문에 빨리 마시는 것을 모르기 때문에 평소 주는 물 이외에는 소량씩 나눠서 수소 수를 주면 된다. 최근에 일본에서는 애완동물용 수소 수도 판매되고 있다.

✼ 꽃들도 수소 수를 좋아 한다

또 잘 알려져 있는 것이 수소 수라면 꽃이 오랫동안 싱싱하게 유지된다는 것이다. 같은 꽃을 하나는 그냥 물에, 다른 하나는 수소 수에 넣어두면, 수소 수 쪽이 훨씬 오랫동안 꽃이 피어있다.(실제 확인을 해보기 바란다)

보통 물은, 꽃을 넣고 2일이 지나자 물이 탁해지고, 절단면이 너덜너덜해진다. 물이 썩어가는 것이다. 하지만 수소 수는 어지간해서는 물이 썩지 않아 꽃을 넣었을 때의 상태 그대로 오랫동안 지속된다. 필시 수소가 물의 부패를 막아주는 것이라 생각된다.(저자는 액티브 바이오 정수시를 통하여 얻은 수소 수를 화병 꽃에 넣어서 관찰하여 확인하였다) 뿐만 아니라, 대형 마트 등에서 판매하는 야채나 과일 그리고 생선 류에 수소 수를 뿌린다면 잘 시들지 않고 상하지 않는다. 일본에서는 실제로 사용을 하고 있다고 한다.

❋ 건강하게 장수하기 위해서

우리나라도 이제 고령화 사회로 접어들었다고 한다. 평균수명도 1970년대에 비하여 10년 이상 길어 졌다고 한다. 하지만 그 실태를 보면, 노환으로 일어나지 못하는 경우나 인지증, 장기입원 중인 상태 등, 그다지 건강하다고는 말할 수 없는 고령자가 많다.

나이를 먹어 노화가 진행되는 것은 자연스러운 일이지만, 가능하면 죽기 전까지 건강하고 인간답게 생활하고 싶은 마음이다. 나이는 먹어도 신체기능은 유지되어, 지력도 체력도 자립할 수 있을 정도로만 유지되었으면 하는 마음이다. 때문에 대부분의 질병이나 노화와 밀접한 관계가 있는 활성산소를 가능하면 제거되기를 바라고 있다. 매일매일 발생해서 노화를 촉진하고, 생활습관 질병을 일으키는 활성산소를 그 발생단계부터 제거하는 것이 가장 좋을 것이다. 이 책에서 계속 반복해서 말했듯이, 활성산소를 신속하게 제거하는 가장 효과적인 물질은 수소이다. 수소는 세포 안에 들어가서 활성산소와 결합해서 물이 되어 배출되기 때문에, 이만큼 이상적인 항산화물질은 없다.

수소의 항 산화력은 이 시대에 가장 주목을 받고 있다. 많은 사람들이 하루라도 빨리 수소 수를 접하여 수소의 힘을 느꼈으면 한다.

❋ 평균수명이 아닌 건강수명을 늘린다

최근 WHO(세계건강보건기구)에서는 평균수명이 아닌 「건강수명」

이라는 지표를 제창하게 되었다. 그것은 사람이 죽기 전까지 단순히 목숨을 연장하는 것이 아니라 건강하게 생활 할 수 있는 기간을 가리킨다. 실제로는 노화로 인해 일어나는 질병 등으로 요간호상태가 된 기간을 평균수명에서 빼고 계산한다.

예를 들어 일본의 경우에 평균수명은 남여 평균이 약 80세지만, 건강수명으로 하면 74세라는 계산이 나온다. 74세라는 건강수명도 세계 제일 이지만, 간호 상태 필요가 평균 6년이나 계속된다는 뜻이다. 간호라고 해도 한 번 누워 일어나지 못하는 상태라고는 할 수 없다. 생활상에서 누군가의 서포트 가 필요해진 상태로, 혼자 생활을 보내는 것이 어려워진 상태이기 때문에 주변 일을 혼자서 할 수 있는 사람도 물건사기나 외출 시에 간호를 받고 있는 케이스도 많을 것이다. 이것은 일본에만 한정된 것이 아니다. 장수국가에서는 간호 상태까지 전부해서 길다는 것이 특징이다. 세계 제2위인 호주 그 다음이 프랑스, 스웨덴, 스페인 그 어떤 나라도 건강수명은 72~73세이고, 6년 전후가 간호 상태라고 발표하고 있다. 장수국가는 의학이 발달한 선진국이 대부분이기 때문에 나이를 먹어 다소 몸이 부자유해져도 도움의 손길이 있으면 장수할 수 있기 때문이다.

그렇다고 해도 간호 상태가 6년 이상이라고 하는 것은 결코 기뻐할 수 있는 상황이 아니다. 앞에서 말했듯이 누구나 마지막까지 건강하게 생활하는 것을 바라고 있다. 대부분의 사람들이 건강수명=실제수명이기를 바랄 것이다.

젊었을 때는 어쨌든, 나이를 먹으면 병에 걸려도 회복이 느리고 경우에 따라서는 회복하지 못하는 장해가 되는 경우도 있다. 앞으로의 시대는, 병에 걸리지 않는, 질병을 미연에 방지하는 예방의학, 노화를 막는 즉 안티 에이징(Anti aging) 의학이 중요해 질것이다.

✱ 수소 수로 젊음과 피부 미용의 효과를 기대한다

안티 에이징 의학이라고 한정하면 젊음을 되돌리는 것이나 미용 면에만 주목을 받고 있다. 얼굴의 기미나 주름, 피부 처짐을 제거하는 호르몬제나 서플리먼트로 젊음을 유지하는 등, 젊고 아름답게 있고 싶은 여성을 위한 의학이라고 생각하는 분들도 많을 것이다.

하지만, 실제로 안티 에이징 의학은, 노화를 일종의 질병으로 규정하고, 어떻게 하면 막을 수 있을 것인가를 생각하는 예방의학 그 자체이다. 기미와 주름, 피부 처짐 등의 피부나 외견의 표면적인 것뿐만 아니라 동맥경화나 고혈압, 당뇨병 등의 생활습관 질병과 갱년기 장해 등, 나이를 먹으면서 동반되는 전신질환이 대상이 된다.

그리고 예방의학, 안티 에이징 의학에서 노화의 최대 원인물질인 활성산소의 피해를 어떻게 해서라도 막아내는 것이 중요한 과제로 되어 있다. 활성산소의 피해=산화, 전신세포의 노화를 말하는 것이기 때문에, 항산화물질이 굉장히 주목받고 있다.

항산화물질은 원래 인간의 몸에 이미 갖추어져 있는 것이다. 그것이 노화와 함께 약해져 충분히 기능을 발휘할 수 없게 되어 간다. 활성산소의 발생을 따라가지 못하게 되는 것이 노화이다. 그렇기 때문에 항산화물질인 서플리먼트가 대인기이다.

유명한 것으로 코엔자임 Q10이 있다. 이 물질은 본래 우리 체내에 존재하는 보효소로, SOD 등의 항산화물질을 도와주는 역할을 담당하고 있다. 젊어지는 서플리먼트 등이라고 생각되어 지금은 시장에서 대량으로 유통되고 있다. 그 외에도 아스타크산틴, 알파리포산, 글루타티온 등 항산화물 서플리먼트로서 폭발적인 인기를 모으고 있는 것들이 증가하였다. 그 이전부터 비타민 C나 E, 아연과 셀레늄 등 미네랄, 베타카로틴, 카테킨, 팔라보노이드 등, 혹은 그 서플리먼트도 있었다.

　너무 종류가 많아서 도대체 어떤 것을 선택하면 좋은가 고민되고, 곤란하다고 느끼는 사람도 많이 있지 않을까.

　활성산소의 피해가 주목을 받기 시작하면서 항산화물질로 소개된 물질도 늘고 있다. 하지만 이러한 물질이 어떤 메카니즘 으로 활성산소를 제거하는가에 대해서는 별로 알지 못한다. 단 한 가지 알 수 있는 것은, 수소원자가 크게 관여하고 있다라는 것이다.

　항산화물질은 아연과 셀레늄 등의 미량원소(미네랄)를 제거하면 다양한 원소화합물 집합체가 되고, 그 대부분이 수소원자를 가지고 있다. 그리고 항산화물질이 활성산소와 접촉하면 수소원자가 불안정한 활성산소와 결합하여 이것을 안정화 시키고, 제거하게 된다.

　이것은 화학연구와 관련된 사람들에게는 상식일지 모르지만, 일반인에게는 대부분 알려져 있지 않는다. 코엔자임 Q10도 비타민 C도 카테킨도 항산화작용의 중심이 되는 것은 그 물질을 구성하고 있는 수소이다. 즉 어떤 항산화물질도 그 항산화작용의 열쇠가 되는 것은 역시 수소라는 것이다. 물론 수소가 그 외에 어떤 물질과 어떤 모양으로 결합하는가에 대해서 항 산화력은 달라지게 된다.

　지금까지 소개해 온 세계각지의 기적의 물도, 전기분해로 만든 수소 수도, 항산화작용의 중심이 되고 있는 것은 수소이다.

　최근에서야 수소의 건강효과에 대해 주목하게 된 배경에는 항산화작용의 중심적 존재는 수소다, 라는 화학연구상의 상식이 있었기 때문이다. 최근에는 수소 수를 이용한 화장품등이 시판되고 있어 저자도 사용을 하여 본 결과 효과 있음을 확인 하였다.(얼굴 색상 및 탄력성 등을 말이다)

❋ 항산화작용과 환경 영향

독립행정법인 「방사선의학종합연구소」의 발표(2005년 2월 17일)에 의하면, 항산화물질에 의한 활성산소나 프리라디칼 제거 메카니즘에는 다른 패턴이 있고, 환경에 따라 차이가 있다는 것이다.

이 연구소에서는 대표적인 항산화물질인 비타민 E를 가지고 항산화작용이라는 화학반응의 메카니즘을 조사하였다.

조사에 따르면 항산화작용은 수소원자가 이동하여 일어나는 경우와 전자만이 이동하여 일어나는 경우가 있다는 것을 증명하였다.

수소원자의 이동에 의해 일어나는 항산화작용은 일반적이고 상식적인 것이다. 하지만 전자만 이동하여 항산화작용이 일어나는 것을 발견한 것은 획기적인 일이라고 한다. 수소원자와 전자, 어느 쪽이 이동하는가는 항산화물질에 따라서, 또는 반응이 일어나는 환경(실험에서는 촉매)에 의해서 달라진다고 한다.

예를 들어 인체라고 하면 항산화작용이 체내의 깊은 부분, 내장 세포내부 등에서 일어나는 경우도 있지만, 손발과 얼굴 등 피부 표면에서 일어나는 경우도 있다. 어디서 반응하는가에 따라 메카니즘이 달라진다고 생각할 수 있다고 한다.

마찬가지로 체내에서도 그것이 세포 내부인가 외부인가, 혈액 속을 흐르고 있는 가 그렇지 않은가에 따라서 항산화작용의 메카니즘은 달라질 것이다.

많은 항산화물질의 메카니즘에는 수소가 깊이 관여하고 있다. 따라서 항산화작용을 기대한다면, 항산화식품을 먹거나 항산화 서플리먼트를 섭취하는 방법과 수소를 녹인 수소 수를 마시는 방법도 있다. 오히려 항산화식품보다는 수소 쪽이 직접적으로 활성산소와 결합하기 쉬워 효과도 높을 것이라 생각한다. 게다가, 수소를 포함한 수소 수는 누구라도 간단하게 만들 수가 있고 비용도 별로 들지 않는다. 서플리먼트를 사서 먹는 것보다 훨씬 저렴하다.

　방사선의학연구소의 실험은, 생활습관 질병과 노화를 예방하는 의약품 개발에서 수소라는 물질이 의학연구 분야에서 주목받고 있는 이유는, 그 강력한 항산화작용 때문이다.

제9장
수소 수를 이용한 치료 사례

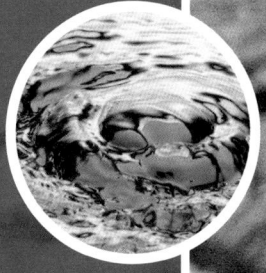

✳ 장내 미생물의 대사

지금까지는 「수소 결핍 수」가 주어졌기 때문에 황화수소, 암모니아, 히스타민, 인돌, 페놀, 니트로소아민… 등의 악취변의 원인이 되는 병원물질, 발암물질을 만들어, 변비, 어깨 결림, 요통, 불면증, 편두통, 생리통 등을 유발하는 장내 미생물도 「풍부한 수소 수」가 공급되는 순간, 그 유독물질을 만들어내서 당신을 적대시 해온 과거의 태도를 개선한다. 말하자면 갑자기 여유가 생기기 때문에 「부자는 싸우지 않는다」는 상태로 변하게 된다.

✳ 병을 만드는 물을 마시고 있었다

만약에 자신이 매일 마시고 있는 물이 「병을 만드는 물」이었다고 하면 어떨까, 하고 가정(상상)해 보자. 게다가 그 사실을 우리가 눈치 채지 못하고 있다고 가정을 한다. 그리고 그 「병을 만드는 물」을 그대로 마시고 사용한 결과, 그 당연한 결과로서 병에 걸렸다, 라고 가정하여 보자. 게다가 그 사실을 전혀 눈치 채지 못했기 때문에 「병을 만드는 물」을 계속 마시면서 병을 낫게 하려고 필사적이 되었다고 가정해 보면 도대체 어떻게 될까?

병에 걸리는 것도 당연하겠지만, 병을 치료하기 힘들게 되는 것도 당연하다는 결론이 된다. 많은 사람들이 위와 같은 얘기를 어이없는 상상이라고 생각할 것이다(이런 상상을 하는 사람은 무서운 과거가 없었다고 생각된다).

종래의 「수소 결핍 수」 건강법에서는 개선을 희망할 수 없었던 증상이, 「수소가 풍부한 물」 건강법으로는 의외로 간단하게 양호한 결과를 얻을 수 있다는 최근 경험한 아래의 사례를 소개하고자 한다.

✱ 고민되는 변비와 악취도 해소

1) 악취의 제거

가장 많은 자료나 보고는 역시 「변(便)의 변화」이다. 갑자기 우리 모임에 찾아와서 잡담하는 사이에 「풍부한 수소 수」를 컵으로 한가득 1, 2잔 마신 사람이 다음날에는 「이야, 놀랐습니다. 오늘 아침에 똥냄새가 안 나고 깨끗한 변이 나와서 깜짝 놀랐습니다」라는 반응을 보인다. 그리고 이 「변의 변화」는 결정적인 의미를 가집니다. 왜냐하면 「악취 변 이야말로 만병 최대의 원흉」이라고 말할 수 있기 때문이다.

2) 출구는 4개

그런데 입으로부터 들어온 음식물이 항문으로 배설될 때 백년의 사랑도 한번에 식어버리는 「악취 변」일 때, 이것을 전문용어로 소화관 내에서는 「위장 내 이상발효」가 일어나고 있다고 말할 수 있다. 이것은 음식물 중, 주로 단백질이 장내 미생물에 의해 부패로 몰아넣는, 황화수소, 암모니아, 히스타민, 인돌, 페놀, 니트로소아민 등의 부패성 대사산물이 발생하는 현상으로, 이들 물질은 악취를 발산하는 유독성 물질로 어느 것이나 병원성, 발암성을 가지고 있다. 이들 유해물질과 대사노폐물의 출구는 4개(호흡기, 땀, 변, 오줌)밖에 없기 때문에 각각 입 냄새, 몸 냄새(땀 냄새), 대변 냄새, 소변냄새 로서 배출되게 된다. 하지만, 그 악취를 마치 마법과 같이 제거해 주는 것이 「수소」이다.

3)치질

NHK TV의 인기프로그램에 『프로젝트X』가 있다. 그 프로그램 중에「혁명적 화장실이 시장을 제압하다」라는 방송 나레이션 중에「일본인의 약 30%가 치질로 고생하고 있다」라고 말하는 대목이 있다. 즉 온수 세정 식 화장실은 그 치질로 고생하는 사람들을 구하기 위해 개발되었다고 하는 취지를 설명하였지만, 저자라면 치질을 극복하는 수단으로 뭐라고 해도「풍부한 수소 수」라고 말할 것이다.

즉, 풍부한 수소 수로 바꾸기만 하면 치질은 간단히 낫는다는 뜻이다. 그러면 그 근거에 대해 설명하도록 하겠다.

먼저 치질은 어떻게 발생하는가. 그 최대의 원인은「변비」에 있다. 변비에 걸린 사람의 경우, 변이 딱딱한 상태가 되기 쉽다(장 내용물의 장내 체류시간이 길어질 수록 내용물의 수분은 그만큼 많이 흡수되게 되기 때문에 딱딱한 변이 되버린다). 또 단단하게 굳은 변을 배설하려고 하면 그만큼 쓸데없이 복압(腹壓)을 주게 된다. 그 결과 항문주변을 둘러싼 혈관(치정맥)이 크게 부풀게 된다.

또, 딱딱한 변을 배설할 때 항문주위의 점막이 변에 의해서 자주 상처를 입게 되고, 장소가 장소인 만큼 상처는 세균에 감염되기 쉬워 염증(치정맥 염)이 생길 확률이 높아진다. 또한 한번 치 정맥 염을 일으키면 그 부분은 정맥혈의 흐름이 원활하게 이루어지지 않게 되기 때문에 혈관 내에 피가 엉겨(치핵) 덩어리를 만들게 된다. 치핵이 생기면 점점 혈액순환에 방해를 주기 때문에 악순환이 반복되고 치핵은 점점 커지게 된다.

✱ 여성의 건강과 아름다움이 되살아난다

1) 피부회복

다음으로 압도적으로 많은 것이 여성 애용자들에게서 온 반응으로「이 물로 세수하는 것이 매일의 즐거움이다. 세수할 때마다 피부가 매끌매끌해지고 자신의 피부가 젊어지는 것을 확실히 실감할 수 있기 때문이다. 손등과 얼굴의 기미도 엷어져서 정말 기쁩니다」라고 보고하고 있다.

우리 남성들에게는 이해를 초월하는 것이지만, 여성에게 있어 얼굴 손질은 하루라도 거를 수 없는 중요한 일과라고 한다. 어쨌든 취침 전 피부손질이 가장 중요한 것 같은데, 애용자의 반응을 정리해 보면 「풍부한 수소 수는 확실한 보증이 붙은 화장수라고 생각한다」라고 한다. 그런데 풍부한 수소 수의 미용효과를 실감한 여성에게 「피부의 페하(pH)는 약산성이라고 하는데, 이 물도 역시 약산성이라고 생각해도 괜찮은가요?」라는 질문을 받는다.

우리나라의 수질기준에서는 「수돗물의 pH는 5.8~8.6(pH는 7이 중성, 7이하는 산성, 7이상은 알카리 성)」라고 규정되어 있기 때문에, 수돗물(정수기사용도 포함)을 사용하는 가정에서는 pH가 중성 전후의 물로 수소 수를 만든다. 그럼에도 불구하고 어째서 피부에 좋은 것일까라고 하는 문제는 그 해답이 다음에 나타나 있다.

「피부는 약산성이기 때문에 화장수도 약산성이 좋을 것이다」라는 생각도 한번 세워볼 수 있지만, 사실 가장 중요한 것은 피부에게 있어 가장 큰 적은 「활성산소」이다. 따라서 중요한 pH수치 보다도 피부를 활성산소의 피해로부터 어떻게 지키는가 하는 것이 더 중요하다. 그리고 그 방법이 「풍부한 수소 수」라는 말이 된다. 당신도 피부의 pH의 신화에서 이제 그만 인식을 달리하는 것이 좋을 것 같다.

2) 탈모가 줄었다

「최근 탈모가 확실히 줄었다」「흰머리가 점점 줄어들고 검은머리가 늘었다」「정수리 부분이 엷어져서 신경이 쓰였는데, 최근에 모발이 늘었다. 오랜만에 만난 친구가 다른 사람으로 착각한 것 같다」라는 보고가 많이 들어오고 있다. 이 사실로도 새로운 「풍부한 수소 수」의 효과가 크다는 것을 알 수 있다.

3) 여성과 풍부한 수소 수

일본에서 수소 수에 관심을 갖는 사람은 다름 아닌 80% 가까이가 여성이라는 것이다. 주택회사도 자동차회사도 「여성을 잡지 못하면 성공할 수 없다」라는 말이 있다는 것을 알고 있지만, 이러한 사실을 접한 후 기대이상으로 실감하게 되었다.

수소 수 애용자가 압도적으로 여성이 많다는 사실을 명심하고, 「여성과 풍부한 수소 수」를 어떻게 저렴하고 효과적으로 제공할 것인가가 공학도인 저자의 미래에 과제가 될 것 같다.

「모든 여성들이 평생 갈망하는 젊음, 아름다움, 건강, 장수의 유지는 수소에 의해 간단하고 쉽게 실현할 수 있다」라고 한마디로 정리할 수 있다.

4) 아름다운 피부미인을 만든다.

풍부한 수소 수를 조금 손에 적셔 손바닥, 손등에 펴 발라보면. 금방 피부가 매끌매끌, 부드러워지는 것을 느낄 수 있을 것이다. 게다가 얼굴과 목에도 발라 보면 피부상태가 지금까지와는 완전히 달라지는 것을 느끼게 된다.

사실 「풍부한 수소 수는 피부에 월등히 좋다」는 것으로 여성 사이에서는 대 호평을 받고 있다. 그리고 여성 애용자로부터의 정보에 따르면 구연산 분말을 미량 첨가하여 풍부한 수소 수로 세안하면 피부상태가 한층 더 좋아진다고 한다. 건조한 피부, 지성피부(기름기가 많은), 주름이나 기미 등 피부 트러블로 고민하고 있는 여성들은 꼭 한번 사용해 보기 바란다. 기미는 점점 엷어지고, 세안이 매일매일 즐거워지게 된다는 것이 공통된 의견이다.

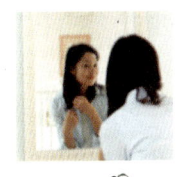

실례로 일본에서 수소 수 광 팬인 나이가 환갑을 넘은 남성이 최근 다음과 같은 메시지를 전하고 있다.

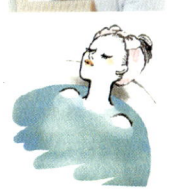

「나는 하루 일과로 등산을 하는 사람이다. 한 가지 놀라운 사실은 올해 여름에는 햇빛에 전혀 타지 않았다는 것이다. 그 비결은 역시 풍부한 수소 수를 담은 작은 용기를 가지고 다니면서 틈틈이 얼굴에 뿌려주는 것이다. 또 이 방법은 벌레물린 데도 효과가 있다」라는 내용이다. 그가 말하기를 UV 크림, 미백크림 등이 현재 화장품 히트상품이 되어있지만, 풍부한 수소 수에 견줄 바가 못 된다고 주장한다.

5) 피부의 적, 변비 · 악취변의 해소

일반적으로 여성의 70% 가까이가 변비로 고민하고 있다고 해도 과언이 아니다. 이것도 그 최대의 원인은 「수소 결핍 수(수돗물)」을 마셔서 그렇다고 할 수 있다. 그 증거로 수소결핍수를 「풍부한 수소 수」로 바꿔보면 변비 등이 간단히 해소된다는 것을 알 수 있을 것이다. 하지만 현실은, 중요한 음료수는 수소결핍수를 그대로 마시고, 여러 가지 약들을 사용하고 있다는 것이다.

저자는 「수소」야 말로 변비(변비뿐만 아니라 모든 질병, 증상)에 있어 가장 좋은 약이라고 말하고 싶다.

풍부한 수소 수로 바꾸면 변비는 커녕 매일 2~3회씩 화장실에 가게 될 것이다. 그보다도 놀라운 것은 배설한 변의 악취가 사라져 마치 모유를 먹은 아기의 똥처럼 밝은 색의 「깨끗한 변」을 배설하게 될 것이다. 또한 그와 함께 오줌 빛깔도 엷어지고 특유의 냄새도 점점 신경 쓰이지 않게 될 것이다.

저자는 육식을 먹으면 반드시 집에서 수소 수를 만들어서 마신다. 그러면 속이 개운하고 방귀도 나오지 않고 대변을 보아도 냄새를 못 느낀다.

6) 생리불순, 갱년기 증상의 해소

젊은 여성 중에는 생리불순, 중년이후의 여성에 있어서는 갱년기 장해가 가장 큰 걱정일 것이다. 말할 필요도 없이 이들 증상은 여성호르몬(난포호르몬, 황체호르몬)의 불균형에 의해 발생된다고 생각되고 있는데 이들이 호소하는 증상을 간단히 제거해 주는 것이 실은 「풍부한 수소 수」이다. 생리불순이나 갱년기 증상인 사람들이 풍부한 수소 수를 1~2개월 정도 마시고서 그 증상들이 개선되었다는 보고도 있다. 많은 여성은 「설마?」하는 반응을 보일지 모르지만 실제로 일본에서는 보고가 되고 있다

생리불순과 갱년기 장해의 「눈에 보이지 않는 증상」을 일으키는 원인은 그 증상의 근저에서 일어나는 「눈에 보이지 않는 반응」에 있다. 이 「눈에 보이지 않는 반응」의 정체가 실은, 「활성산소 vs 활성수소」의 일대일 대결이다. 이 일대일 승부에서 활성산소가 우세하게 되면 생리불순과 갱년기장해의 증상이 나타나는 것이다. 역으로 활성수소가 우세하게 되면 생리분순도 갱년기장해도 일어나지 않는다는 것이다 또 발병했을 경우에라도 활성수소가 우세해지면 그에 따라 점점 증상이 해소되어가게 된다.

7) 냉증 · 저혈압 · 부정수소(不定愁訴)

여성 특유의 증상으로 잘 알려진 증상으로 냉증이 있다. 겨울에는 물론 여름에도 양말을 신지 않으면 잘 수 없다는 여성이 결코 적지 않다고 한다. 하지만, 이것도 풍부한 수소 수를 마심으로서 아주 간단하게 해결할 수 있다. 그 밖에 저혈압과 현기증, 기립성 현기증, 안면홍조, 빈혈증상… 등의 부정수소도 마찬가지로 단기간에 해소된다. 그 근거도 역시, 앞에서 말한 것과 마찬가지로 그 정체는「활성산소 vs 활성수소」의 싸움이다. 따라서 풍부한 수소 수에 의해 활성수소 우위상태로 만들면 그 증상들이 사라질 것이라는 것은 불을 보듯 뻔하다.

8) 임신과 출산

여성에게 있어 일생에서 가장 중대한 사건이라고 한다면 역시 임신과 출산이라고 할 수 있다. 이 임신과 출산이 여성을 치질에 걸리게 하는 최대의 원흉이다. 어차피 임신후기에 접어들게 되면 태아가 점점 커지게 되고, 출산이 가까워 지게 되면 3kg이상이나 무거운 태아를 배 안에 계속 가지고 있게 되기 때문에 쉽게 변비에 걸리게 된다. 또 출산 시에는 최대급으로 복부에 압력을 받게 된다. 이렇게 되면 오히려 변비에 걸리지 않는 것이 이상하게 여겨질 정도이다. 여성은 원래 남성과 비교해 변비에 걸리는 비율이 많다고 할 수 있고, 앞에서 말한 것과 같이 여성 특유의 핸디캡도 있기 때문에 남모르게 변비로 고생하고 있는 사람도 많을 것이라 생각된다. 하지만 풍부한 수소 수를 마시기 시작하면 변비는 간단히 해결할 수 있다.

1주일도 안 되서 딱딱하게 굳은 변이 부드러운 변으로 바뀌기 때문에 배변 시에 복부에 압력을 받을 필요가 거의 없어지게 되기 때문에 편안해 지고, 배변시간도 2, 3분이면 되고, 변의 악취도 사라지게 된다. 따라서 치질도 점차 개선되게 된다. 풍부한 수소 수는 여성에게 있어 강한 아군이라고 말할 수 있다.

9) 임신중독증

여성 중에는 임신초기에 보이는 「입덧」으로 고생하는 여성도 결코 적지 않다고 할 수 있을 것이다. 하지만 임신 전부터 혹은 임신초기부터 「풍부한 수소 수」를 수시로 마셔주는 임산부에게는 대부분이라고 해도 좋을 정도로 증상이 나타나지 않는다.

또 임신 경과와 함께 시작된 임신중독증 증상이 서서히 심해져 입원치료를 받게 된 임산부에게도, 풍부한 수소 수의 음용으로 상당히 2, 3일이라는 단기간에 상태가 개선된다는 예가 많다.

임신초기의 입덧이든 중기, 후기의 임신중독 증상이든 그런 증상들의 개선, 해소는 앞에서처럼 반드시 보이는 「공통현상」이 있다. 그것은 다름 아닌 「위장내 이상 발효」의 개선이라는 현상이다. 즉, 지금까지 변비로 고생한 것이 해소된다, 그리고 지금까지 배설한 변의 악취가 사라지고 「깨끗한 변」으로 바뀐다고 하는 명료한 변화를 말한다. 임산부는 그냥 있어도 변비가 된다고 말한다. 하지만, 풍부한 수소 수의 음용으로 이 변비증상이 서서히 개선되어 가고, 그와 함께 입덧과 임신중독증의 증상도 사라져간다.

풍부한 수소 수를 상시 복용한 임산부의 체험담과 경험담을 정리하여 보면, 첫 번째로, 이미 언급한 것과 같이 임신초기의 입덧, 그리고 중기 · 후기의 임신중독증의 발병이 거의 보이지 않는다. 다음으로, 출산 그 자체가 굉장히 쉬워지고, 대부분 만달 안정출산이다. 또 출산 후에는 모유분비가 양호해 인공수유의 필요성이 거의 없다고 하는 임산부들이 많다. 마지막으로 중요한 신생아가 신체적인 면뿐만 아니라 지능적인 면에서도 발육이 굉장히 뛰어나다는 사실을 말할 수 있다.

10) 수정란과 「물」

모체 내에 들어 있는 직경이 불과 1mm의 1개의 수정란이(정말로 놀라운 사실이라고 할 수 있는데) 280일 후에는 신장 50cm, 체중 3,000g의 훌륭한 신생아로 이 세상에 태어나게 된다. 이 수정란의 90% 이상이 「물」로 이루어져 있다. 따라서 정말로 순수하게 생각해보면 이 「물」의 성상(수정란의 발육을 저해하는 「활성산소」의 제거에 어디까지 유효하게 작용할 것인가?)이 280일간 미치는 수정란의 발육의 귀추(歸趨)를 결정함에 틀림없다, 고 생각하지 않으면 안 될 것이다.

✱ 구취, 체취, 액취(암내)의 감소

또 땀 냄새도 점점 옅어지게 된다. 여성 중에는 체취 때문에 남모르게 고민하고 있는 사람도 많은데 이러한 냄새도 점점 사라지기 때문에 꼭 한번 수소 수를 체험해 보기를 권한다.

「악취가 사라졌다. 부끄럽지만, 저 자신도 지독하다고 할 정도의 방귀 냄새도 나지 않는다. 풍부한 수소 수의 덕분이다. 고맙습니다. 또 지독하다고 한다면, 되돌아서 자는데도, 남편이 잘 때 내쉬는 숨이 제 얼굴에 닿는다는 생각이 들만큼 입 냄새가 심했지만, 그것도 없어졌습니다. 자신도 못 느끼는 입 냄새도 사라져서 아주 기쁩니다. 풍부한 수소 수를 마시면 병이 재발하는 것도 예방할 수 있는 것이 아닌가, 하는 생각에 행복합니다」라는 내용은 실제 체험사람의 이야기다.

또, 이제 갓 고등학교를 졸업한 여성은 액취(암내)가 너무 강렬하기 때문에 보통 직장에는 취직할 수 없었다는 것이다. 때문에 어쩔 수 없이 주유소에서 일하게 되었지만, 풍부한 수소 수를 마시고 2~3개월 정도 후에는 액취도 신경 쓰지 않을 정도가 되었다는 이야기도 있다.

✱ 생리불순에 대한 체험사례

「여성과 풍부한 수소 수」에 대해 체험한 다양한 내용들이 소개되고 있다. 그러한 내용들을 100%는 인정하지 않더라도 그것들은 모두 과거에 관찰한 「사실」을 그대로 기재한 것에 불과하다. 즉, 음료수를 지금까지 마시고 있던 「수소 결핍 수」(지하수, 자연수, 미네랄워터 등)에서 「풍부한 수소 수」로 바꿔봤는데 많은 여성들이 과거 긴 시간에 걸쳐 괴로워하던 생리불순에서 해방되었다는 「사실」을 그대로 기재한 것에 지나지 않는다.

또 체험한 오오사카에 사는 사람의 이야기를 들어보면, 「최근 기쁜 일이 생겼습니다. 딸은 생리가 불규칙해서 3개월 동안 없거나 하는 등 엉망이었는데, 지금은 한 달에 한번주기로 하게 된 것 같습니다. 풍부한 수소 수를 마시고 3개월째 입니다. 환원수를 마실 때는 없었던 일이기 때문에 본인도 풍부한 수소 수의 효과를 느끼고 있다」라는 내용이다.

✱ 수소 수에 대한 이론은 나중에 생긴다

위의 생리불순에 대하여 다음에 나오는 것이 「그러면 어째서 그런 개선효과가 일어나는 것일까」라는 문제이다. 즉, 「수소가 없는 물」을 「수소가 풍부한 물」로 바꾸는 것만으로 왜 생리불순 증상이 사라졌는가, 라고 하는 의문에 대한 이론 구축이다.

예를 들어보자면, 다음과 같다.

1) 먼저, 사과의 낙하라는「사실」이 먼저 있었다.

2) 그 후, 사과의 낙하라는 사실을 설명하기 위해 만유인력의 법칙이라고 하는「이론」이 뒤에 일어났다. 어디까지나 사실이 먼저고 이론은 나중이다.

3) 바꿔 말하자면, 사과의 낙하라는「사실」을 인정하지 않았다면, 언제까지고 만유인력의 법칙이라는「이론」은 태어나지 못했을 것이라는 것이다. 그러면, 위에서 설명한 예라고 하는 증상(생리불순)의 개선을 설명하기 위해, 구축한 다음과 같은 이론「물 제어학설」이다.

1) 증상(生理不順)이 일어나는 것은 여성 호르몬(황체호르몬, 난포호르몬)의 균형이 무너지기 때문이다.

2) 여성 호르몬의 균형붕괴의 원인은「활성산소」에 의한 산화장해이다.

3)「수소 결핍수」(수소가 빠져나간 수돗물, 미네랄워터)는, 증상(생리불순)을 일으키는 활성산소를 처리하기에는 불충분한 물이다.

4) 그에 반해「수소가 풍부한 물」은 증상(생리불순)을 일으키는 원흉인 활성 산소를 처리하는데 충분히 효과가 있는 물이다. 그 뒤는 앞에서 언급한 생리불순이라는 증상명을 다른 병명으로 바꿔 생각해 보면 된다.

물 제이학설(水制御學說)

1. $O_2 + e^- \rightarrow O_2^-$
2. $O_2^- + H\cdot + H^+ \rightarrow H_2O_2$

3. $H_2O_2 + e^- \rightarrow HO\bullet + HO^-$
4. $HO\bullet + H\bullet \rightarrow H_2O$
5. $HO^- + H^+ \rightarrow H_2O$

1. 간에서 섭취된 산소(O_2)가 입으로 섭취된 음식물을 산화시킬 때, 그 자신은 음식물에 의해 환원되어 활성산소 O_2^-(수퍼 옥사이드 음이온 라디칼)을 생성한다.
2. O_2^-는, 수소원자 H•(활성수소 라디칼)에 의해 더욱 환원되고, 활성산소 H_2O_2(과산화수소)를 생성하게 된다.
3. H_2O_2는 더욱 산화되어 활성산소 HO•(하이드록실 라디칼)과 수산화 이온(HO^-)를 생성하게 된다.
4. HO•는, 수소원자(H•)에 의해 환원되어 물(H_2O)이 생성된다.
5. HO^-도 수소이온(H+)에 의해 환원되어 물이 생성된다. 결과적으로 폐호흡에 의해 흡입한 산소는 체내에서 계속해서 활성산소(O_2^-, H_2O_2, HO•)를 생성하게 되지만, 이들 활성산소들은 원자수소(활성수소)와의 결합으로 순차적으로 환원되고, 최종적으로는 원래의 물로 되돌아가게 된다.

✼ 습관성 흡연과 음주도 손쉽게 금연·금주

일반적으로 금연이 어렵다고 생각하는데, 그 이유에 대해서 생각해보면 금연을 시작하게 되면, 당연한 일이겠지만 혈중 니코틴 농도는 하루하루 저하되어 간다. 대부분의 경우, 혈중 니코틴 농도저하는 천천히 일어나는데, 이와 같이 혈중농도 저하가 서서히 진행될 경우, 그 도중에 맹렬하게 흡연욕구가 일어나게 된다. 말하자면 금단현상이라는 증상이다. 바꿔 말하자면, 만약 혈중 니코틴 농도의 저하가 급격하게 일어나지 않는다면, 특유의 흡연욕구도 일어나지 않게 된다는 말이 된다. 즉 금단현상이 일어날 여지가 없어지게 된다는 뜻이다. 이것이「금연은 간단하다」라는 결론의 근거이다. 현대시대는 정말이지 흡연자 수난시대라고도 할 수 있다.

마치 애연가에 대해 중세 유럽을 휩쓴「마녀사냥」과 닮은 느낌도 느껴질 것이다. 뉴욕의 새로운 시장으로 취임한 블룸버그는, 전날 담배가격을 무려 1상자 7.7달러라는 미국에서 제일, 아마 세계제일의 높은 가격으로 책정함과 동시에 기자회견에서「흡연하는 인간은 멍청이(stupid)다」라고 열변을 토하며 흡연자를 매도했다.

흡연자의 입장에서 보면「그럼 뭐야? 담배 안 피는 사람 모두 머리가 좋은 천재라는 거야?」라고 싫은 말을 해주고 싶었을 것이다. 하지만「금연은 간단히 할 수 있다」라고 어드바이스 해드리고 싶다. 영국 사회풍자 작가 버나드 쇼는「금연은 너무나도 간단한 것이다. 그 증거로 나는 과거 몇 십번에 걸쳐 금연에 성공했다」라는 유명한 말을 남겼다고 하지만, 이와 같은 의미가 아니라 정말로 정직하게 금연은 간단한다.

저자는 불룸버그 시장 정도로 강력하게「금연권장」을 설득할 생각도 없지만「세상의 풍조, 흡연자로서 반드시 승리할 수 있을 리 없고, 원한다면 나도 언젠가 금연하게 되겠지…」라는 분으로 현재「풍부한 수소 수」를 애용하고 있는 애연가는 제발 그대로 가벼운 기분으로 금연을 시도해보면, 어이없을 정도로 간단히 금연에 성공할 것이다.

「풍부한 수소 수를 마시기 시작해서 1주 후, 몸이 가벼워진 기분이 들고 그다지 피곤해하지도 않게 된다. 이상하게 생각되는 것은 매일 마시지 않고는 견딜 수 없었던 술도 마시지 않게 되어, 컴퓨터,

독서 등 여러 가지 건설적인 일에 흥미를 쏟게 되고 있다」라는 내용의 메일은 오사카 사는 사람의 이야기다.

흡연과 음주와 마찬가지로 마약(드럭)의 최대 문제는 그 습관성에 있다. 즉「피지 않고서는 못 견디겠다, 맞지 않고서는 못 견디겠다, 없으면 견딜 수 없다」, 이것이 마약이다. 하지만, 풍부한 수소 수를 상시 마셔줌으로서 마약의 습관성이 없어진다, 금단증상이 일어나지 않는다고 하면, 정말로 획기적인 성과라고 할 수 있게 된다. 이렇게 말할 수 있는 것도 습관성이 일어나지 않으면 마약 등이 무섭지도, 아무렇지도 않아지기 때문이다. 그렇게 된다면, 마약문제는 한번에 해결, 인류에게 있어 복음이 될 것이다.

그러면 여기서 언급한 저자의 견해도 많은 사람에게는 「?」라는 것일 것이다. 하지만 「마약도 수소결핍수를 전제로 하고 있기 때문에 문제가 되는 것이고, 풍부한 수소 수를 전제로 할 때 가장 빠르게 더 이상 문제가 되지 않을 것이다」 바꿔 말하자면, 종래의 「일시적 풍부한 수소 수」(환원 수)와는 전혀 다른 「언제나 풍부한 수소 수」의 임팩트에는 그 정도로 커다란 무언가가 있다.

✱ 숙취에도 효과발휘

「풍부한 수소 수」를 상시 마시면, 숙취라는 단어가 사라진다. 또 위스키 애호가인 사람은 물에 희석해서 마실 경우, 값싼 위스키가 고급 위스키로 변신하게 되므로, 때가 때인 만큼 경비절감에 큰 기여를 하게 된다. 덧붙여서 간기능 장해를 가진 사람도 개선된다고 하는 경품도 딸려 있으니까 일거양득이다.

또한「금주하지 않고 간장병도 고치자」라고 하는 돌팔이 같은 발언을 하는 의사는 세상이 넓다 해도 아마 없을 것이다. (진실을 밝히자면, 숙취도 간장병도 그 유일무이한 원인은 「활성산소」에 있다) 그 「효과」를 꼭 확인해보기 바란다.

✳ 면역기능을 저해하는 것은 활성산소

면역이라는 단어는 「역(질병)에서 면(피)하다」는 의미, 즉 우리들 생물에게는 「질병으로부터 피하는」 기능을 태어나면서부터 가지고 있다는 뜻이다.

하지만 우리들의 면역기능에 장해를 주는 요인으로 무엇이 문제인가, 라고 말하면 그 최대의 요인이 실은 「활성산소」인 것이다. 우리들 인간은 1분간 20번 정도의 폐호흡을 하고 있는데, 그 때 흡입한 산소의 약 2%가 활성산소가 된다고 말한다. 한번 들이마시는 공기량은 약 500cc라고 하면, 1분간 약 10,000cc의 공기를 들이마시게 되는데 그 중 약 20%, 즉 2,000cc가 산소이므로 거기서 약 2%, 즉 40cc의 활성산소가 매 분 체내에서 발생한다는 계산이 나온다.

결국 우리들이 살아가는 한 「활성산소」의 발생은 일종의 숙명이라 해야 할 것이고, 그 발생을 피하는 것은 불가능하다는 뜻이다. 따라서 매일 생활하면서 점점 체내에 발생하는 활성산소를 효율적으로 처리하지 못한다면 늦든 빠르든 병에 걸리게 되고, 나아가 죽음에 이르게 될 것이다. 반면, 활성산소의 처리가 원활히 이루어지게 되면 우리들의 면역기능은 항상 정상적으로 유지되고 병에 걸리는 것을 피할 수 있게 될 것이라 생각한다.

✳ 수소 수 관련하여 흥미로운 시례

1) 애완동물로 송사리를 키우고 있는 분이 , 흥미 반으로 수조 속에 「수소발생 미네랄스틱」을 한개 넣었다고 한다. 그런데 그 후 좀 지나

서 송사리의 수가 상당히 늘은 걸 눈치 채고 깜짝 놀랐다고 한다.

2) 족제비를 닮은 동물로 페레트라는 작은 동물이 있다고 하는데, 기르는 사람의 얘기로는 그 페레트가 췌장암에 걸려 복수가 차고, 수의사의 얘기로는 앞으로 1주일도 살 수 없다고 하는 상태였다고 한다. 그 동안 수의사의 권고로 췌장암에 잘 듣는다고 하는 항암제를 일부러 미국으로부터 들여와 사용해 보았지만, 효과는 보이지 않았다고 한다. 그 때, 기르던 주인은 가끔씩 이 모임의 홈페이지를 읽었던 것이 힌트가 되어 재빨리 풍부한 수소 수를 먹이기 시작했고, 페레트의 상태는 눈에 띄게 개선되었고, 1개월 정도 지나자 복수도 빠지고 암도 사라져 지금은 건강하게 뛰어다닐 수 있을 정도까지 회복되었고, 의사는 고개만 가우뚱 거리기만 할 뿐이라고 한다.

3) 70세 가까운 분으로 최근 전립선비대증에 의한 요폐(Urinary retention)로 고생하고 있었다고 한다. 전립선은 남성만이 가지고 있는 장기지만, 고령화가 진행됨에 따라 서서히 비대해지기 때문에 방광에서 요도구로의 부위가 압박을 받은 결과, 오줌 배출이 곤란해지는 꽤 까다로운 병으로, 남성에게 있어 일종의 숙명이라고도 할 수 있는 질환이다. 그런데 풍부한 수소 수를 마시기 시작한지 불과 4일 째 되는 날 배뇨가 편해졌다고 한다.

위에서 보면 송사리든 페레트든, 혹은 인간이든 모든 생물은 「생물생존의 원리」(자기보전·종족보전 및 진화)을 바탕으로 살아가고 있다. 바꿔 말하자면, 생물생존의 원리를 방해하는 원인(활성산소)만 처리하면, 생물은 본래의 건강과 장수를 정당하게 누릴 수 있게 된다. 즉 「수소 결핍 수」(활성산소를 제거할 수 없는 물)에 의존하면서 병을 치료하려고 노력해 봐도 생각한 대로 성과를 얻을 수 없다는 것이다.

✱ 생활습관병 사례

■■ 당뇨병 개선 — 의사도 놀란 효과

33년간 당뇨병으로 고생하고, 인슐린 주사를 하루에 4대나 맞아온 H씨는 풍부한 수소 수를 마시고나서 놀랍게도 혈당치가 내려가기 시작, 2개월 후에는 정기 통원치료를 하고 있던 도쿄의대 의사로부터「어떻게 이렇게 혈당치가 내려갔나?」라며 놀랐다고 한다.

H씨는 긴 투병기간 동안, 당뇨에 좋다고 하는 모든 것을 해봤지만 혈당치는 별로 내려가지 않아서 괴로워했다고 한다. 또 H씨는 위장이 약해서 고민하고 있었지만, 풍부한 수소 수를 마시고 위의 상태도 좋아져서「기적과 같아요」라고 기뻐하였고 현재도 매일 2리터 이상을 마시고 있으며, 지금은 인슐린 주사를 한대만 맞는다고 한다.

■■ 혈당치가 내려갔다 — 많은 사람들에게 알리고 싶다

「수소 수」에 강한 호기심을 가진 교토의 O씨는 지역에서 치료원을 개원하고 있다고 했는데, 구입한 정수기로「수소 수」를 먼저 자기 가족용으로 사용하고 있다고 한다. O씨의 가족에게 혈당치가 높은 사람이 있었는데, 이 풍부한 수소 수를 마시고 나서는 담당의가 신기하게 생각할 정도로 눈에 띄게 혈당치가 내려가서 정상치가 되었고, 가족일동이 그 효과에 경악했다고 한다.

또, O씨의 부인은 이 물을 마시고 나서부터 대변은 물론 소변의 색깔도 깨끗해지고, 냄새도 신경 쓰이지 않게 되었다고 기뻐한다고 한다. O씨의 부인은 특히 지병도 없었다고 하지만, 매일 피곤하지 않다고 굉장히 기뻐하고 있다.

풍부한 수소 수의 효과를 실감한 O씨는 치료원에다 수소 수를 상비해두고, 환자들이 자유롭게 마실 수 있도록 해두었고, 환자들은 「정말 맛있는 물」이라며 기뻐한다고 한다.

■■ 당뇨병의 괴사를 간발의 차로 막았다

어느 날, 도쿄에 살고 있는 N씨는 「64세가 되는 모친이 현재 T병원에 입원 중이다. 어머니는 5년 전부터 당뇨병이 급격히 악화, 왼쪽 다리가 괴사가 진행되었고 체온이 섭씨 39도의 고열이 계속되고 있다. 병원 측에서는 방치하면 폐혈증이 될 위험이 있어서 환부 절단술이 필요하지만, 가능하면 1주일 이내에 수술하여야 한다는 말을 접했다 N씨는 전해 알카리 이온 수기를 가지고 있었고, 지금까지도 알카리 이온수(환원수)를 마시고 있었다고 하지만, 효과를 잘 실감할 수 없었다고 한다.

의사는 「절단수술은 어디까지나 최후의 수단이다. 항상 풍부한 수소 수로 바꿔 마시도록 해보세요」라고 충고를 받아들여 수소 수를 복용하였다고 한다.

3일 후 N씨는 「덕분에 병원에서는 수술할 필요가 없어졌다고 하고 열도 37도 대까지 떨어졌고, 높았던 혈압도 내려갔다고 한다」라며 기쁜 듯이 이야기 하였다고 하며 그 후 N씨로부터의 연락으로는 어머니의 혈당치는 100까지 떨어졌고, 회복이 순조롭게 진행되고 있다고 한다. 정말 믿기 어렵지만 체험한 실제의 사례이다.

■■ 효과가 바로 나타나서 인슐린 주사량이 줄었다

아오모리의 I씨의 아버지는 예전 급성췌장염을 몇 번이나 앓았고, 그 영향 때문에 20년 정도 전부터 당뇨병에 걸려 인슐린 주사를 맞아왔다고 한다.

I씨는 「지금까지 전해 알카리 수를 아버지에게 마시게 했기 때문에 당뇨병 합병증도 없이 지낼 수 있었다고 생각한다」고 말했지만, 유감스럽게도 혈당치는 내려가지 않고, 인슐린 수치는 증가했다고 한다. 하지만 이 「풍부한 수소 수」를 마시기 시작하고 곧바로 혈당치가 내려가기 시작하였고, 마시고 2주 정도가 되서는 인슐린 수치가 16에서 10으로 줄었다고 한다.

■■ 콜레스테롤 수치 개선 — 음식제한보다 확실하다

「노년 식생활을 제한했는데도 내려가지 않았던 콜레스테롤 수치가 내려갔다」라고 기쁘게 보고해 주었던 효고현에 사는 F씨는 친구의 소개로 수소 수의 우수함을 보고, 그 후 신문 등의 기사로도 활성 수소 수가 좋다는 것을 읽고서 수소 수를 복용하였다고 한다. 또, 콜레스테롤 수치의 개선뿐만 아니라 생각지도 않았던 효과도 나타났다고 한다. 그것은 배에 가스가 차서 곤란했었는데 이것이 해소되었고, 위장도 대단히 좋아졌다고 한다.

■■ 췌장세포의 대사가 크게 변한다.

이상의 체험담들에 대하여 「풍부한 수소 수의 당뇨병 개선 효과」를 정리해 보면 지금까지 「수소 결핍수」밖에 공급받지 않았기 때문에 충분한 량의 인슐린을 분비할 수 없었던 췌장의 베타세포(I형 당뇨병)도 또 충분한 양의 혈액 속의 포도당을 받아들이지 못했던 근육이나 지방세포(II형 당뇨병)도 「풍부한 수소 수」를 공급받자 인슐린 분비도 충분해 지고, 근육과 지방으로의 포도당 흡수도 충분히 원활해지게 되었다는 것이다.

■■ 심근경색이 사라졌다―고령자도 희망을 가질 수 있다

91세의 어머니가 변비가 좋아졌으면, 하는 생각으로 니가타현의 Y씨 일가가 풍부한 수소 수를 마시기 시작해 3개월 후의 일이다. 「기적, 기적의 연속으로 정말로 감동했다」는 이야기를 하였다.

가족 모두가 마신 결과, 어머니는 변비가 좋아졌을 뿐만 아니라 협심증(협심증이라고 진단내린 의사가 협심증이 아니다, 라고 말했다고 한다)이 좋아졌고, 더욱이 2~3년 전 부터 오른쪽 눈에 안검하수(眼瞼下垂)의 증상이 있었기 때문에 시야가 대부분 가릴 정도로 좁아져 있었지만, 윗 눈꺼풀이 확실히 올라가서 본인도 깜짝 놀랐다고 한다. 효과를 실감한 어머니는 「이건 정말로 곤란한 사람에게 가르쳐 줄 수 있겠다」라며 자신을 갖고 「26세가 되는 아들이 아토피로 취직도 할 수 없다…」라는 고민을 가진 지인에게 가르쳐 준 결과, 한 달 정도 지나 아들의 아토피가 깨끗해졌다고 굉장히 기뻐했다고 한다. 이 이야기에는 Y씨 가족도 깜짝 놀랐다고 한다.

Y씨는 「보통 책에 써있는 대로는 안 되는 것이 현실인데, 이 풍부한 수소 수가 아내에게서는 변 냄새가 없는 깨끗한 색이 되었고, 나이가 많은 고양이(1살)의 털이 깨끗해지는 등 동물도 그 효과를 실감하고 있다」.

그 후, 91세의 어머니는 말하기를 「4월 달에 혈액검사를 받았는데 결과는 작년보다 콜레스테롤이 현저히 낮아졌다고 한다. 내장도 모두 이상 없고 병도 없다. 뇌도 말할 것도 없고, 걸어 다니는 모습도 작년보다 건강해 보인다는 의사의 진단이 있었다고 했다.

■■ 뇌경색腦梗塞이 사라지고, 요尿단백이 마이너스로

S씨는 지금부터 10년 전, 업무 중에 이상한 현기증이 일어났다.

그 때, 원래부터 체력에 자신이 있었던 S씨는 「한밤 자고나면 낫겠지」하고 생각하고 일을 빨리 마치고 집으로 돌아와 그 날은 얌전히 잠을 잤다.

하지만 다음날 아침에도 상태가 좋아지지 않아서 병원에 진찰을 받으러 갔는데, 혈압이 270/170으로 나와 본인은 물론, 담당의사도 놀라서 조속히 치료를 개시하게 되었는데 치료가 효과가 있었는지, 그 후에는 혈압도 개선을 보였다고 한다. 그런데 1년 후에는 일과성 뇌허혈증이란 이름으로 다른 병원에 입원하게 되었다. S씨는 심방세동, 고혈압, 단백뇨의 치료를 받게 되었지만, 특히 괴로웠던 것은 단백뇨의 진행을 억제하기위해 칼로리 제한, 단백질 섭취의 제한이었다고 한다. 담당의로부터 식사지도 결과 체중은 반 년간 12kg 빠진 63kg이 되었지만, 단백뇨는 개선의 기미를 보이지 않고, 먹는 즐거움을 빼앗긴 고통스런 생활의 연속이었다고 한다. 그러던 그 다음 해 설날, 니가타에 살고 있었던 어머니가 뇌출혈로 입원. 그것을 계기로 니가타의 본가로 옮겨가 살게 된 S씨 부부였지만, 부인이 용무 때문에 도쿄에 올라간 그 다음날 아침, 몹시 추운 날에 S씨는 뇌경색으로 쓰러져버렸다.

다행히도 근처에 사는 사람 덕분에 조기에 발견되었고, 구급차에 실려 입원치료를 받을 수 있었지만, 언어기능이 마비되 회화가 불가능해진 상태였다고 한다.

그때 친구가 권해준 것이 풍부한 수소 수였 다고 한다. S씨는 친구의 충고를 구하고, 풍부한 수소 수를 하루 3L 이상을 마시기 시작했다고 한다. 그러자 변의 냄새가 사라지는 등 효과가 나타나더니, 3개월 후 의사로부터 정밀검사로는 「뇌경색 흔적이 사라졌다」라는 말을 듣고 놀랐다고 한다. 물론 담당의사는 더 놀랐다고 한다.

다음으로 S씨는 서서히 개선되어 가는 단백뇨가 수소 수를 마시고 1년 정도 지나 완전히 마이너스가 되었고, 주치의로부터 단백질 섭취제한을 해금 받아「좋아하는 것을 아무거나 먹어도 좋습니다」라는 말을 들었다고 한다. 지금은 술도 담배도 즐기고 있다고 한다. 무엇보다 좋아하는 것은 부인으로, 제한 식을 만드는 고충에서 해방되어서 그렇다고 한다. 현재, S씨는 건강을 회복하여 쾌적한 생활을 보내고 있지만, 외출 시에도 수소 수를 휴대하여 끊임없이 마시고 있다고 한다.

■■ 류마치스의 개선-40년의 고생에서 해방

 아이치현 N씨는 현재 73세. 40년 정도 전부터 류마치스에 걸려 죽도록 고생하고, 강력한 약으로 죽을 고비도 있었고, 자신을 위해서는 물론, 같은 고민을 가진 사람들에게 도움을 줬으면 하는 마음에 자연식품점을 경영하게 되었다고 한다. N씨는 류마치스에 좋다는 것은 모두 먹어봤다고 하지만, 유감스럽게도 두 다리의 수술을 피하지는 못했다고 한다. 수술 후유증으로 고관절(股關節)에 위화감과 오른쪽 발목이 부은 채로 30년 가깝게 고통스런 나날을 보내고 있을 즈음, 풍부한 수소 수와 만났다고 한다.

 N씨가 풍부한 수소 수를 마시고 2개월 정도 지나자 고관절의 위화감도 사라지고, 복부도 시원해서 식욕도 생겼다고 한다. N씨가 한 것을 말하자면 지금까지 생활습관에 풍부한 수소 수를 늘였을 뿐이라고 한다.「이렇게 싸고 좋은 것이라면 연금생활을 하는 사람에게도 가르쳐줄 수 있겠네요」라고 N씨는 같은 고통을 가지고 있는 사람들을 위해서라도 가게에 오는 손님들에게 풍부한 수소 수를 마시게 하고 있다고 한다.

■ 과환기증후군이 해소—다양한 증상이 해소

「그냥, 정말 그냥 감사한다. 많은 증상으로 고민하고 있었는데, 풍부한 수소 수를 마시기 시작하고 3개월 정도 지나 증상이 완전히 좋아졌다」고 한 사람은 후쿠시마현 N씨이다. N씨는 3년 정도 전에 큰 나무에서 떨어져 등을 다친 이후, 우반신에 이상을 느껴왔고 증상은 호흡 곤란, 마비증상, 냉증, 우반신에 땀이 나고, 통증을 수반하면서 혀와 입 안과 코 안이 마르며, 왼쪽 두부(頭部)·하복부에 격렬한 통증이 있었다고 한다.

이와 같은 고통을 안고 N씨는 점점 호흡 곤란이 심해져 가는 증상까지 동시에 일어나게 되었고, 호흡 곤란이 올 때는 구급차의 도움을 받는 경우도 때때로 있었다고 한다. N씨의 이야기로는 의사의 진단은 「과환기증후군」이라는 것으로 유효한 치료법도 없이 그 후에도 같은 증상으로 고민해왔다고 한다. 그러던 중 「풍부한 수소 수」와 만났다고 한다.

N씨의 보고에 의하면, 식용을 개시한 것이 3월, 그 2개월 후인 5월에 들어가자 대부분의 증상이 해소되었고, 3개월 후인 6월에는 증상이 완전히 좋아졌다고 한다.

N시는 원래 소년시절부터 청년시절에 걸쳐 몸이 약해서 자주 병에 걸렸었다고 한다. 그러던 중 나무에서 떨어지고 나서 3년간은 정말로 몸도 마음도 고통스러운 나날을 보냈을 거라 생각한다. N씨는 「과장해서 말하자면, 정말 기적이라고 할 수 있을지도 모른다」며 기쁨을 표현하였다.

■ 메니에르 증후군이 놀랄 만큼 개선되었다

다음은 메니에르 증후군이 개선된 여성으로부터의 보고인데 메니에르 증후군 만이 아니라 여성특유의 불쾌한 증상에서도 해방되었다, 라는 내용으로 그녀는 풍부한 수소 수를 마시기 시작하여 1개월 정도 지나, 메니에르 증후군으로 후들거렸던 사실이 거짓말 같이 나았을 뿐만 아니라 피부와 머리카락은 매끌매끌, 학생 때부터 계속 가지고 있었던 어깨 걸림도 없어지는 등 몸으로 느끼는 효과가 많았다고 한다.

■■ 궤양성 대장염(潰瘍性 大腸炎)이 개선—설사 점혈 변이 멈췄다

아들의 궤양성 대장염으로 고민하고 있던 카나가와현의 Y씨의 경우에는, 본인은 물론 어머니도 같은 노이로제에 시달리고 있는 상태였다고 한다. 아들의 증상은 2월부터 설사와 점혈 변으로 고민했고, 어쩔 수 없이 일도 그만두고, 모 클리닉에서 손톱마사지와 전기침 치료를 받았다. 손톱마사지와 전기침으로 상태가 조금 좋아진 것 같았지만, 변함없이 설사와 점혈 변이 그치지 않았고, 한방약을 아침·점심·저녁으로 마셔도 보았지만 이 한방약으로도 설사, 점혈 변은 그치지 않았다.

그 때, 아들이 풍부한 수소 수를 만드는 정수기를 알아내서 구입하였다. Y씨 모자는 반신반의하며 풍부한 수소 수를 마셨고, 2일 째 되는 날부터 아들의 설사가 부드러운 변으로 바뀌었다면서. 효과가 상당해서「가만히 있을 수가 없었다」라고 기뻐하였다.

「아들은 각종 클리닉, 한약, 손톱마사지 등을 받으면서 상당히 괴로워하고 있었는데, 풍부한 수소 수가 살려줬습니다. 정말로 고맙고 감사한다」현재는 엄마도 부모자식 간에 고통스러웠던 나날에서 해방되어 기쁨에 가득 차 있고 현재 아들은 설사 때문에 쉬고 있던 회사로 복귀하여 열심히 일하고 있다고 한다.

■■ 백혈병 개선

만성 골수 성 백혈병으로 괴로워하고 있던 분에게 하루에 1.5~2L의 「풍부한 수소 수」를 마시게 하였다. 그러자 6개월 후에 이루어진 혈액검사에서 놀라운 결과가 나왔다. 백혈구 수, 적혈구수, 혈소판 수가 서서히 내려가기 시작했고, 특히 헤마토크릿(hematocrit)은 정상치까지 개선되었다고 한다.

■■ 난치병「척추 인대골화증」- 고통에서 해방

난치병이라 불리는「척추 인대골화증」으로 괴로워하고 있던 사이타마현 Y씨는 괴로운 나날을 보내던 중에「풍부한 수소 수」를 일상적으로 마셔준 결과, 마시고 나서 3주 정도부터 변의 냄새가 거의 사라지고, 화분 증으로 고생스러운 재채기가 줄어들었다는 것을 느꼈다고 한다. 그리고 마시기 시작하고 한 달 반을 지났을 때쯤부터는 얇은 종이를 한 장 한 장 벗기듯이 정말 조금씩 허리의 통증이 완화되었다고 한다.

지금까지 통증, 뻣뻣해짐, 땀김, 저림감으로 불과 200m 걷는데도 너무 힘들어서, 자신의 다리임에도「이정도 까지 걷는 게 괴로운 일인가」라고, 치료에도 한계가 있다고 생각해 포기했던 Y씨는 기적을 느꼈다고 말한다. 지금은 오랫동안 앓아왔던 통증도 많이 누그러졌고 이것이야말로 풍부한 수소 수로 구원받은 것이라 생각한다.

■■ 신우암(腎盂癌)에도 효과. - 수술을 피하다

치바현에 살고 있는 63세의 여성, T씨는 2004년 9월에 오른쪽 신우암 이라는 진단을 받았다. T씨는 그 직후부터 풍부한 수소 수를 마시기 시작한 결과 혈뇨나 단백뇨가 곧 사라졌기 때문에, 계속 권했던 수술도 그 때마다 연기했다고 한다. 풍부한 수소 수의 효과를 실감한 T씨는 이런 기쁜 보고와 함께 그동안의 병원 기록서를 보여주면서(병리세포진단보고서, 체간부 CT검사, 방사선과 CT검사, 골 신티그래프(scintigraph), 방사선과 RI검사, 복부·경부·심장·유선·그 외 에코검사 데이터) 「결론은 보시는 대로 『이상 없음』이다. 정말로 수소가 저를 구해줬다」라고 기뻐하였다.

■ 유방암 수술을 회피

어느 날 「친구 언니가 유방암으로 고생하고 있는데…」라며 M씨가 저를 찾아왔다. 풍부한 수소 수를 하루 1.5리터 이상을 마시게 하자, 그리고 얼마 지나지 않아 M씨로부터 기쁜 소식을 들었습니다. 「풍부한 수소 수를 마시고 3일 정도 되서 언니의 심장과 폐에 고인 물이 빠진 것 같아요. 굉장해요! 그리고 암이 뼈와 림파구 하고 심장으로 전이됐다고 해서, 의사가 포기했었는데 식욕도 돌아왔다고 해요. 또 한사람 유방암으로 고생하는 사람에게 전해주었는데 풍부한 수소 수를 마시고나서 굉장히 건강해 졌어요. 이 분은 수술을 하지 않아도 될지도 모른다고 희망을 가졌어요」.

M씨는 에스테(마사지)에서 근무하고 있고, 풍부한 수소 수의 효과를 실감한 M씨는 풍부한 수소 수를 사용한 메뉴를 생각해서 시험해 봤더니, 이것이 굉장한 미백효과를 가지고, 피부의 탱글감도 살려 준다는 것을 발견하고, 즉시 에스테에도 도입했다고 한다.

✼ 여성들만의 고민에 관한 사례보고

1) 생리통, 변비 — 여성들만의 고민도 해결

부인의 심한 생리통으로 고민하던 이 부부는 모 TV프로그램에서 『기적의 물』이라 불리는 물은 활성수소가 풍부하다」라는 것을 알고,「그런 물이 있나…」하는 생각에 기적의 물인「수소 수」를 찾아 헤맨 결과 발견한 것이 풍부한 수소 수였다고 한다.

이 부부는 마시기 시작하고 나서 얼마 되지 않았는데 변의 상태가 변했다라고 한다. 풍부한 수소 수를 마시기 시작하고 약 2주 정도 지났을 때「아내가 생리를 하는데 생리통이 거의 없어졌다」고 한다. 그래도 수소 수에 대하여 반신반의 하다가 풍부한 수소 수를 마시고 두 달이 지났을 때 다음 생리도 그 다음 생리도 옛날같이 심한 생리통이 없어졌음을 체험하였고 남편도 변비가 없어지고, 최근에는 하루에 3번 정도 화장실을 가게 되는 일도 있다고 한다.

부인은 간호사로, 직장에서 같은 생리통의 고민을 가진 간호사에게 풍부한 수소 수의 이야기를 했고,「꼭 사용해보고 싶다」라는 간호사들에게 소개해주었다고 한다. 그리고 역시 그 간호사도 심한 생리통이 없어져서 기뻐하고 있으며 지금은 직장에서 소문이 나 5명의 간호사들이 그 효과를 실감하고 있다고 한다.

2) 다이어트 효과

「건강식품애호가」로서, 지금까지 가장 싸게 어림잡아도「건물 1채」를 구입할 수 있을 정도로 건강식품에 대금을 들였다고 하는 N씨가 풍부한 수소 수를 마시고 한 달 반이 지났을 때 쯤,「눈에 낀 콩깍지가 떨어졌다」라고 감격을 하였다고 한다.

내용을 소개하자면…

「선생님, 저의 프라이드가 깨지는 소리가 납니다. 저는 아버지를 위암으로 잃기까지 가족의 힘을 모아 일본 전국의 명의를 찾아다녔습니다. 제 고향에서 활성산소와 SOD로 많은 저서를 내고 있는 의학박사의 병원에도 다녀봤고, 또 지푸라기라도 잡고 싶은 심정으로 서점에 진열되어 있는 소위 『암에 효과적인 ○○아가리쿠스』 『○○프로폴리스』 외에도, 특효약이라고 불리는 항 활성산소 식품을 구해서 암과 싸워왔습니다. 하지만 유감스럽게도 주치의의 예언대로 아버지는 돌아오지 못하는 사람이 되셨습니다.

그런 제가 「물」에 관심을 갖게 된 것은 TV프로그램인 『언빌리버블』에서 『기적의 물』방송을 보게 된 것이 계기가 되었습니다.

풍부한 수소 수를 하루에 1.5~2L 정도 마셨고, 약 1달 반 이 지났습니다. 그 효과의 정도를 보고 드리겠습니다. 먼저 단골 이발소 주인에게 『흰머리가 줄어들었는데 어떻게 된 거지?』라고 물은 것을 시작으로, 제가 지금 40을 넘기고부터 머리카락 특히 오른쪽 측면이 백발화 되어서 「드디어 나도 늙는구나」하고 생각하고 있었기 때문에 이 말로 하늘이라도 날아갈듯 한 기분이었습니다. 다음으로 제 키가 171cm, 체중은 106kg의 거구로 회사의 건강진단에는 매번 「병적비만」「당뇨병예비군」이라는 골드라벨을 받았습니다. 그 중에서도 『지방간』이 저의 고민으로 『운동하지 않으면 안 된다』라는 생각을 항상 하고는 있었지만, 아무래도 몸이 나른해서 언제나 뒹굴뒹굴한 상태로 확실히 말해서 운동할 수 없는 상태였습니다. 그런 제가 풍부한 수소 수를 마시고 어쩐지 몸이 좋아지게 되면서 『걷기』부터 시작해 지금은 『조깅』까지 할 수 있게 되었습니다. 이전에는 200m 정도 밖에 달리지 못했던 것이 최근에는 3km를 쉬지 않고 달릴 수 있게 되었습니다. 그 덕분에 현재 체중은 92kg로 14kg이나 감량에 성공, 2중턱도 없어져 남자답게 변했습니다. 변의 악취도 선생님이 말씀하신 대로였습니다. 이 사실은 제 자신뿐 아니라 어머니도 어안이 벙벙한 표정이었습니다. 예전에는 제가 화장실에 들어간 후에는 30분 정도 간격을 두지 않으면 냄새 때문에 들어갈 수 없다, 라며 방향 스프레이를 뿌리며 투덜거리셨지만, 요즘엔 아무런 불평도 하지 않게 되었습니다.

지금 곰곰이 생각해보면『신은 인간의 몸 안에 있다』라는 것을 저는 이것을『신은 물속에 있다』라고 해석하고 있습니다. 신은 저 멀리 구름 위에 있다, 라고 해서 수많은 건강식품을 찾아다닌 저였지만, 실은 가장 몸 가까이에 있는『물』에 그 답이 있었습니다. 확실히「신은 몸 안, 물 안」에 있다. 분명 풍부한 수소 수를 마시게 된 독자 여러분에게도 N씨와 같은 일이 일어날 것이다.

✳ 생활습관병(잡병 · 암)

1) 반신반의로 화분증이 개선되었다

이 분은 방송국 디렉터로 근무하고 있는, 큰 키에 출중한 미모의 소유자로, 추정 나이는 30대 전반이라 보이지만, 처음 만나게 된 것은 올해 1월 중순이었습니다. 그때 그 사람은「오랫동안 화분증으로 고생하고 있는데 풍부한 수소 수로 치료할 수 있습니까?」라는 질문을 받았기에,「물론이다. 올 3월의 화분증 시즌에는 더 이상 증상이 일어나지는 않을 겁니다」라고 대답을 듣고 그 후 2개월 정도 지나 물어보니「아직 완치라고 할 정도는 아니지만 알레르기 증상 때문에 괴로울 때 풍부한 수소 수를 마시면 증상이 가라앉아서 약이 되는 건 사실이다」라고 말했다. 그래서「유감이군요. 그렇게 마치 약처럼 사용하지 말고 우선 자신의 알레르기 체질을 바꾸려고 생각해 주세요. 그러기 위해서는 하루에 최저 1.5L정도는 마셔주세요. 그러면 화분증 그 자체가 사라질 겁니다」라고 말해 주었다고 한다. 그 다음 4월 29일에 만났을 때는「덕분에 화분증이 고쳐진 것 같아요. 내년 봄에는 괜찮을까 왠지 신경은 쓰이지만…」하는 얘기를 들을 수 있었다고 한다.

2) 화분증 뿐만 아니라 감기에도 걸리지 않게 된다

아이치현에 사는 M씨는 풍부한 수소 수를 마신 후부터는 7~8년 전부터 고민해 오던 화분증이 좋아졌다고 한다. 지금까지는 봄이 되면 괴롭다는 생각을 하던 M씨였지만, 꽃가루의 양이 많은 올해도 화분증으로 고민할 필요가 없어졌고 감기도 걸리지 않게 되어 가족 모두가 건강하게 하루하루를 보내고 있다.

3) 2주로 화분증 증상이 딱 멈췄다

이바라키현의 T씨, 60세로「풍부한 수소 수를 마시고 2주 후에 변화가 일어났다」라고 감격을 하였다. T씨 부인은 쌀밥을 중심으로 한 영양학(정식) 지도를 하고 있어 건강에도 보통사람보다 배 이상을 신경 쓰고 있었음에도 불구하고 수년 전부터 화분증에 걸렸고, 어떻게 해도 낫지 않았다고 한다. 하지만 풍부한 수소 수를 만들어 콧속을 헹궈준 결과 단 3번 만에 화분증 증상이 딱 멈췄다고 한다. 이렇게 놀란 적은 처음이었다, 고 T씨는 아주 기뻐했다.

✳ 아토피의 사례

풍부한 수소 수에 의해 아토피성 피부염이 해소되었다는 내용들 중에서 4가지 사례를 소개하겠다.

1) 어린 딸의 아토피가 눈에 띄게 깨끗해졌다

「오랫동안 고생해 온 딸의 아토피가 개선되었다」고 아바라키현의

Y씨 말이다. 2007년 7월에 8살이 된 딸이 아토피가 발생한 것은 2살 쯤이었다. 그 후로 의사로부터 처방받은 약을 사용하고 있었지만, 생각처럼 좋아지지 않고, 4살 때에는 약의 부작용이 걱정되어 사용을 그만두었다고 한다. 그때부터가 모녀의 전쟁이었다고 한다. 몇 개의 민간요법을 시험해 봤지만, 어느 것도 일진일퇴를 반복할 뿐, 앞이 보이지 않는 매일이 계속되고 있었다고 한다.

그 때 본가 어머니가 미토시(水?市)의 안과에서 추천한 지인에게 환원수(알카리 이온수기)에 대한 얘기를 들었고, 손녀에게 사용해 보면 어떨까하고 Y씨에게 연락을 해왔다고 한다. Y씨는 즉시 받아서 설치했지만 이것도 눈에 띄게 좋아지지 않아서 「왜 그런 걸까?…」하고 더 이상 어떻게 해야 좋을지 몰라 하고 있던 올해 6월, 천식을 가진 아이의 엄마로부터 풍부한 수소 수를 권유받게 되었다고 한다. Y씨는 「이거라면 무엇보다 신선한 물을 언제나 마실 수 있다」라고 생각해, 즉시 구입하여 마시게 해봤더니, 거짓말 같이 아토피가 사라졌다고 한다.

풍부한 수소 수를 마시게 되고나서 딸은 이전같이 가려워하는 일도 적어졌고, 밤에도 숙면을 취할 수 있게 되었다고 한다.

「정말로 이 물 덕분에 저도 딸도 살았습니다. 세상에는 아직 아토피로 고생하고 있는 사람들이 많을 거라 생각합니다. 부디 이 물을 알고 한사람이라도 많은 사람이 괴로움으로부터 벗어날 수 있었으면 좋겠습니다. 정말로 고맙습니다」라고 기쁨의 메시지를 전하고 있다.

2) 어드바이스를 믿고 2개월 후에 결과를 얻었다

10세가 되는 남자아이의 아토피성 피부염에 대해 몇 번이나 상담을 받은, 아키타현의 A씨. A씨는 저의 어드바이스대로 「풍부한 수소 수를 매일 마실 것」「목욕을 마치고 나서 풍부한 수소 수로 몸을 한번 헹궈줄 것」「심할 때는 젖은 가제로 습포할 것」을 열심히 실시하였다고 한다.

2개월 후, 아이의 아토피 증상이 눈에 띄게 개선되었다고 한다. 정말 심했던 얼굴의 증상이 한층 좋아져 홍조도 거칠거칠함도 대부분 완화되었고, 몸도, 아직 등에 약간 가려움을 호소하지만 그냥 봐서는 깨끗해 졌다고 한다. 몇 군데 신경이 쓰이는 부분도 있지만, 2개월 정도로 이 정도까지 개선되었다니 꿈만 같다, 라고 놀랐습니다. A씨는,「그만큼 낫지 않았던 얼굴의 수포, 매일 입술에서 진물이 나왔는데…. 본인도 거울 보는 게 싫지 않아졌나 봐요. 남자아이라고 해서 거울을 피했었다고 생각했었지요. 원래 피부로 돌아가고 있구나, 라는 느낌입니다」.

기본적으로 이해하기 힘든 「물로 고친다」「의사에게는 가지마라」라는 방침을 세우고 두 모자만으로 열심히 노력해 온 A씨는 아들의 건강을 손에 넣었습니다. 하지만 이 결론을 얻기 까지 너무 괴로워서 「이걸로 괜찮은 걸까?」라고 자문자답도 매일 했다고 한다. A씨는,「병원에 가지 않아도 혼자서 이렇게까지 좋아지는군요. 물 이외에는 바뀐 것은 비누를 아토피 피부에 좋다고 소문난 회사의 것으로 바꾼 것, 보습도 신경 쓴 것, 신경 쓰이는 것에는 유분 크림을 발라주고, 그 외 부분에는 로션을 목욕이 끝나면 사용하고 있다. 아토피인 사람이 풍부한 수소 수를 만나, 같은 효과를 보기를 기원한다」고 말한다.

3) 아토피에 의한 두부 가려움도 거짓말처럼 사라졌다

12월 17일, 기후현에서 30대 중반의 남성 T·K씨는 수개월 정도 전부터 머리피부에 극심한 가려움으로 고민하게 되었고, 피부과에 가서 진찰을 받았더니 아토피성 피부염, 두부습진, 두부피부 소양증 등의 병명을 들었다고 한다. 치료도 다양하게 여러 가지를 해봤지만, 증상개선은 보이지 않았다고 한다. 그래서 풍부한 수소 수를 마시기 시작했고, 그 다음날 지금까지 있었던 극심한 가려움이 거짓말처럼 사라져서 놀랐다고 한다.

4) 아토피와 안구건조증이 개선되었다

30세를 넘고부터 갑자기 아토피성 피부염이 발생한 아들의 일을 계기로 「수소 수에 대한 정보를 접한 카나가와현의 B씨는 가족이 풍부한 수소 수를 마시기 시작한지 올해로 2년 가까이 되었다.

풍부한 수소 수를 마시기 전까지 아들의 아토피는 바쁜 업무와 스트레스 등으로 상당히 완치가 어려웠다고 한다. 지금도 아들은 일이다 출장이다 바빠서 1.5~2L를 마시기가 상당히 어렵다고 하지만, 출장을 갈 때도 수소 수를 가지고 다닌다고 한다. 아들도 눈에 띄게 개선된 모습과 몸 상태가 좋아진 것을 「이 물을 마시고 있으면 걱정 없다」라고 말한다. 또 B씨 자신이 고민하던 안구 건조 증에도 효과가 있었다고 한다. B씨는 매년 가을부터 겨울까지 안약은 필수품이지만, 올해는 5mL 한 병밖에 사용하지 않고 지나갔다고 한다. B씨는 풍부한 수소 수를 마실 뿐만 아니라 직접 눈을 씻어도 빠른 효과

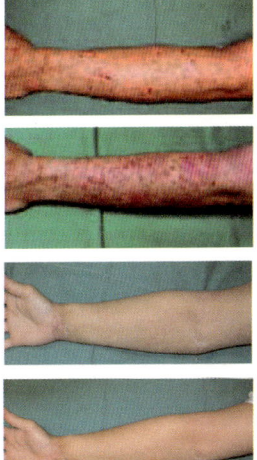

아토피 에 대한 수소 수 복용 전후 사진

를 얻을 수 있다고 확신한다고 말해주었습니다.

✻ 외상에 의한 마비극복의 사례보고

■ 뇌좌상 후유증으로 반신불수-걸을 수 있게 되었다!

5년 전에 교통사고로 뇌좌상이 원인이라고 생각되는 후유증으로 반신불수가 된 에히메현의 K씨의 입원은 8개월에 달했고, 결과는 「회복의 기미가 보이지 않음」이라는 이유로 강제퇴원을 당했다고 한다. 퇴원 시, 주치의로부터 「현시점에서 회복의 기미는 없지만, 어느 날 갑자기 걸을 수 있게 될지도 모릅니다」라는 말을 들었다고 한다. K씨는 그 말을 믿고 재활치료를 계속 받았는데, 작년, TV에서 풍부한 수소 수를 알게 되어 상담연락을 하게 되었다고 한다.

K씨는 풍부한 수소 수를 마시기 시작하고 3개월이 지났을 때쯤, 조금씩 걸을 수가 있게 되었지만, 주치의는 그냥 단지 신기하게 생각했다고 한다. 또 K씨는 재활치료로 행복한 결과를 냈을 뿐만 아니라 지금까지 고생하고 있었던 천식, 아토피, 화분증도 증상이 사라지게 되었다고 신기해 하고 있다. K씨는 「완치를 목표로 이 물을 계속 마시고 싶다」고 하였다.

이상은 일본에서 수소 수를 마시면서 각종 질병에 대한 체험담들을 저자가 나름대로 요약을 한 것이다. 물론 내용상으로는 믿기 어려운 내용이 있는 것 같기도 하지만 당사자가 아닌 저자로서는 그러한 사항을 가급적 간략하게 독자에게 전하고자 하였다.

수소 수는 분명 우리가 마시면 효과가 있을 것이고 21세기의 새로운 물이라 믿어 의심치 않는다. 지금부터라도 수소수를 3~6개월 정도 마셔보기를 권한다. 당신도 「수소수」의 기적을 느낄 수 있기 때문이다.

제10장
수소 수에 대한 궁금증

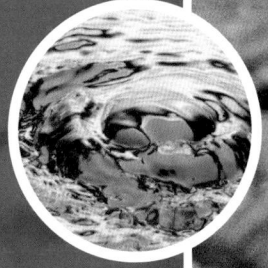

✹ 수소에 대하여

1) 수소란 어떤 물질인가? 건강상 효과는 있는가?

수소는 원소기호로 H, 원소번호 1번인 원소로, 상온에서는 기체 상태로 질량은 굉장히 가벼운 물질이다. 분자 H_2 상태로 산소 O와 결합하면 H_2O, 즉 물이 된다. 이 화학반응을 일으켜서 활성산소를 제거한다고 하여 건강효과가 기대되며 실제로 수소 수를 통한 건강효과가 여러 분야에서 입증이 되고 있다.

2). 수소는 위험하지 않습니까? 폭발하거나 하지 않는가?

확실히 산소는 타기 쉬운 물질이다. 공기와 섞인 상태로 인화하면 폭발적으로 타오른다. 그것을 이용하여 연료전지의 연료로서 수소는 주목받고 있다. 단, 수소는 질량이 가볍고 매우 확산이 잘되는 물질이지만, 농도를 높여 용기에 보존하여도 불을 붙이지 않는 이상 타는 일은 없다(자연발화 하지 않는다). 물에 녹여 마시는 과정에서 위험한 요소는 전혀 없다고 말해도 좋다.

3) 어떻게 수소로 활성산소를 제거할 수 있을까?

활성산소란 불안정한 전자를 가진 산소로, 질병과 노화를 일으키는 원인의 하나라고 여겨지고 있다. 수소는 바로 활성산소와 결합해 무해한 그냥 물로 만들어 버린다. 활성산소는 수소와 결합하는 시점에서 해가 없어지게 된다. 수소와 결합하는 것을 「환원」이라고 하고, 산소와 결합하는 「산화」와는 정반대의 화학반응이다.

✹ 산소에 대하여

인간은 산소가 없으면 살아갈 수 없다. 산소는 우리가 호흡하면 세포로 운반되고, 포도당과 지방 등이 에너지로 변할 때 타기 쉽도록 해주는 역할, 에너지로 바뀌는 중요한 역할을 수행하고 있다. 이렇게 중요한 물질이지만, 반면에 활성산소라는 까다로운 물질을 발생시킨다.

산소 중 98%는 유효하게 사용되지만, 남은 2%는 활성산소가 된다. 즉 산소는 필요불가결한 물질이지만, 반면에 활성산소와 같은 곤란한 물질을 생산하는 양면성을 가지고 있다. 쥐를 이용한 실험에서는 100%의 산소 속에 쥐를 넣어 두면 몇 일내로 죽어버린다는 보고가 있다.

✱ 활성산소에 대하여

1) 활성산소란?

산소는 인간을 비롯한 많은 생물에게 있어 없어서는 안 되는 물질이다. 인간은 호흡으로 산소를 흡입하고 이용하고 있다. 흡입한 산소의 98%는 체내에서 유효하게 되지만, 나머지 2%는 활성산소라는 불안정한 좀 까다로운 산소로 변해버린다.

활성산소는 원자구조상 불안정한 전자를 가지고, 그것이 다른 물질과 금방 결합하려고 하기 때문에 「산화」라는 화학반응을 일으킨다. 「산화」란 녹이 스는 것을 말하고, 세포레벨에서 전신의 조직까지 녹이 슬게 만든다. 그렇기 때문에 활성산소는 대부분 질병과 노화와 깊은 연관이 있다고 여겨지고 있다.

활성산소에는 과산화수소, 수퍼 옥사이드 음이온, 1중항산소, 하이드록실 라디칼등의 4종류가 있지만, 이것은 안정화 되어 있는 상태가 아니고 전자를 주고받고 하며 과산화수소가 하이드록실 라디칼이 되는 등 다른 활성산소로 변하는 경우도 있다. 불안정하고 복잡한 모습으로 변하거나 어떤 물질과 결합하는 가에 의해 성질은 크게 변한다.

2) 활성산소는 기미와 주름의 원인이 되는가?

피부표면에는 자외선이 닿는 것으로 활성산소가 대량으로 발생하고 세포의 지질을 산화시키는 일종의 화상을 입은 상태를 촉진시킨다. 피부는 방어를 위한 반응으로 멜라닌이라는 색소를 만들어 내고 피부를 딱딱하고 두껍게 만들어 세포가 더 이상 상처입지 않게 만든다.

자외선의 영향이 없어지면 멜라닌은 벗겨져서 떨어지겠지만 대사가 원활히 이루어지지 않으면 그대로 표면에 남게 된다. 기미와 주근깨, 피부표면의 칙칙해짐 등이 나타나게 된다. 미용 면에서 볼 때는 좋은 것이 아니지만, 피부를 지키기 위한 현상이라고 할 수 있다. 자외선에 의한 활성산소의 발생이 피부 속에 영향을 주면 피부세포 성분인 콜라겐 등이 상처를 받게 되고, 점차 재생이 힘들어져 주름을 만들게 된다. 그렇게 축적된 것이 피부 처짐 현상이다.

기미와 주름도 가능하면 만들고 싶지 않지만, 더욱 무서운 것은 피부암이다. 자외선에 의한 활성산소의 발생이 피부조직을 파괴하고 피부암으로 발전시킬 가능성이 높기 때문에 최근에는 자외선에 대한 관심으로, 피부를 지키려는 경향이 강해지고 있다.

3). 활성산소가 노화를 촉진한다는데 정말인가?

활성산소는 인간이 호흡하는 이상 반드시 발생한다. 그리고 전신 구석구석까지 이르는 모든 주변을 「산화」시킨다. 피부표면에는 기미나 주름이 발생하기 쉬워지지만, 몸속에도 내장, 뼈, 혈관, 혈액,

근육 등에 이르는 곳까지 활성산소가 발생한다. 그렇기 때문에 각각의 세포들이 상처를 입고 그 재생이 뒤따라가지 못하게 되는 것이 노화이다. 물론 나이가 든다는 것은 조직의 피폐와 재생의 힘이 저하되는 자연현상이기도 하지만, 구체적으로 조직에 상처를 주고 노화를 촉진시키는 것은 활성산소라고 해도 좋을 것이다.

단 노화는 개인차가 크고, 실제 나이보다 훨씬 늙어 보이는 사람이 있는가 하면, 10살이나 어려보이는 사람도 있다. 역시 생활습관 등에 신경을 쓰고, 활성산소 대책을 세우고 있는 사람과 그렇지 않은 사람에게는 상당한 차이가 발생한다고 생각된다.

4). 활성산소는 암의 원인이 되나?

암은 유전자에 생긴 상처가 원인이 되어 일어난다고 생각되어 지고 있다. 활성산소는 모든 세포 내부에서 발생하고 있으며 유전자에 상처를 주는 장본인이지만, 그것이 곧 암의 발병으로 이어진다고는 말할 수 없다. 그 외에도 화학물질 등 유전자에 상처를 주는 것도 있다. 또 우리들의 몸에는 암 억제유전자와 면역 시스템을 비롯하여 암 발생을 억제하는 다양한 방어책이 갖추어져 있다. 하지만, 그러한 방어책도 항상 활성산소의 영향을 받고 있다. 방어책이 약해져 암 증식을 억제하지 못할 때 처음 암이 발생하게 된다.

5). 활성산소는 생활습관성 질병의 원인이 되나?

활성산소는 몸 전체세포를 산화시키고, 다양한 생활습관 질병을 일으킨다. 특히 동맥경화를 촉진시킨다. 활성산소에 의해 산화된 혈관은 딱딱해진 고무호스와 마찬가지로, 혈액의 흐름을 나쁘게 만들고, 막히기 쉽게 만들어 쉽게 파열하게 만든다. 또 혈액 속의 콜레스테롤과 중성지방도 산화시켜 나쁘게 만들고 혈관 내벽에 달라붙기 쉽게 만든다. 이렇게 해서 동맥경화가 일어나기 쉬워진다. 또 중성지방이 증가하는 고지혈증과 고혈압, 암도 생활습관 질병으로 활성산소와 관계가 있다.

그 외에도 활성산소는 당뇨병과 깊은 관계가 있어서 인슐린이라고 하는 호르몬을 분비하는 췌장 세포를 파괴하는 것으로 알려져 있다. 또 세포가 인슐린을 캐치하는 수용체 역시 활성산소에 의해 파괴되기 쉽다는 것을 알아내었다 즉 발증과 발상의 진행에 활성산소가 깊이 관여하고 있다는 것이다.

활성산소를 제거하고 예방 한다는 것은 생활관습병을 예방한다고 해도 좋을 것이다.

6). 활성산소와 프리 라디칼은 같은 건가?

활성산소는 프리 라디칼의 일종이다. 프리 라디칼이란 어떤 원자의 내부에서 핵 주위를 돌고 있는 전자의 일부가 짝을 이루지 못한 (부대전자) 상태를 가리킨다. 활성산소는 대표적인 프리 라디칼이지만, 그 외에도 염소, 일산화질소, 이산화질소, 오존 등이 프리 라디칼의 일종이다. 단, 의료나 건강문제에서 프리 라디칼이라고 할 때에는 활성산소를 가리키는 경우가 많다.

7). 왜 현대의 생활은 활성산소가 발생하기 쉬운가?

현대사회에서는 활성산소가 발생하기 쉬운 요인이 많이 있다. 예를 들어 배기가스에 포함되어 있는 질소산화물은 체내에서 발생하는 활성산소와 반응하여 호흡기에 염증을 악화시킨다는 것이 밝혀졌다. 담배에 포함된 니코틴과 타르도 마찬가지로 활성산소의 발생과 호흡기 염증의 원인이 된다. 이들 화학물질의 발암성도 지적대상이다. 혹은 농약과 식품첨가물에 포함된 화학물질도 활성산소 발생원이 되고 있다. 이들이 체내에 들어가면 몸은 이물질에 반응하여 활성산소를 발생시키기 때문이다.

과다한 운동 역시 활성산소의 원인이 된다. 운동할 때 호흡이 늘어나 산소를 많이 흡입하는 것으로 그 일부가 활성산소로 변해버린다. 가벼운 운동은 건강유지에 중요하지만, 지나치면 모자람만 못하다는 것과 마찬가지로 운동을 너무 많이 하는 것도 결코 좋은 것은 아니다.

8). 활성산소도 좋은 역할을 한다는데 사실인가?

활성산소는 원래 세균이나 바이러스를 죽이는 중요한 작용을 가지고 있다. 세균과 바이러스 혹은 암세포와 같은 적(敵)이나 이물질에 대한 면역세포(임파구 등)가 이들을 죽이지만, 그 때 무기로 방출하는 것이 활성산소이다. 하지만 활성산소는 세균이나 바이러스 등 적을 물리칠 뿐만 아니라 주위의 건강한 세포에도 상처를 입힌다. 대량으로 방출되면 세균이나 바이러스도 죽지만, 피해도 발생시킨다는 의미다. 잘 알려져 있는 것이 소독약인 옥시풀이다. 옥시풀은 활성산소의 일종인 과산화수소와 물을 섞어 만든 것이다. 옛날에는 상처 등에 반드시 옥시풀로 소독하였다. 살균력은 강하지만, 다른 조직이나 세포도 파괴시키기 때문에, 최근에는 그다지 사용하지 않게 되었다.

✱ 수소 수에 대하여

1) 수소를 함유한 물이 팔리고 있는데, 효과는 있나?

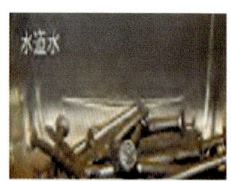
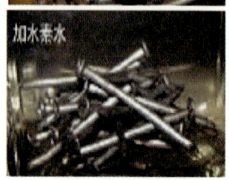

위의 사진의 수돗물 그리고 수소 수를 넣었을 때 못의 모습이다. 수돗물은 녹이 발생하지만 수소 수 에서는 못이 녹이 발생하지 않음을 알 수 있다.

수소를 함유한 물은 활성산소를 제거하는 효과를 기대할 수 있지만, 수소는 금방 날아가기 때문에 꼭 밀폐된 상태의 것이 좋다. 현재 일본에서 시판되는 알루미늄재질의 캔이나 파우치로 된 것이 많은 것은 그런 이유이다. 일반 먹는 샘물 용기(PET 등)의 재질은 수소가 빠져 나가기 때문에 알루미늄재질을 사용한다.

이미 수소가 들어 있는 것도 괜찮지만, 가정에서 액티브 바이오 정수기와 같은 것으로 저렴하게 자기가 직접 수소 수를 만들어 마실 수 있다. 이것은 항상 수소를 발생시킬 수 있기 때문에 수소가 없어질 걱정이 없다. 뿐만 아니라 직접 수소 수를 만들어 야외 활동(골프, 등산, 운동, 낚시 및 야유회 등) 시에 알루미늄 용기에 넣어서 휴대하면 더욱 건강을 관리 할 수 가 있다.

2) 세계의 기적의 물들은 정말로 질병에 효과가 있나?

기적의 물은 세계의 여러 연구자들에 의해서 조사한 결과, 보통 물보다 훨씬 많은 수소를 가지고 있다는 사실이 밝혀졌다. 실제로 중환자들이 나았다고 증언한 사람도 많이 있었다고 한다. 하지만 그 기적의 물을 현장을 떠나 가지고 돌아가서 마시면 물의 효과가 없어지고 좋아졌던 증상도 다시 나타난다고 알려져 있다. 이유는 기적의 물에 함유한 수소가 물에서 빠져나와 점점 날아가 버리기 때문에 그 점은 논리에 맞는 말이다.

이들 기적의 비밀이 조사대로 수소라면 일부러 현지까지 가지 않아도 집에서 수소가 포함된 물을 만들어 마신다면 상당한 효과가 기대된다.

3) 항 산화력은 나이가 들수록 약해진다는데 사실인가?

유감스럽지만 사실이다. 우리의 몸에는 활성산소가 체내에서 일으키는 산화작용을 중화시키는 항 산화력을 갖추고 있다. 그것은 효소, 단백질, 비타민 등의 항산화물질로, 순간적으로 활성산소를 분해할 수 있다고 한다.

하지만 체내의 모든 기능이 나이를 먹듯이 항 산화력도 약해져 간다. 20세 정도를 피크로 점점 활성산소를 제거하는 힘이 떨어진다. 건강상태도 항 산화력의 저하와 함께 문제가 일어나기 쉬워지고, 큰 질병이 없다고 해도 쉽게 피곤해 진다거나 스트레스가 쌓이기 쉬워지게 된다.

4) 수소 수는 어떤 맛인가 요? 냄새나 특유의 성질은 없나?

보통 물과 거의 똑같다. 냄새도 맛도 특징도 없다고 말해도 좋을 정도이다. 수소는 무미·무취·무색의 물질이기 때문에 물에 녹아도 변함없다. 스틱을 사용한 수소 수를 만들 경우 금속성분이 녹으면서 수소가 발생하기 때문에 알카리성이 스틱을 장시간 넣어 놓을수록 경수(센물)에 조금 가까운 맛이 나게 된다. 앞서 설명하였듯이 마그네슘금속 스틱으로 만든 물은 수소 수라기 보다는 환원수에 가깝다 할 수 있다. 실제로 수소농도도 미약하다.

따라서 액티브 바이오 정수기와 같이 무 격막 전기분해를 이용한 수소 수가 중성으로 건강에 효과적이다.

5) 수소 수와 알카리 이온 수는 어떤 차이가 있나?

수소가 물에 녹아도 pH에는 거의 영향을 주지 않는다. 그러나 일부 스틱 제조업체에서는 일반적으로 수소 수를 물에 금속(마그네슘 등)파편을 넣어 만들고, 알카리 이온수기는 물을 전기분해하여 알카리수와 산성수를 만든다. 만드는 법은 다르지만 환원수로서 성분상으로는 같다고 하지만 스틱을 이용한 물은 원래의 물에 없는 금속이온의 용해와 수소의 농도도 낮으며 설사 수소가 용해되어 있더라도 순식간에 대기로 날아가 버린다. 그리고 알카리 이온수기로 생성된 알카리 이온 수는 수소이온농도(pH)가 9.0이상의 강 알카리로서 용존 수소 농도는 매우 낮으며 의료기기로 분류된다.

즉 pH나 ORP가 마이너스인 환원수하고 수소 수는 분명히 구별되므로 혼동이 없기를 바란다. 물론 알카리 수에도 미량의 수소가 용해되어 있지만 높은 pH로 위산과다등과 같은 위 관련 트러블이 있는 사람들이 일시적으로 마시는 것은 좋다고 한다.

수돗물을 1차로 정수하여 순수하게 한 후 무격막 전기분해를 하여 만든 액티브 바이오 수소 수와 알카리 이온 수는 성분에서도 차이가 있으며 스틱을 이용한 환원수(수소 수)는 마그네슘이나 아연 등이 용출되어 물맛이 달라질 수 있고 인체에 유해성 논란도 있다. 즉 액티브 바이오 정수기를 통한 수소 수는 원수를 정수한 후 물의 성분(pH가 중성 이고 수소농도만 증가)을 전혀 변화하지 않으며 알카리 이온 수는 높은 pH와 트리할로메탄 형성 가능성 그리고 스틱을 담 그어서 만들어진 물은 수소 수라기 보다 환원수이고 수소농도도 매우 낮다. 금속스틱이나 알카리 이온 수기는 수소 수라기 보다 환원수이다.

6) 국내외에서 시판되고 있는 정수기들과 차이는?

1990년대에 수돗물관련 페놀사건 중금속사건등으로 역삼투 막(Reverse Osmosis : RO)을 이용한 소위 역삼투 정수기(RO)가 급속도로 국내에 보급이 되면서 RO관련 정수기 업체들이 현재에도 높은 매출을 올리고 있으나, 2000년에 들어오면서 RO정수기의 불합리성(①원수인 수돗물 중 정수된 물보다 농축수의 배출량이 과다, ②안전한 수돗물에 중금속이 없다는 국민들의 확신, ③유지관리의 고가 그리고 ④ RO정수 물에 세균 검출 등의 품질문제 보도) 때문에 RO정수기 관련 업체들은 인체에 유익한 미네랄 성분을 제거하지 않고 세균류와 이물질들만을 제거하는 한외여과막(Ultrafiltration : UF) 또는 정밀여과막(Microfitration : MF)을 장착한 중공사막(中空絲膜) 정수기가 판매되고 있다. 참고로 막(Membrane : 膜)을 제막하는 방식에는 첫째 두루마리 같은 나권형(Spiral Wound : SW)은 RO나 NF(Nano Filtration)막 모듈로 둘째, 중공사형(Hollow Fiber : HF)은 MF나 UF막 모듈로 셋째, 관형(Tubular)은 MF, UF, RO 막 모듈로 그리고 마지막으로 평판틀형(Plate & Frame : P&F)은 MF, UF, NF, RO 막 모듈로 만드는 방식이다.

RO정수기로 정수한 물의 ORP는 수돗물과 같이 플러스(Plus)를 나타내고 pH는 수돗물보다 오히려 산성 쪽으로 나타내므로 수소 수와는 정반대인 수소결핍수이다.

RO 정수기로 수돗물 속에 유익한 미네랄 성분을 제거하므로서 물맛이 부드러운(?) 느낌을 준다. 그렇다고 연수(軟水)라고 말하기는 곤란하다.

연수는 양이온교환수지(Cation Ion Exchange Resin)을 이용하여 수돗물 속에 유익한 미네랄성분(칼슘, 마그네슘 등)들을 니트륨으로 치환하는 것으로 일정기간 사용 후 소금으로 재생을 하여 사용을 한

다.(그러나 RO는 물속에 양이온 과 음이온들을 95~ 99.8% 제거하여 버린다)

즉 RO정수기의 정수된 물은 약산성화로 심장혈관질환경고(WHO)와 좋은 물을 30% 이상 배수로 낭비한다.

이상에서와 같이 막 모듈을 이용한 정수기들 이외에도 활성탄이나 전기분해를 통한 알카리 이온 수기등이 있으며 대부분의 정수기들은 수돗물과 같은 원수가 가정까지 송수되는데 소독 냄새와 같은 물질을 제거하는 전처리가 필요로 하다.

7) 수소 수로 수소를 대량으로 섭취해도 괜찮은가?

수소를 얼마만큼 많이 섭취해도 문제는 없다. 그것이 산화작용을 하는 산소와 크게 다른 점이다. 또한 수소는 체내로 들어와도 확산되기 쉽기 때문에 남은 수소는 가스가 되어 내쉬는 숨으로 배출된다.

8) 수소 수는 어떨 때 얼마만큼 마시면 좋은가?

언제 어떠한 때라도 마시고 싶을 때 마셔도 상관없다. 목이 마를 때, 땀을 흘렸을 때, 언제라도 마셔도 괜찮다. 단 수소 수를 마시는 목적은 24시간 발생되는 활성산소를 제거하는 것으로, 수분보충은 아니다. 수분보급은 중요하지만, 되도록 많은 수소가 녹아있는 물을 마셨으면 좋겠다. 또 그중에는 질병 등의 이유로, 수분섭취량에 제한을 받는 분도 있을 것이다. 그런 분들은 정해진 양의 물을 수소 수로 만들어 마시는 것은 어떨런지?

9) 수소 수를 요리에 사용해도 괜찮은가?

보통 물과 똑같이 사용하여도 문제는 없다. 단 수소는 공기 중으로 점점 날아가 버리기 때문에 수소를 섭취하기 위해서는 그대로 마시는 것이 좋다고 말할 수 있다. 그러나 수소 수로 현미밥을 지을 경우 수소의 침투력에 의해 짧은 시간에 맛있는 현미밥(6시간이 1시간 이내로 단축)을 지을 수 있고 여러 가지 요리에 사용하면 좋다.(수소 수를 이용한 자세한 요리법은 www.activebio.jp/나 www.sundo.co.kr에도 소개되고 있다)

10) 차나 우유에 수소스틱을 넣어도 괜찮을까?

물 이외의 것에는 넣지 않는 편이 좋다. 물질에 따라 어떤 화학반응이 일어날 가능성이 있다. 수소가 발생하지 않게 되는 경우도 있다. 어디까지나 물에만 사용하는 것이 좋다.

11) 수돗물 보다 도 먹는 샘물이 좋은 물인가?

어느 쪽이든 수소가 발생한다는 사실엔 변함없다. 수돗물 쪽이 간단하고 돈도 적게 들지만, 먹는 물 쪽이 맛있다고 하는 분들도 있다. 그것은 전기분해에 의한 수소 수가 아니라 스틱으로 만든 물일 경우 그러할 것이다 우리나라 수돗물은 시판되는 먹는 물보다 미네랄 성분이 낮아 소독 냄새만 없으면 훨씬 맛있는 물이다.

물속에 미네랄이 많으면 수소 수를 만드는데 전기적 분해 능력이 떨어질 수 있다 왜 일본에서 시판되고 있는 수소 수는 총 용해성 고형물질(우리는 미네랄로 부름)이 우리나라 수도수와 비슷한 값을 나타낸다.

미네랄 성분이 높은 물은 주로 수소를 충진 하는 법으로 시판 되고 있다. 활성산소를 제거하는 효과는 똑같기 때문에 수돗물도 먹는 샘물이든 상관은 없다. 중요한 것은 수소농도이다.

12) 애완견이나 고양이에게 수소 수를 마시게 해도 괜찮은가요?

호흡을 하는 모든 동물은, 인간과 마찬가지로 활성산소가 체내에 발생한다. 또한 애완동물도 고령화로 당뇨병 등 생활습관 질병에 걸리기 쉬워진다. 동물에게도 수소 수는 틀림없이 좋을 것이다. 단, 동물에게는 수소를 섭취하게 한다는 의식을 가지고 있지 않기 때문에, 일반 물처럼 그릇에 따라두면 수소가 점점 사라져 버린다는 사실을 잊지 말아야 한다.

풍요로운 생활로 애완동물과 접하는 시간들이 많은 사람들이 증가하고 있다 애완동물도 각종 질병에 걸리기 쉬우므로 소량씩 수소 수를 먹이면 좋다.

애완동물이 질병이 없어야 더욱 가까이 하고 싶을 것이다.

제11장
수소 수는 건강한 미래를 연다

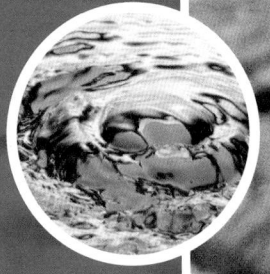

✱ 수소는 미래의 사업이다

수소는 미래의 건강, 에너지, 의학, 농업 및 산업 분야에서 새로운 성장 동력으로 기여할 것이다.

저자는 이 책을 완성하기 전에 수소 수의 원조라고 할 수 있는 히로시마대학(生命科學科 細胞死 制御工學 硏究室) 미와 노부히코 교수를 어렵게 만나 향후 수소 수의 시장 전망과 연구 개발 분야에 대하여 의견을 나누었다. 미와 교수는 한국에서도 수소 수에 대하여 이렇게 관심을 가지고 있다는데 의외라는 표정을 나타냈다.

현재, 미와 노부히코 교수는 각종 암 제어 연구뿐만 아니라 최근에는 노화억제 개발 과 항암제 개발 그리고 여성들의 피부(잔주름) 및 미용에 대해서도 개발을 하여 현재 모 업체를 통하여 시판단계에 있었다.

저자가 한국기업과 수소 수에 대한 세미나 및 연구개발의 정보를 교환할 것을 제안을 하자 그는 적극 협력 하겠다고 약속을 하였다.

수소욕의 효과는 입소문으로 퍼지고 있으며 2009년부터는 일본의 어느 지역에서도 쉽게 이용이 가능할 정도로 폭발적인 수요가 예상된다. 수소욕은 기존의 우리 목욕문화(사우나 및 찜질)와는 달리

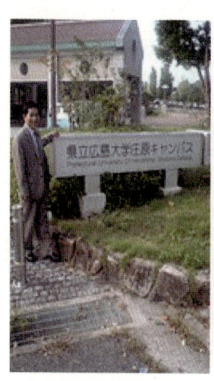
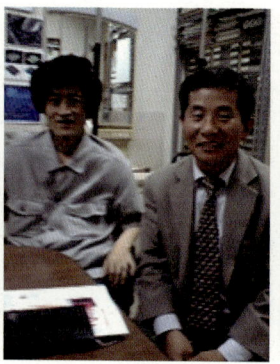
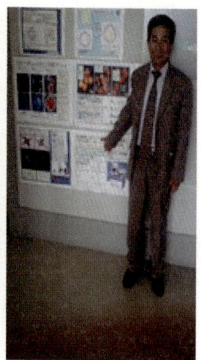

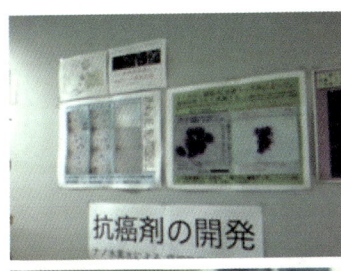
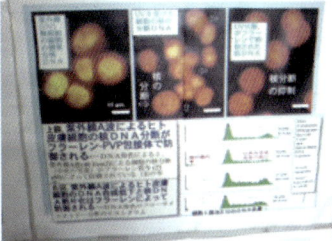
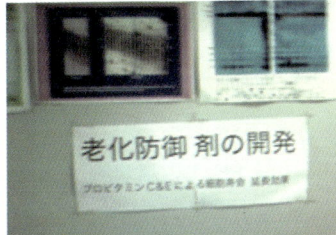
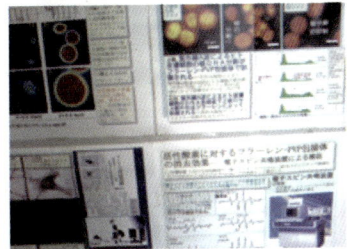
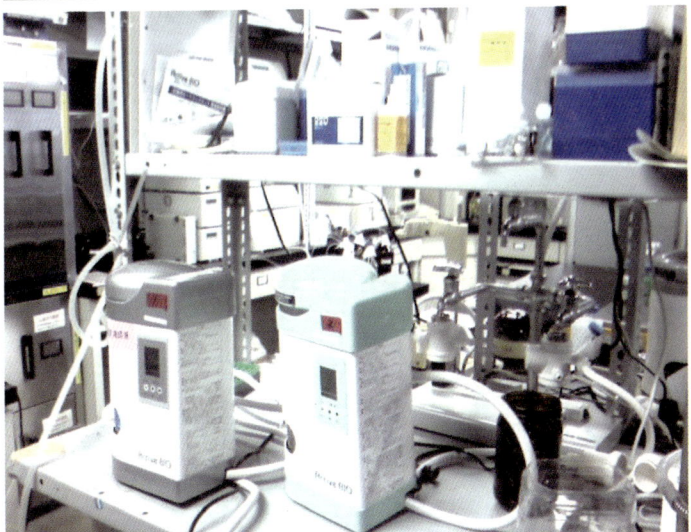

위의 사진들은 저자가 히로시마대학 미와 노부히코 교수실을 방문 시에 Active Bio 중성 수소수 정수기(整水器)를 이용하여 항암제, 노화방지제 및 피부(미백) 보호 등을 위한 화장품등을 연구 개발 중인 자료의 일부이다

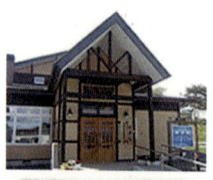

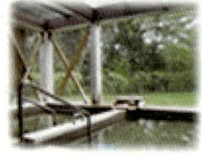

수소발생장치를 설치하여 아토피 피부염, 건선 및 피부 관리를 하는 일본 의료법인으로 풍부한 자연에서 숙식을 하면서 자연 치료력을 높이고 있으며 회원제로 운영을 하고 있으며 먹거리는 자연식품으로 마시는 물도 수소 수를 제공한다.

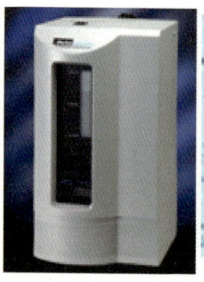 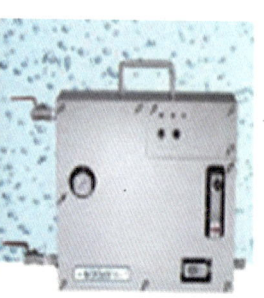

위의 사진(上)은 아토피, 각종 피부염 및 피부 관리를 위해 개발된 수소 수 제조 장치로 수소 욕(Hydrogen Bath)등에 시범적용을 하여 효과를 보고 있음을 확인하였다.

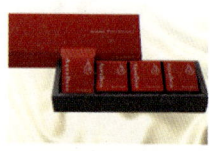

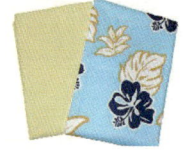

아토피 등의 피부염에 효과가 있는 백금 타월이다.

많은 물의 사용이나 비누 및 세제를 거의 사용하지 않으므로 친환경적 사업이다.

2008년 9월부터는 시판되고 있는 수소 수를 이용한 잔주름, 노화, 미백등의 화장품이 출시되고 있다.

아토피나 피부염이 있는 환자는 먼저 수소 수로 깨끗이 몸을 씻은 후 백금 타월로 닦으면 효과가 있고 특히 기존의 아토피나 피부염환자들은 수소 수를 백금 타월에 적시어 아토피 피부에 덮어두면 효과가 있다.

이러한 제품은 현재 전 세계적으로 파급효과가 있을 것으로 기대가 된다. 참고로 우리나라의 아토피 환자들이 있는 경우 백금 촉매를 이용한 제품으로 생활공간의 창문 등에 코팅을 하는 방법으로 이는 대기오염과 새집증후군으로 유해물질방출(포름알데히드, 유해성유기화합물질, 중금속 등)의 오염도를 줄여서 실내공기의 질 향상을 통하여 아토피 등의 피부질환을 예방할 수 있다.

2008년 10월 20일에 서울시는 금년 4월부터 10월까지(6개월)에 걸쳐서 수행한 4대연구과제의 최종결과를 발표하였다.(10월 20일 SBS 8시 뉴스 보도)

■ '아토피 없는 서울' 프로젝트

분 야	내 용
실태, 역학 조사	-2009년 환경성 질환 전문 연구소 설치, 진료 표준지침 마련
진료체계 구축	-2008년 아토피 전문 클리닉 설치 -2010년 아토피 등 환경성 질환 연구소 설치 -2010년까지 4대 권역별 아토피 클리닉 4곳 설치
보육 지원 사업	-20개 동사무소 환경친화적 보육시설 설치 -단기보호시설(사회복지센터) 권역별 1개소 설치
새집 증후군 감소	-친환경 자재 사용 유도 -오염물질 방출 자재 사용 제한 강화

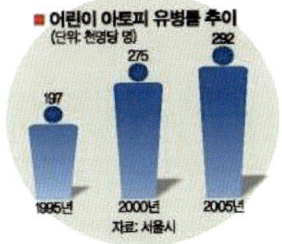

■ 어린이 아토피 유병률 추이
(단위: 천명당 명)
1995년 197
2000년 275
2005년 292
자료: 서울시

서울시는 아토피성 피부염 및 천식 등을 환경적, 사회적 질환으로 인식하고 이를 체계적으로 관리하기 위하여 "아토피 없는 서울 프로젝트(Atopy Free Seoul Project)"를 발의하였는데 이는 아토피 없는 서울 프로젝트는 아토피 질환 등 환경성 질환을 시가 직접 나서 관리하겠다는 의지를 밝힌 것으로 받아들여지고 있다. 대도시의 인구 밀집지역에서 아토피나 천식 등 환경성 질환은 높은 유병율과 빠른 증가 추세로 최근 심각한 사회 문제로 떠오르고 있다. 이번조사 결과는 0~7세미만의 어린이 6453명중 19.1%인 1,232명의 어린이가 아토피로 고생을 하고 있고 이중에서 52.3%는 수면장애까지 있는 것으로 밝혀졌다. 실제로 대한소아알레르기 호흡기학회와 환경부의 실태조사 결과에 따르면 어린이들의 아토피 피부염 유병 율은 1995년 19.7%에서 2005년 29.2%로 10% 늘었으며 천식도 1995년 13%에서 2005년 18.6%로 늘어나고 있으며, 아토피 등 환경 성 질환으로 인한 사회적 비용도 엄청나 지난 5년간 진료비로만 약 1조4천900억원이 쓰인 것으로 추정되고 있다.

수소 수는 이러한 아토피성 피부염환자들에게 도움이 되는 반가운 소식이 될 것이다.

✱ 건강한 미래를 위한 수소 수 등장

1932년 인체 내의 물의 작용과 에너지와의 관계 등에 착안하여 전해이온수가 연구되기 시작하면서 1952년 물의 전기분해 장치가 고안되고 1958년 일본회사가 최초로 인체용 이온 수 제조 및 판매를 하면서 1966년 1월 15일에 일본 후생성이 의료용 물질 생성기로 제조승인을 하면서 알카리 이온수가 위장 내 이상발효, 만성설사, 소화불량, 위산 과다 등의 효과를 인정 하면서 현재에 이르고 있으며 1980년대 산소 수에 대하여 연구가 시작되면서 효과가 인정이 되어 왔으나 실제 제품으로 출시할 경우 뚜껑을 개봉 시 산소가 대기 중으로 날아가 버리는 데에 대한 실험 등이 없는 상태로 2002년의 세계 산소 수 시장은 1%남짓 이었다.

우리나라도 웰빙 붐을 타면서 2005년부터 유명기업들이 80 ppm의 산소수 등을 제품으로 약 3500억원의 샘물시장(2005년 말 기준)의

틈새를 공략하고 있으나 일본은 산소 수 보다는 2000년대 초부터 세계 기적의 물이 수소를 함유하고 있음을 발견하고 수소 수에 대한 다양한 임상실험을 통하여 경이적인 효과를 확인하고 2005년 6월 2일에 일본 주식회사 타카오카 제작소는 히로시마대학의 노부히코 미와 교수팀과 암 관련 임상실험에서 개발한 중성수소 수정수기인 Active Bio가 암세포증식을 억제한다는 연구논문을 발표하였고 이어 파우치 및 캔 형의 수소 수가 속속 시판되면서 여러 분야에서 수소 수 시대를 열어가고 있다.

뿐만 아니라 수소 수를 이용한 각종 질병과 생활 관습 병(뇌경색, 당뇨, 비만, 고혈압, 아토피)치료, 미백과 피부미용 화장품 출시, 농업, 산업분야, 건설 분야는 물론 바야흐로 청량음료시장의 판도의 변화가 시작이 되고 있다.

✳ 건강을 위한 효과적인 수소 수 음용 방법

우리나라에는 2008년 9월부터 모회사가 정부로부터 수질 등의 품질 허가를 통과한 일본의 Active Bio 중성 수소수 정수기(整水器)를 수입하여 효과 등에 대한 체험을 무료로 실시하고 있으며 현재까지의 참여자의 반응은 좋은 것으로 나타났다.(물맛이 좋다, 속이 편안하다, 기침 해소, 변비해소 및 소변횟수 증가 등)

Active Bio정수기는 시중에 판매되는 일반 정수기능을 기본적으로 갖추고 있으며 여기에 용해수소를 제공하는 기능이 추가 된 것이 특징이며 정수능력은 서울시 수돗물을 기준으로 분당 2리터 처리용량이며 수소 수는 하루에 약 20리터 이상을 얻을 수 있어 음용은 물론 각종 요리나 건강관리에 사용을 할 수 있다. 앞에서도 설명을 하였듯이 일본의 경우는 Active Bio정수기와 같이 집에서 직접 수소 수를 생성하여 이용할 수 있고 파우치나 알루미늄캔으로 시판되는 것이 있다.

시판되는 파우치나 캔의 수소수제품들은 생산 초기에는 수소농도가 1.0 ~ 1.6 ppm까지 측정이 되지만 시간이 경과하면서 수소농도가 낮아지는 문제로 생산업체들은 기존의 펫트(PET) 및 유리용기들은 자외선이 통과하기 때문에 는 수소가 빠져나가므로 폴리에틸렌, 나일론, 알루미늄 및 폴리 에스테르 등의 재질을 이용하여 수소의 배출을 최대한으로 억제하고 있으나 시중에 유통기간이 약 3개월 전 후로 예상이 되어 대부분 통신 판매 등으로 소비자에게 공급을 하고 있다.

이러한 수소농도의 불안전을 해결하기 위해서는 Active Bio수소정수기를 가정에 설치하여 사용을 하므로 서 일정하고 풍부한 수소 수를 마실 수 있다. 즉, 세계 기적의 물들은 수소가 함유되어 있다는 것을 앞에서 설명하였듯이 현장에서 직접 마시거나 몸을 적시는 것은 효험이 있지만 이동하여 사용 시는 효과가 없음을 알 수 있듯이 수소 수는 생성 즉시 음용하는 것이 효과적이다. 최근에는 Active Bio수소정수기 회사에서는 야외나 외출 시에 수소 수를 손쉽게 보관하여 마실 수 있도록 알루미늄재질의 용기를 사용토록 권장하고 있다.

✱ 수소 수 안정성

알카리 이온수는 "Active Bio" 중성수소 수정수기와 같이 정수 후 전기분해를 실시하는 것은 동일하나 (+)극에서 생성된 산성수와 (-)극에서 생성된 알카리 수로 분리 된다. 이때 알카리 수는 pH가 8.5를 초과하여 의료기기품목으로 규정이 되어있으나 Active Bio 중성

수소 수 정수기는 격막이 없이 전기분해를 한 후 전해수소를 발생시키므로 pH도 중성으로 인체에 전혀 해가되지 않는다. 물론 파우치나 캔 형태의 수소 수도 먹는 물로서 안전성에 문제가 없지만 장기간 복용 시는 집에서 만들어 마시는 수소 수보다 짧은 유통기간(3개월 이내)과 수백 배의 비용문제가 발생한다.

용존 수소를 보면 일반적으로 수소의 포화용존 량은 15℃ 대기압 하에서 1.0ppm이지만 Active Bio 중성 수소 수 정수기는 1.2ppm이고 알카리 이온 정수기는 0.3 ppm 전후, 파우치 형은 1.0~1.6ppm, 스틱형은 0.1ppm 정도이다.

Active Bio중성 수소 수 정수기에 대하여 수소 발생 원리는 알카리 이온수기와 달리 무 격막 방식임을 다음 그림에서 알 수가 있다.

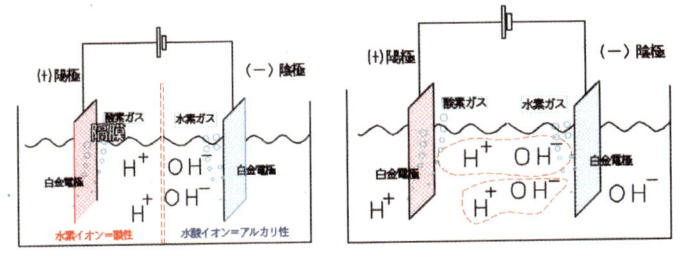

위에 왼쪽 그림이 알카리 이온수기의 원리이고 오른쪽 그림은 액티브 바이오 수소 수 정수기 원리이다.

액티브 바이오 수소 수 정수기의 수소발생은 원수(수돗물)를 프리필타에서 이물질과 납등을 제거하고 전기분해조에서 4~ 6시간정도(원수의 따라 차이) 전기분해를 하면 자동으로 전기분해(수소생성)가 멈추고 약 5초 동안 배출 후 분당 2리터의 유량을 아래 측정결과와 같이 수분 간에 걸 처 용존 수소농도가 1.2 ppm이상, ORP는 -510

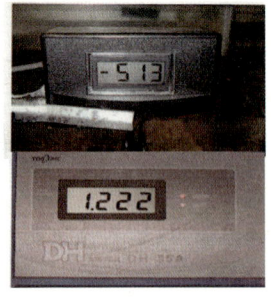

㎷이상인 수소 수 채수가 가능하며 반복적으로 다시 수 시간 전해를 실시하면 된다.

물론 수소 수를 채취하지 않고 정수된 물을 채취를 할 경우 그대로 연속적으로 원수를 통과 시키면 시중에서 판매되는 일반정수기들과 동일한 수질을 얻을 수 있다 참고로 국내에서 정수기를 제조 및 수입을 하여 시판을 하려고 할 경우 정부(환경부)가 지정한 한국정수기 공업협동조합을 통하여 먹는 물 기준에 적합함을 통과하여야 가능하다.(액티브 바이오 정수기도 일본뿐만 아니라 우리나라 먹는 물의 수질기준의 품질기준을 통과한 것이다)

✱ 일본의 수소연구회 발족

2008년도에 일본은 수소 수에 대하여 본격적으로 연구개발을 위해 전 일본 후생성 건강정책국장(小林 秀資)을 회장으로 하고 일본의과대학대학원 교수(太田 成男)를 이사장으로 수소연구회를(http://www.hra-japan.org) 발족한 후 2008년 10월 15일에는 관련 심포지움도 개최하였다. 또한 일본 후생노동성은 일본의 대학연구기관과 수소 수에 대한 연구를 위해 2009년도 예산을 편성하였다고 한다.

이제 우리나라도 수소관련 기술연구에 관심을 가져야 할 때이다. 21세기 신 성장 동력의 산업으로서 수소관련 사업 전망은 매우 높으며 수소적용분야는 앞으로도 확대 될 전망이다.

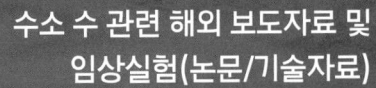

수소 수 관련 해외 보도자료 및 임상실험(논문/기술자료)

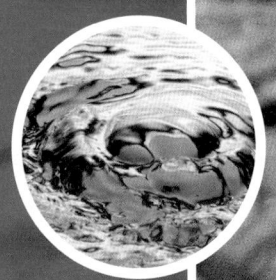

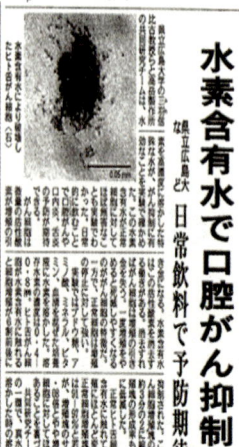

닛칸공업신문 2007.7.23

수소함유수로 구강암 억제

현립 히로시마대학 등 일상음료로 예방기대

현립 히로시마대학의 미 노부히코 교수와 타카오카 제작소 공동연구팀은 수소를 고농도로 녹인 특수한 물이 암 억제에 유효하다는 것을 실험으로 확인하였다.

이 수소수가 정상세포에 대해서는 거의 무해하다는 것도 실험을 통해 알아냈다.

일상생활에서 마시는 것으로 구강암과 구내염, 설염의 예방을 기대할 수 있게 되었다.

암세포는 미량의 활성산소가 증식의 방아쇠 역할을 한다. 수소함유수로 활성산소 작용을 제거하면 암세포는 증식의 발판을 잃어버리게 된다. 한번 증식을 그만두면 사멸하기 쉬워지는 것이 암세포의 특징이다. 반면에 정상세포는 증식정지에 강하다. 실험에서는 포도당, 비타민, 혈청을 혼합한 배양액에 수소를 녹였다. 용존수소의 농도는 0.4~0.8ppm. 설암세포가 수소함유수에 닿자 60% 전후로 억제되었다. 이 때 암세포 증식덩어리 사이즈는 약 2/3로 작아지고 증식덩어리의 형성율도 54~72%로 저하되었다.

정상인의 혀세포는 수소함유수에 닿아도 세포증식에 거의 변화가 없고 정상세포 증식덩어리의 형성율은 91~97%로 약간 감소하였지만, 증식덩어리 사이즈는 1.08배로 약간 증가. 정상세포에 대해 거의 무해하다는 것을 입증하였다.

수소로 활성산소 격퇴

일본의과대학 교수들이 세포.동물로 실험

수소가 몸에 유해한 활성산소를 제거로, 관련 치료 등에 사용될 가능성이 있다는 것을 일본의과대의 오오타 시게오 교수(세포생물학)가 세포와 동물시험을 통해 밝혀냈다. 연구내용은 미국 과학잡지 네이처 메디슨 전자판에서 8일 발표된다.

산화를 쉽게 만드는 활성산소는 질병과 노화를 일으키는 것으로 알려져 있다. 활성산소에는 여러 가지 종류가 있지만, 오오타씨가 수소를 녹인 물의 영향을 배양세포를 통해 조사한 결과, 산화력이 강한 「하이드록시 라디칼」이라는 활성산소를 제거할 수 있다는 사실을 알았다. 또, 뇌 혈류를 90분간 정지시켜 뇌경색 상태로 만든 쥐에 농도 2%의 수소가스를 마시게 하여 활성산소에 의한 장해를 억제할 수 있는지를 조사하였다. 그 결과 수소를 마시지 않은 경우에 비해 뇌세포가 죽는 정도를 반 정도 억제할 수 있었다.

도쿄도 노인정합연구소의 타나카 마사시.건강장수 계놈탐색연구부장은 「수소로 실제 인간의 질병과 노화를 막을 수 있을까, 어느 정도 섭취하면 좋은가, 확인하기에는 아직 많은 연구가 필요하지만, 기대할 수 있는 연구결과다」라고 하였다

[산케이 신문] 2007.5.8
수소로 활성산소 퇴치

일본의대, 쥐 실험을 통해 확인

강한 산화력으로 단백질과 유전자의 본체인 DNA 등에 데미지를 주어 암과 많은 생활습관성 질병을 일으킨다고 하는 활성산소를 수소가스로 효율적으로 제거할 수 있다는 사실을 오오타 시게오 의대교수(세포생물학)의 연구팀이 쥐 실험을 통해 알아냈다. 7일자 네이처 메디신 전자판에 발표하였다.

수소는 흡입이 간단하고 부작용의 걱정이 적은데다, 비타민C 등 항산화 작용이 강한 다른 물질과 다르게 몸에 필요한 "좋은" 활성산소는 공격하지 않는다고 한다.

오오타 교수는 「원숭이 실험으로 효과가 확인되면 빠른 시기에 사람을 통한 임상연구를 진행하고 싶다」라고 말했다.

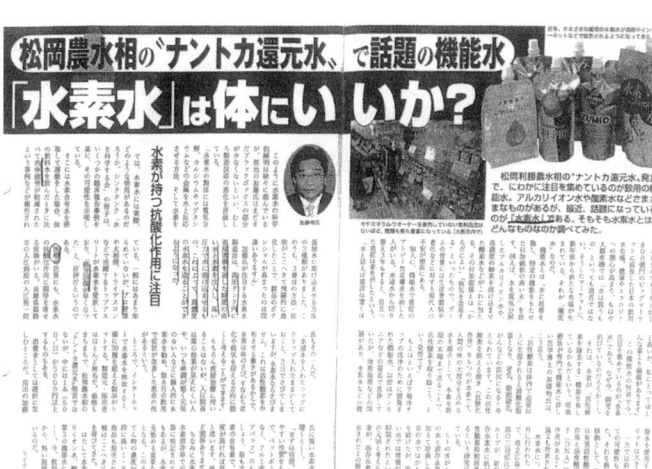

마츠오카 농수상의 "소문의 환원수"로 화제가 된 기능수
「수소 수」는 몸에 좋은가?

 마츠오카 토시카츠 농수상(農水相)의 "소문의 환원수". 발신으로, 돌연 주목을 끌고 있는 것이 음용 기능수. 알카리 이온수와 산소수 등 여러 가지가 있지만, 최근 화제가 되고 있는 것이 「수소 수」다. 원래 수소 수란 어떤 것인가를 조사해 보았다.

 미네랄 워터가 1800억엔의 큰 시장으로 성장한 일본의 음용수 시장은 건강과 에콜로지에 관심이 높아지면서, 이미 대도시권에서는 「물은 사먹는 것」이라 해도 과언이 아니다. 그러한 마켓에 수년 전부터 새로운 시장이 형성되고 있다. 그것이 「기능수」인 것이다.

 기능수란 「물에 처리를 하여 특정한 기능을 갖게 한 부가가치 높은 물」을 말한다. 예를 들면, 물을 전기분해한 알카리 이온수나 고농도의 산소를 녹인 산소수 등이 이에 해당한다. 그 부가가치란 「몸에 좋다」 「질병개선에 효과적이다」라는 것으로, 붐의 배경에는 생활습관 질병과 노화 등에 대한 현대인의 불안이 깊숙이 자리 잡고 있다.

 지인 중에 기능수로 중병인 아토피성 피부염을 고쳤다는 사람이 있다. 수돗물에서 바꾼지 3년이나 되니 눈에 띄던 염증은 모습을 감췄다는 것이다.

 「물이라고 생각하면 눈알이 튀어 나오게 비싸지만 나한테는 어떤 약보다도 가치가 있습니다」

 이 기능수의 세계에서 지금 주목받고 있는 것이 「수소 수」다. 왜 지금, 각광을 받고 있는 것일까.

 그것은 수소가 「활성산소를 제거하는」기능을 가지고 있으니까, 라고 한다. 영양요법이 전문으로 기능 수에 해박한 의료 학 박사인 카토 아키라 씨는 이렇게 말한다.

「활성산소는 체내에 필요이상으로 생산되면 과산화 지질이 되어 노화, 동맥경화, 암 등의 원인이 된다고 생각됩니다. 이 활성산소를 억제하는 활동(항산화작용)을 가진 것이 수소입니다. 인간의 몸 대부분을 차지하고 있는 물을 매개로 하여 수소를 세포의 구석구석까지 보내어서 활성산소를 제거한다, 는 발상입니다」

원래는 반도체 칩의 세정을 위해 개발된 기능수. 이전에는 암모니아 등의 약품으로 세정을 하였지만, 폐액의 처리 등 문제가 있어, 수소 수 등의 기능수를 사용하므로 장점은 물론 생산성이 크게 개선되었다. 반면 이전부터 음용수로서의 가능성도 시사되어 왔다. 그것을 밝혀낸 과학적 근거로서, 전해 환원수에는 유해활성산소를 제거하는 작용과 활성산소에 의한 유전자(DNA) 손상 억제작용이 있다고 발표한 논문도 있다.

수소 수에 대해서는 작년 3월에 있었던 「일본 약 학회」에서 현립 히로시마대 생명환경학부 미와 노부히코 교수 그룹이 신규 고농도 용존 수소 수에 항암효과와 활성산소 억제효과가 있다고 밝힌 연구 결과를 발표하였다.

사람의 설암세포(舌癌細胞)에 일반 물과 용존수소가 많은 물을 더해 배양한 결과, 일반 물에서는 암세포가 계속 증식했지만, 용존 수소가 많은 물에서는 증식이 1/3으로 억제되었다고 한다. 발암의 원흉이라고 생각되는 활성산소가 용존수소에 의해 제거되었다고 해석할 수도 있다.

이와 같이 수소 수의 과학적 해명은 서서히 진행되고 있지만, 전 카토수상은 아직 블랙박스 부분이 적지 않다고 하면서, 오히려 제조기술의 진화를 더 평가하고 있다.

「수소 수의 제조방법에는 전기분해, 칼슘과 마그네슘 등의 금속을 물과 반응시키는 방법, 그리고 수소를 직접 물에 녹이는 방법, 이 3가지가 있습니다. 이 중, 3번째 방법·기술이 현재에 와서 비약적으로 진화한 것으로 제품의 잠재성이 높아졌다는 것은 틀림없습니다」 카토씨가 주목하는 수소 수 제조법은, 고압 탱크 내에서 역삼투막을 통한 순도 높은 물과 수소를 주입하여 높은 압력으로 물에 녹인 것. 이것으로 고농도의 수소 수를 만들 수 있게 되었다.

수소가 가진 항산화작용에 주목

그러면 실제로 수소 수는 어떤 효과를 가진 것일까. 싱크 탱크 「물의 과학 모임」의 책자에는, 몇 가지 임상보고 예를 바탕으로 그 가능성을 제시하고 있다.

거기에는 수소함유수를 섭취하고 운동을 한 경우, 다른 음료수를 마셨을 때와 비교해 육체피로가 경감했다는 사례 등이 보고 되어 있다. 일반적으로는 별로 알려지지 않았지만, 프로야구나 스모, 트라이애슬론 등에서 활약하는 톱 스포츠맨들이 수소 수를 애용하고 있고,「피로회복이 빨라졌다」라는 호평을 받았다고 한다. 의료세계에서도 수소 수의 항산화 작용에 기대를 가지고 있는 의사가 있다. 효고현 히메지시의 이리에 요시카즈 원장도 그 중 한사람이다.

「수돗물을 넣은 컵에 못이나 클립을 넣은 채로 두면, 이틀이 정도가 되면 녹이 슬지만 수소 수에 넣어두면 녹이 슬지 않습니다. 이것은 활성산소를 중화시키는 작용이 있기 때문으로, 수소는 몸 안의 녹, 즉 노화나 질병을 억제하는 방향으로 작용한다고 생각할 수 있겠습니다」

물론 직접적으로 치료에 이용하는 일은 없지만, 이리에 원장은 약의 효과를 보기 힘든 사람과 언제나 몸 상태가 좋지 않아 기운이 없는 사람 등에게 개인적으로 수소 수를 권하고 몇 개월간 마셔주는 것으로 상태가 개선된 환자의 예가 있다고 한다. 그런데, 인터넷에서 수소 수를 검색해 보면, 20종을 넘는 제품이 검색된다.

제조원?판매자명은 거의 무명이다. 가격도 천차만별로, 마츠오카 농수상의 "소문의 환원수" 발신은 아니지만, 그 중에는 1병(500ml)이 500엔 이상 하는 것도 있다.

소비자가 사기에는 난감한 가격이다. 전 카토 수상에게 현명한 수소 수를 고르는 방법을 묻자,

「우선은 용기(容器). 수소는 빠져나가기 쉬운 성질을 가지고 있기 때문에 페트병이나 병이 아닌 알루미늄 밀폐포장(밀봉 스탠딩 파우치)의 것이 좋습니다. 가장 중요한 것은 수소 함유량으로, 물론 농도가 높으면 높을수록 좋다고 생각합니다. 가격은 거의 관계없습니다」

덧붙여 말하자면 수소 함유량은 수소 용존 율로 표시된다. 용기에 표기되어 있지 않은 것도 있지만, 수소 수의 품질을 가늠하는 중요한 지수가 된다. 이번 4월에는 충전 시의 농도가 종래보다 한 단계 1.8 ppm의 높은 상품도 발매되어 수소 수 상품은 현재 한층 활기를 띠게 되었다.

그동안 시판되어 오고 있는 알카리 이온수, 산소수에 이어 수소 수는 미래의 제3 기능수가 될 수 있을 것인가.

지금 음료업계 관계자들에게 뜨거운 시선이 모아지고 있다.

(편집 타카무라 미츠히코)

상기 외에도 수소 수 관련 정보

1. http://www.activebio.jp/
2. http://www.jcaams.jp/index.html(日本老化防御?科?センタ?)
3. http://www.mizukagaku.com/
4. http://www.radicalgrabber.co.jp
5. http://www.ig.nms.ac.jp/department/hydrogen.php
6. http://www.nms.ac.jp/ig/introduction/saiboseibutsu/ourpage/index.html

ARTICLES

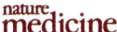

Hydrogen acts as a therapeutic antioxidant by selectively reducing cytotoxic oxygen radicals

Ikuroh Ohsawa[1], Masahiro Ishikawa[1], Kumiko Takahashi[1], Megumi Watanabe[1,2], Kiyomi Nishimaki[1], Kumi Yamagata[1], Ken-ichiro Katsura[2], Yasuo Katayama[2], Sadamitsu Asoh[1] & Shigeo Ohta[1]

Acute oxidative stress induced by ischemia-reperfusion or inflammation causes serious damage to tissues, and persistent oxidative stress is accepted as one of the causes of many common diseases including cancer. We show here that hydrogen (H_2) has potential as an antioxidant in preventive and therapeutic applications. We induced acute oxidative stress in cultured cells by three independent methods. H_2 selectively reduced the hydroxyl radical, the most cytotoxic of reactive oxygen species (ROS), and effectively protected cells; however, H_2 did not react with other ROS, which possess physiological roles. We used an acute rat model in which oxidative stress damage was induced in the brain by focal ischemia and reperfusion. The inhalation of H_2 gas markedly suppressed brain injury by buffering the effects of oxidative stress. Thus H_2 can be used as an effective antioxidant therapy; owing to its ability to rapidly diffuse across membranes, it can reach and react with cytotoxic ROS and thus protect against oxidative damage.

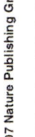

Oxidative stress arises from the strong cellular oxidizing potential of excess reactive oxygen species (ROS), or free radicals[1–5]. Most of the superoxide anion radical ($O_2^{\bullet-}$) produced is generated in mitochondria by electron leakage from the electron transport chain and the Krebs cycle[6]. $O_2^{\bullet-}$ is also produced by metabolic oxidases, including NADPH oxidase and xanthine oxidase[7]. Superoxide dismutase converts $O_2^{\bullet-}$ into hydrogen peroxide (H_2O_2)[8], which is detoxified into H_2O by either glutathione peroxidase or catalase. Excess $O_2^{\bullet-}$ reduces transition metal ions such as Fe^{3+} and Cu^{2+} (ref. 2), the reduced forms of which in turn can react with H_2O_2 to produce hydroxyl radicals ($\bullet OH$) by the Fenton reaction. $\bullet OH$ is the strongest of the oxidant species and reacts indiscriminately with nucleic acids, lipids and proteins. There is no known detoxification system for $\bullet OH$; therefore, scavenging $\bullet OH$ is a critical antioxidant process[9].

Despite their cytotoxic effects, $O_2^{\bullet-}$ and H_2O_2 play important physiological roles at low concentrations: they function as regulatory signaling molecules that are involved in numerous signal transduction cascades and also regulate biological processes such as apoptosis, cell proliferation and differentiation[7,10]. At higher concentrations, H_2O_2 is converted into hypochlorous acid by myeloperoxidase; hypochlorous acid defends against bacterial invasion[5]. Nitric oxide ($NO\bullet$), another ROS, functions as a neurotransmitter and is essential for the dilation of blood vessels[11]. Thus, cytotoxic radicals such as $\bullet OH$ must be neutralized without compromising the essential biological activities of other, physiologically beneficial, ROS. Here we demonstrate that molecular hydrogen (dihydrogen, H_2) can alleviate $\bullet OH$-induced cytotoxicity without affecting the other ROS, and propose that H_2 has potential as an antioxidant for preventive and therapeutic applications.

RESULTS

H_2 selectively reduces $\bullet OH$ in cultured cells

H_2 reduces the $\bullet OH$ that is produced by radiolysis or photolysis of water[12]; however, whether H_2 can effectively neutralize $\bullet OH$ in living cells has not been directly investigated. As the cellular damage produced by spontaneous generation of $\bullet OH$ is not sufficient to be detectable, we induced $O_2^{\bullet-}$ production in PC12 cultured cells. To do this, we treated the cells with a mitochondrial respiratory complex III inhibitor, antimycin A (ref. 13); following such treatment, $O_2^{\bullet-}$ in these cells is rapidly converted into H_2O_2. The addition of antimycin A increased levels of $O_2^{\bullet-}$ and H_2O_2, as judged by the fluorescence signals emitted by the oxidized forms of MitoSOX (Fig. 1a) and 2′,7′-dichlorodihydrofluorescein (H_2DCF) (Supplementary Fig. 1 online), respectively. We dissolved H_2 and O_2 into medium as described in the Methods, and confirmed the prolonged (24 h long) maintenance of H_2 levels (Supplementary Fig. 2 online). H_2 dissolved in culture medium did not decrease MitoSOX and DCF signals in the cells (Fig. 1a,b and Supplementary Fig. 1). Additionally, H_2 did not decrease the steady-state level of $NO\bullet$ (Supplementary Fig. 1). In contrast, H_2 treatment significantly decreased levels of $\bullet OH$, as assessed by the fluorescence signal emitted by the oxidized form of 2-[6-(4′-hydroxy)phenoxy-3H-xanthen-3-on-9-yl] benzoate (HPF) (refs. 14,15 and Fig. 1c,d). When we exposed the cells to antimycin A (30 μg/ml) in the absence of H_2, the HPF signals increased in both the nuclear region and the cytoplasm, probably because H_2O_2 diffused from the mitochondria to produce $\bullet OH$. Notably, H_2 decreased $\bullet OH$ levels even in the nuclear region (Fig. 1c).

[1]Department of Biochemistry and Cell Biology, Institute of Development and Aging Sciences, Graduate School of Medicine, Nippon Medical School, 1-396 Kosugi-cho, Nakahara-ku, Kawasaki City 211-8533, Japan. [2]Department of Internal Medicine, Nippon Medical School, 1-1-5 Sendagi, Bunkyo-ku, Tokyo 113-8602, Japan. Correspondence should be addressed to S.O. (ohta@nms.ac.jp).

Received 25 September 2006; accepted 15 March 2007; published online 7 May 2007; doi:10.1038/nm1577

ARTICLES

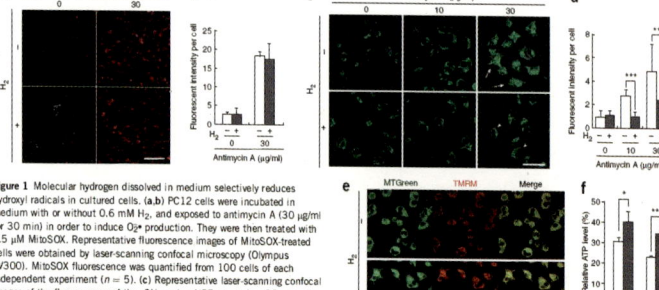

Figure 1 Molecular hydrogen dissolved in medium selectively reduces hydroxyl radicals in cultured cells. (a,b) PC12 cells were incubated in medium with or without 0.6 mM H_2, and exposed to antimycin A (30 μg/ml for 30 min) in order to induce $O_2^{\bullet}$ production. They were then treated with 0.5 μM MitoSOX. Representative fluorescence images of MitoSOX-treated cells were obtained by laser-scanning confocal microscopy (Olympus FV300). MitoSOX fluorescence was quantified from 100 cells of each independent experiment ($n = 5$). (c) Representative laser-scanning confocal images of the fluorescence of the •OH marker HPF were taken 30 min after the addition of antimycin A. Arrows and arrowheads indicate the increase and decrease, respectively, in HPF signals in the nuclear region. (d) HPF fluorescence in cells treated with antimycin A with or without 0.6 mM H_2 was quantified from 100 cells ($n = 4$). $**P < 0.01$, $***P < 0.001$. (e) At 30 min after adding antimycin A (10 μg/ml) with or without H_2 (0.6 mM), cells were incubated with 1 μM MTGreen and 100 nM TMRM for 10 min and then imaged. The two images were superimposed (merge). (f) Cells were pretreated with 4.5 g/l 2-deoxyl-d-glucose (an inhibitor of glycolysis) and 1 mM pyruvate, and relative cellular ATP levels were quantified after exposure to 30 μg/ml antimycin A. ATP levels of cells not treated with antimycin A were set at 100% ($n = 3$). $*P < 0.05$, $**P < 0.01$. Scale bars: 100 μm in a; 50 μm in c; 20 μm in e. Histograms show mean ± s.d.

After antimycin A treatment, H_2 prevented the decline of the mitochondrial membrane potential, as detected by fluorescence of tetramethylrhodamine methyl ester (TMRM), which depends upon the mitochondrial membrane potential, whereas fluorescence levels of MitoTracker Green (MTGreen), which are independent of the membrane potential, were unchanged (Fig. 1e). This suggested that H_2 protected mitochondria from •OH. H_2-treated cells looked normal, whereas H_2-untreated cells were shrunken and had abnormal round shapes (Fig. 1e). Along with this preventive effect, H_2 also prevented a decrease in the cellular levels of ATP synthesized in mitochondria (Fig. 1f). The fact that H_2 protected mitochondria and nuclear DNA provided evidence that H_2 penetrated most membranes and diffused into organelles.

H_2 dissolved in medium protects cultured cells against •OH

We placed PC12 cells in culture medium containing H_2 and O_2, and, at the same time, induced oxidative stress by adding antimycin A. At 24 h after the induction of ROS with antimycin A, we observed that H_2 seemed to protect nuclear DNA from oxidation, as shown by decreased levels of oxidized guanine (8-OH-G) (Fig. 2a,b and ref. 16). Moreover, H_2 also decreased levels of 4-hydroxyl-2-nonenal (HNE), an end-product of lipid peroxides (Fig. 2c,d and ref. 17), indicating that it protected lipids from peroxidation. Further, H_2 dissolved in medium protected cells from cell death in a dose-dependent manner (Fig. 2e,f). When we removed H_2 from medium that had been saturated with H_2, the protective effect disappeared (Fig. 2f), suggesting that the observed effect was not due to a reaction of H_2 with the medium. Moreover, we confirmed that H_2 protected cellular viability by using two methods: a modified MTT assay (WST-1 assay) and measurement of cellular lactate dehydrogenase (LDH) leakage from damaged cells (Supplementary Fig. 3 online). To exclude the possibility that the protective effect of H_2 was due to a reaction with antimycin A, we induced ROS by adding menadione, an inhibitor that acts on mitochondrial complex I, and observed that H_2 protected cells in this system as well (Supplementary Fig. 3).

To verify that H_2 protects against •OH, we pretreated cells with Cu^{2+} and then exposed them to ascorbate, in order to reduce intracellular Cu^{2+} to Cu^{+}, which in turn catalyzes the production of •OH from cellular H_2O_2 that is endogenously produced. This treatment primarily induced •OH inside the cells (by the Fenton reaction), thus directly confirming that H_2 protects cells against cellular •OH (Fig. 2g,h).

Spin-trapping identifies a free radical that is reduced by H_2

To identify the free radical species that H_2 reduces, we studied the effects of H_2 on electron spin resonance (ESR) signals of spin-trapping reagents. We produced •OH by the cellular Fenton reaction, and semiquantified the cellular levels of •OH by spin-trapping using 5,5-dimethyl-1-pyrroline N-oxide (DMPO). Measurements of ESR indicated that H_2 treatment did indeed decrease signals of •DMPO-OH derived from •OH (Fig. 3a–c).

Moreover, when we induced $O_2^{\bullet}$ production by treating cells with antimycin A in the presence of DMPO, we observed multiple ESR signals[18]. These signals seemed to consist of those from the •DMPO-OH and •DMPO-H radicals (Fig. 3d–f). The •DMPO-H radical is derived from the hydrogen radical (H•), which can be induced by porphyrins. To visualize the signals decreased by H_2, we obtained the differential spectrum. We found that only •OH-derived signals were decreased by H_2 treatment (Fig. 3e). These results strongly suggest the selective reduction of cellular •OH by H_2 treatment.

H_2 selectively reduces •OH and ONOO^{-} in cell-free systems

Next, we confirmed in a pure solution that HPF fluorescence can be used to monitor the reduction of •OH by H_2 during continuous •OH

ARTICLES

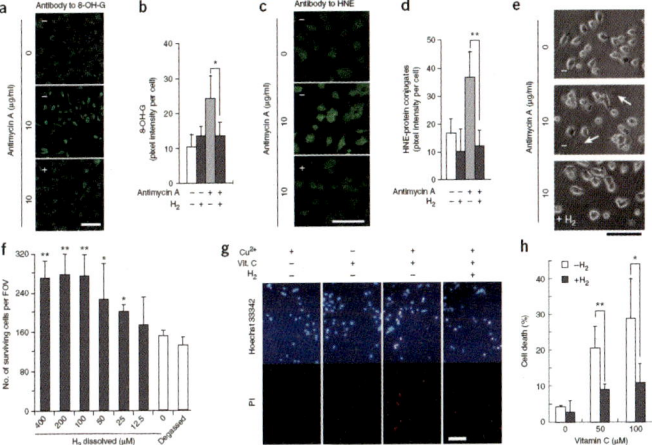

Figure 2 Molecular hydrogen protects cultured PC12 cells by scavenging hydroxyl radicals. (a–d) PC12 cells were maintained with 10 μg/ml antimycin A, with (+) or without (–) 0.6 mM H_2, for 24 h in a closed flask, and immunostained with antibodies to 8-OH-G or HNE. Fluorescence signals in response to 8-OH-G and HNE were quantified using 100 cells from each independent experiment ($n = 4$). $^*P < 0.05$, $^{**}P < 0.01$. (e) Phase-contrast pictures of PC12 cells 24 h after the exposure to antimycin A, with (+) or without (–) 0.6 mM H_2. Arrows indicate dead cells. (f) Cell survival was assessed by manually counting the cells (Methods; $n = 4$). $^*P < 0.05$, $^{**}P < 0.01$ (compared with 0 μM H_2). (g) PC12 cells were exposed to intracellular •OH produced by the Fenton reaction, with or without 0.6 mM H_2. Cells were preincubated with 1 mM $CuSO_4$, washed, and exposed for 1 h to 0.1 mM ascorbate (Vit. C) in order to reduce intracellular Cu^{2+} to Cu^+ (**Supplementary Methods**). The cells were costained with propidium iodide (PI) (for dead cells) and Hoechst 33342 to visualize the nuclei. (h) Cell survival was assessed by manually counting the cells as in f ($n = 5$). $^*P < 0.05$, $^{**}P < 0.01$. Scale bars: 50 μm in a,c,e; 100 μm in g. Histograms represent mean ± s.d.

production by the Fenton reaction. In this condition, H_2 suppressed increases in HPF signals in a dose-dependent manner (**Fig. 4a–c**). But when we mixed a solution containing H_2 with HPF preoxidized with •OH, fluorescence signals from oxidized HPF did not decrease (data not shown), supporting the idea that H_2 directly reacts with •OH.

Next, we examined the reactivity of H_2 with other ROS or reactive nitrogen species (RNS). We prepared H_2O_2 and peroxynitrite ($ONOO^-$) by dilution of the respective stock solutions, $O_2^{-\bullet}$ by the enzymatic reaction of xanthine oxidase with xanthine, and NO• by the spontaneous reaction of 1-hydroxy-2-oxo-3-(N-methyl-3-aminopropyl)-3-methyl-1-triazene (NOC7) in cell-free systems (**Supplementary Methods** online). H_2 reduced $ONOO^-$ (**Fig. 4d**) somewhat, but did not reduce H_2O_2, NO• and $O_2^{-\bullet}$ (**Fig. 4e–g**). In cell-free experiments, we examined whether H_2 reduced the oxidized forms of biomolecules involved in metabolic oxidation-reduction reactions. At room temperature and neutral pH, solutions saturated with H_2 did not reduce the oxidized form of nicotinamide adenine dinucleotide (NAD^+), the oxidized form of flavin adenine dinucleotide (FAD) or the oxidized form of cytochrome C (data not shown). Thus we infer that H_2 does not affect the metabolism involved in oxidation-reduction reactions or the levels of $O_2^{-\bullet}$, H_2O_2, and NO•, all of which play essential roles in signal transduction.

H_2 protects neurons from *in vitro* ischemia and reperfusion

We also induced oxidative stress in a primary culture of neocortical cells[19] under more physiological conditions. It is known that rapid transition from an ischemic condition to reperfusion results in oxidative stress damage[20]. To mimic ischemia, we subjected neocortical cells to oxygen glucose deprivation (OGD) under nitrogen or hydrogen gas for 60 min, followed by reperfusion with medium containing O_2 and glucose.

HPF fluorescence showed that 10 min after the completion of OGD followed by reperfusion, •OH levels notably increased when H_2 was absent, but diminished when H_2 was present (**Supplementary Fig. 4** online). At 24 h after OGD and reperfusion, H_2 increased neuron survival and vitality (**Supplementary Fig. 4**), indicating that H_2 protects neurons against oxidative stress–induced cell death.

Inhalation of H_2 gas protects brain injury by reperfusion

To examine the therapeutic applicability of H_2 as an antioxidant, we used a rat model of ischemia. ROS are generated during cerebral

ARTICLES

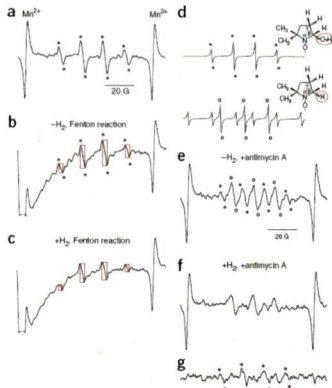

Figure 3 Spin-trapping identifies the free radical species that H_2 reduces. (a) Standard electron spin resonance (ESR) signals of the •DMPO-OH radical were obtained by trapping •OH with a spin-trapping reagent (DMPO; details in **Supplementary Methods**). (b,c) PC12 cells were preincubated with 0.1 M DMPO and 2 mM $CuSO_4$ for 30 min at 37 °C with or without 0.6 mM H_2. After removal of this medium, the cells were treated with 0.2 mM ascorbate and 0.1 mM H_2O_2 for 5 min at 23 °C to produce •OH and then scraped into a flat cuvette for ESR measurement. Rectangle height reflects signal intensity. (d) The •DMPO-OH and •DMPO-H radicals[18] and their corresponding ESR signals are illustrated. (e,f) PC12 cells were incubated in PBS containing 0.1 M DMPO and 30 μg/ml antimycin A for 7 min at 23 °C, with or without 0.6 mM H_2, then scraped into a flat cuvette for ESR measurement. (g) A differential spectrum was obtained by subtracting the spectrum in f from that in e, in order to visualize the signals decreased by H_2 treatment. * indicates •DMPO-OH signals derived from •OH. * and o indicate •DMPO-OH and •DMPO-H signals, respectively (a, b, d, e and g).

ischemia and reperfusion, and are one of the major causes of brain damage[21,22]. We produced focal ischemia in rats by occluding the middle cerebral artery (MCA) for 90 min, and then performed reperfusion for 30 min (ref. 23). In three of four conditions, rats inhaled H_2 gas, mixed with nitrous oxide (N_2O) for anesthesia, during the entire 120 min process (proportions of H_2, O_2 and N_2O (vol/vol/vol) were 1%:30%:69%, 2%:30%:68%, and 4%:30%:66%); in the fourth condition, H_2 was absent, (H_2:O_2:N_2O (vol/vol/vol) was 0%:30%:70%). We carefully monitored physiological parameters during the experiments (Methods) and found no significant changes resulting from the inhalation of H_2 (**Supplementary Table 1** online). Additionally, there was no significant influence on cerebral blood flow,

as measured by the Doppler effect (ref. 24 and **Supplementary** Fig. 5 online). H_2 dissolved in arterial blood was increased by the inhalation of H_2 in proportion to the concentration inhaled; the amount of H_2 dissolved in venous blood was less than that in artery blood, suggesting that H_2 had been incorporated into tissues (**Fig. 5a**).

At 1 d after MCA occlusion, we sectioned and stained brains with 2,3,5-triphenyltetrazolium chloride (TTC), a substrate for mitochondrial respiration (**Fig. 5b**). We estimated infarct volumes by assessing the staining of brain areas (white indicates infarct, **Fig. 5b,c**), and found a clear H_2-dependent decrease in infarct volume, with 2–4% of H_2 providing the most substantial effect (**Fig. 5c**). We also noted that H_2 exerted its effect only when it was inhaled during reperfusion; when H_2 was inhaled during ischemia, infarct volume was not significantly decreased (**Fig. 5d,e**). For comparison, we tested two other compounds: edaravone (approved in Japan as an ROS scavenger for the treatment of cerebral infarction[25]) and FK506 (in clinical trials for cerebral infarction in the United States[26]). H_2 was more effective than edaravone and as effective as FK506 in alleviating oxidative injury (**Fig. 5c**). These results indicate the potential of H_2 for therapy.

Inhalation of H_2 gas suppresses the progression of damage

At 1 week after MCA occlusion, the difference in infarct volume between untreated and H_2-treated rats increased, compared to 1 d after

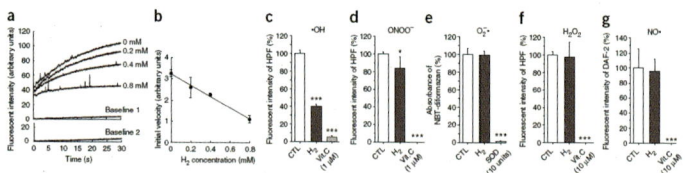

Figure 4 Molecular hydrogen dissolved in solution scavenges hydroxyl radicals at 23 °C and pH 7.4 in cell-free systems. (a,b) The Fenton reaction, which generates hydroxyl radicals, was initiated by adding H_2O_2 (to a final concentration of 5 μM) in a closed cuvette at 23 °C with gentle stirring (**Supplementary Methods**). Levels of •OH in the presence of various concentrations of H_2 dissolved in the solution were assessed for HPF fluorescence. (a) Representative time course traces of HPF fluorescence at each concentration of H_2. Baselines 1 and 2 show HPF fluorescence (in the presence of 0.8 mM H_2) in the absence of H_2O_2 (baseline 1) and in the absence of ferrous perchlorate (baseline 2). (b) Mean ± s.d. of initial rates of increase in HPF fluorescence (four independent experiments). (c–g) Levels of •OH and two reactive nitrogen species (RNS: NO• and peroxynitrite (ONOO⁻)) remaining after incubation with 0.6 mM of H_2 at 23 °C (details in the **Supplementary Methods**). Vitamin C (Vit. C) and superoxide dismutase (SOD) were used as positive controls. Signals generated in the absence of H_2 (CTL) were set at 100%. Data represent mean ± s.d. ($n = 6$). *$P < 0.05$, ***$P < 0.001$. NBT-diformazan: oxidized form of nitroblue tetrazolium (NBT, a detector of O_2^-•). DAF-2: diaminofluorescein-2 (a detector of •NO).

ARTICLES

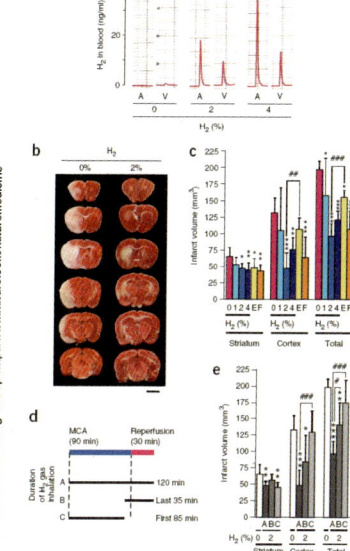

Figure 5 Inhalation of hydrogen gas protects against ischemia-reperfusion injury. (a) Rats inhaled H_2 and 30% O_2 for 1 h under the anesthetics N_2O and halothane. Arterial (A) and venous (V) blood were collected, and the amount of H_2 was examined by gas chromatography. (b) Rats underwent middle cerebral artery (MCA) occlusion. During the 120-min procedure, the indicated concentration of mixed gas was inhaled. One day after MCA occlusion, the forebrain was sliced into six coronal sequential sections and stained with the mitochondrial respiratory substrate TTC. Scale bar, 5 mm. (c) Infarct volumes of the brain were calculated in the brain slices. E and F, treatment with edaravone and FK506 ($n = 6$). $*P < 0.05$, $**P < 0.01$, $***P < 0.001$, compared with 0% of H_2. $\#\#P < 0.01$, $\#\#\#P < 0.001$ compared with 2% of H_2. (d) Schematic of experiment with three different durations of hydrogen gas (2%) inhalation. (e) Infarct volumes of the brain for different durations of inhalation (calculated as in c) ($n = 6$). $*P < 0.05$, $**P < 0.01$, $***P < 0.001$, compared with 0% of H_2. $\#P < 0.05$, $\#\#\#P < 0.001$ compared with 120 min of treatment. A, B and C represent the different durations of H_2 gas inhalation (shown in d). Histograms represent mean ± s.d.

DISCUSSION

This study shows that molecular hydrogen can selectively reduce ROS *in vitro*. As •OH and ONOO⁻ are much more reactive than other ROS (ref. 14), it stands to reason that H_2 will react with only the strongest oxidants. This is advantageous for medical procedures, as it means that the use of H_2 should not have serious unwanted side effects. It is likely that H_2 is mild enough not to disturb metabolic oxidation-reduction reactions or to disrupt ROS involved in cell signaling—unlike some antioxidant supplements with strong reductive reactivity, which increase mortality, possibly by affecting essential defensive mechanisms[29].

H_2 has a number of advantages as a potential antioxidant: it effectively neutralizes •OH in living cells, and, unlike most known antioxidants, which are unable to successfully target organelles[30], it has favorable distribution characteristics: it can penetrate biomembranes and diffuse into the cytosol, mitochondria and nucleus. Despite the moderate reduction activity of H_2, its rapid gaseous diffusion might make it highly effective for reducing cytotoxic radicals. Its ability to protect nuclear DNA and mitochondria suggests that it could reduce the risk of life style–related diseases and cancer.

H_2 markedly decreased oxidative stress and suppressed brain injury caused by ischemia and reperfusion. Inhalation of H_2 gas was more efficacious than a treatment currently approved for cerebral infarction and, furthermore, mitigated hepatic injury caused by ischemia and reperfusion (K. Fukuda, S.A., M.I., Y. Yamamoto, I.O. and S.O., unpublished data). This finding indicates that the beneficial effects of H_2 are not specific to cerebral injury but can be used for injuries in other organs.

This study suggests that H_2 protects cells and tissues against strong oxidative stress by scavenging •OH. However, it remains possible that H_2 also protects from stress by directly or indirectly reducing other strong oxidant species in living cells. For instance, H_2 may induce cytoprotective factors; however, we found no H_2-induced change in the expression of several genes involved in cytoprotection or reduction (K.N., M.I., I.O. and S.O., unpublished data). Further studies will reveal the mechanisms by which H_2 protects cells and tissues against oxidative stress.

Acute oxidative stress may be caused by several factors, including inflammation, intense exercise, cardiac infarction, cessation of blood flow and organ transplantation. For treatment, H_2 dissolved in saline could easily be delivered intravascularly. For prevention, H_2 saturated in water could be administered. Inhalation of H_2 has already been used in the prevention of decompression sickness in divers and has shown a

occlusion (**Fig. 6a,b**). The behavior of each rat, graded according to a neurological score[27], revealed that the inhalation of H_2 during ischemia and reperfusion improved movement (**Fig. 6c**). Moreover, although body weight and body temperature of H_2-untreated rats gradually declined, those in H_2-treated rats eventually recovered (**Fig. 6d,e**). Thus H_2 suppressed not only the initial brain injury, but also its progressive damage.

We examined H_2-mediated molecular changes at 12 h, 3 d or 7 d after occlusion, by staining brain sections with antibodies to 8-OH-G in order to assess the extent of nucleic acid oxidation (**Supplementary Fig. 6** online), and with antibodies to HNE to assess lipid peroxidation (**Supplementary Fig. 6**). For both of these oxidative markers, staining was substantially reduced in H_2-treated rats as compared to untreated rats. We also stained identical regions of the brain with antibodies to Iba1 (ref. 28) and antibodies to GFAP, which are specific to activated microglia and to astrocytes, respectively (**Fig. 6f,g** and **Supplementary Fig. 6**). We found a distinct H_2-dependent decrease in the accumulation of microglia, indicative of inflammation and remodeling. Taken together, these results indicate that H_2 can markedly decrease oxidative stress and suppress brain injury.

ARTICLES

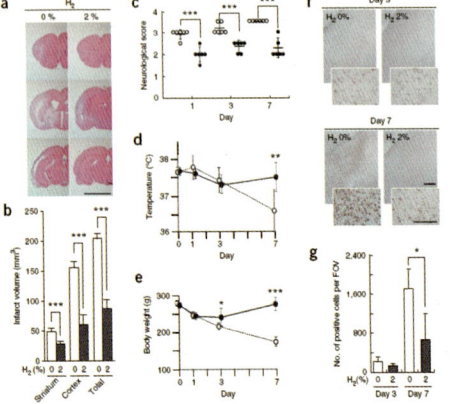

Figure 6 Inhalation of H_2 gas improved brain injury after 1 week. Rats inhaled 2% of hydrogen gas during the 120-min ischemia and reperfusion procedure and were maintained for 1, 3 or 7 d. (a) One week after MCA occlusion, the brains were sliced and stained with hematoxylin and eosin. Three representative slices are shown. Scale bar, 5 mm. (b) Infarct volumes (light-pink regions in a) were calculated ($n = 6$). ***$P < 0.001$. (c) Neurological scores were graded on a scale of 0 to 5, as described previously[27]; score 0, no neurological deficit; 1, failure to fully extend the right forepaw; 2, circling to the right; 3, falling to the right; 4, unable to walk spontaneously; and 5, dead. When a rat's neurological score was judged to be between 1 and 2, 2 and 3, or 3 and 4, the score was set at 1.5, 2.5 and 3.5, respectively. Closed and open circles represent treatment with or without H_2 ($n = 6$). ***$P < 0.001$. (d,e) Body weights and temperature were monitored with (closed circles) or without (open circles) inhalation of 2% hydrogen gas ($n = 6$). *$P < 0.05$, **$P < 0.01$, ***$P < 0.001$. (f) On days 3 or 7 after MCA occlusion, coronal 6-μm sections from the ischemic core area in the temporal cortex were stained with antibody to Iba1 (a microglial marker). Scale bar, 200 μm (100 μm in the inset). (g) Cells positive for the Iba1 antibody[28], per field of view (FOV), were counted in the ischemic core area, as indicated in f ($n = 6$). *$P < 0.05$. Data represent mean ± s.d.

good safety profile[31]. Notably, H_2 has no risk of flammability or explosion at a concentration of less than 4.7% in air. We propose that H_2, one of the most well-known molecules, could be widely used in medical applications as a safe and effective antioxidant with minimal side effects.

METHODS

Hydrogen and oxygen measurements. We measured molecular hydrogen (H_2) and oxygen (dioxygen, O_2) dissolved in solution by using a hydrogen electrode (ABLE) and an oxygen electrode (Strathkelvin Instruments), respectively. We determined hydrogen gas concentration by gas chromatography (Teramecs). For measuring H_2 levels in blood, we pretreated rats with heparin to avoid blood clotting, collected arterial and venous blood (5 ml each) in test tubes, and then immediately injected the blood samples into closed aluminum bags containing 30 ml of air. After complete transfer of the H_2 gas from the blood to the air in the closed bag, we subjected 20 ml of the air to gas chromatography using standard H_2 gas, in order to quantify the amount of H_2.

Hydrogen treatment of cultured cells. Over a 2-h period, we dissolved H_2 beyond saturation levels into DMEM medium under 0.4 MPa pressure. We dissolved O_2 into a second medium by bubbling O_2 gas at the saturated level (42.5 mg/l), and CO_2 into a third medium by bubbling CO_2 gas. All three media were maintained at atmospheric pressure. We then combined the three media (H_2 medium:O_2 medium:CO_2 medium) in the proportion 75%:20%:5% (vol/vol/vol) and added fetal bovine serum (FBS) to achieve a final concentration of 1%. For culture, we put the combined medium into a culture flask and immediately examined H_2 or O_2 concentration with an H_2 or O_2 electrode. Then we filled the culture flask with mixed gas consisting of 75% H_2, 20% O_2 and 5% CO_2 (vol/vol/vol) and cultured cells in the closed culture flask. We prepared degassed medium by bubbling H_2 by stirring the medium, which had been saturated with H_2, in an open vessel for 4 h, and checked the concentration of H_2 with a hydrogen electrode. In the experiments on the dose dependence of H_2 (results shown in **Fig. 2f**), we diluted the combined medium with a fourth medium containing 1% FBS equilibrated with air containing 5% CO_2, in order

to obtain the desired concentration of H_2; we then filled the culture flasks with the mixed gas diluted with air containing 5% CO_2.

Induction of oxidative stress by antimycin A and menadione. We maintained PC12 cells at 37 °C in DMEM medium containing 1% FBS with or without 0.6 mM H_2 in a closed flask filled with mixed gases as described above. We treated the cells with menadione or antimycin A, which inhibit complex I or complex III, respectively, of the mitochondrial electron transport chain, and thus produce $O_2^{•-}$ (by accelerating the leakage of electrons). After exposure to antimycin A for 24 h, we assessed cell survival by manually counting the cells double-stained with 1 μM propidium iodide (dead cells labeled pink) and 5 μM Hoechst 33342 (dead and living cells labeled blue) under a fluorescent microscope. To examine the protective effect by H_2 on mitochondria, we pretreated cells with 4.5 g/l 2-deoxy-D-glucose (an inhibitor of glycolysis) and 1 mM pyruvate (a substrate of oxidative phosphorylation) for 30 min, exposed them to antimycin A with or without 0.6 mM H_2 and quantified cellular ATP levels using a cellular ATP measurement kit (TOYO B-Net.).

Cerebral infarction model. Animal protocols were approved by the Animal Care and Use Committee of Nippon Medical School. We anesthetized male Sprague-Dawley rats (body weight: 250–300 g) with halothane (4% for induction, 1% for maintenance) in a mixture of nitrous oxide and oxygen (70%:30%, vol/vol). We maintained temperature (37.5 ± 0.5 °C) using a thermostatically controlled heating blanket connected to a thermometer probe in the rectum, and, at the same time, monitored physiological parameters (using a cannula in the tail artery), including blood gases (pCO$_2$ and pO$_2$), pH, glucose level and blood pressure. We attempted to maintain constant levels of pH and pO$_2$ by regulating the amount of halothane and the N$_2$O:O$_2$ ratio. We produced focal ischemia by performing intraluminal occlusion of the left middle cerebral artery (MCA), using a nylon monofilament with a rounded tip and a distal silicon rubber cylinder as previously described[23]. The rats underwent MCA occlusion for 90 min and then reperfusion for 30 min; they inhaled H_2 gas during the entire process except in the experiments corresponding to **Figure 5d,e**. We treated rats with edaravone and FK506 using the most effective concentrations (refs. 25, 23 and **Fig. 5c**). After the rats recovered from anesthesia, they were maintained at 23 °C.

ARTICLES

At 24 h after MCA occlusion, we removed brains under anesthesia and sliced them into six coronal sequential sections (2 mm thick). We stained the sections with 2,3,5-triphenyltetrazolium chloride (TTC) (3%), and then measured infarct and noninfarct areas using an optical dissector image analysis system (Mac SCOPE, Mitsuya Shoji). We outlined the border between infarct and noninfarct tissues, and obtained the area of infarction by subtracting the nonlesioned area of the ipsilateral hemisphere from that of the contralateral side. We calculated the volume of infarction as infarct area × thickness. At 12 h, 3 d or 7 d after MCA occlusion, we quickly removed brains under anesthesia, and fixed them with 10% formalin. We sliced paraffin-embedded brains into a series of 6-μm sections, and stained sections with hematoxylin and eosin (H&E). We then quantified the pink areas with a graphic analyzer system (Mac Scope). For immunostaining, we stained the sections with antibodies by using VECTASTAIN ABC reagents according to the supplier's instructions.

Statistical analysis. We used StatView software (SAS Institute) for the statistical analyses. For single comparisons, we performed an unpaired two-tailed Student's *t*-test; for multiple comparisons, we used an analysis of variance (ANOVA) followed by Fisher's exact test. We performed experiments for quantification in a blinded fashion.

Note: Supplementary information is available on the Nature Medicine website.

ACKNOWLEDGMENTS
This work was supported by grants to S.O. from the Ministry of Health, Labor and Welfare (H17-Chouju-009, longevity science; and 17A-10, nervous and mental disorders) and the Ministry of Education, Culture, Sports, Science and Technology (16390257).

AUTHOR CONTRIBUTIONS
S.O. conceived the experiments. S.O., I.O., K.K. and Y.K. designed the experiments. I.O., S.A. and S.O. performed data analysis. I.O., M.I., K.T., M.W., K.N, K.Y., S.A. and S.O. performed the experiments. S.O. and I.O. wrote the paper.

COMPETING INTERESTS STATEMENT
The authors declare no competing financial interests.

Published online at http://www.nature.com/naturemedicine
Reprints and permissions information is available online at http://npg.nature.com/reprintsandpermissions

1. Wallace, D.C. A mitochondrial paradigm of metabolic and degenerative diseases, aging, and cancer: a dawn for evolutionary medicine. *Annu. Rev. Genet.* **39**, 359–407 (2005).
2. Reddy, P.H. Amyloid precursor protein-mediated free radicals and oxidative damage: implications for the development and progression of Alzheimer's disease. *J. Neurochem.* **96**, 1–13 (2006).
3. Ohta, S. A multi-functional organelle mitochondrion is involved in cell death, proliferation and disease. *Curr. Med. Chem.* **10**, 2485–2494 (2003).
4. Wright, E., Jr., Scism-Bacon, J.L. & Glass, L.C. Oxidative stress in type 2 diabetes: the role of fasting and postprandial glycaemia. *Int. J. Clin. Pract.* **60**, 308–314 (2006).
5. Winterbourn, C.C. Biological reactivity and biomarkers of the neutrophil oxidant, hypochlorous acid. *Toxicology* **181**, 223–227 (2002).
6. Chinopoulos, C. & Adam-Vizi, V. Calcium, mitochondria and oxidative stress in neuronal pathology. Novel aspects of an enduring theme. *FEBS J.* **273**, 433–450 (2006).
7. Sauer, H., Wartenberg, M. & Hescheler, J. Reactive oxygen species as intracellular messengers during cell growth and differentiation. *Cell. Physiol. Biochem.* **11**, 173–186 (2001).
8. Turrens, J.F. Mitochondrial formation of reactive oxygen species. *J. Physiol. (Lond.)* **552**, 335–344 (2003).
9. Sheu, S.S., Nauduri, D. & Anders, M.W. Targeting antioxidants to mitochondria: a new therapeutic direction. *Biochim. Biophys. Acta* **1762**, 256–265 (2006).
10. Liu, H., Colavitti, R., Rovira, I.I. & Finkel, T. Redox-dependent transcriptional regulation. *Circ. Res.* **97**, 967–974 (2005).
11. Murad, F. Discovery of some of the biological effects of nitric oxide and its role in cell signaling. *Biosci. Rep.* **24**, 452–474 (2004).
12. Buxton, G.V., Greenstock, C.L., Helman, W.P. & Ross, A.B. Critical review of rate constants for reactions of hydrated electrons, hydrogen atoms and hydroxyl radicals (·OH/·O⁻) in aqueous solution. *J. Phys. Chem. Ref. Data* **17**, 513–886 (1988).
13. Ohsawa, I., Nishimaki, K., Yasuda, C., Kamino, K. & Ohta, S. Deficiency in a mitochondrial aldehyde dehydrogenase increases vulnerability to oxidative stress in PC12 cells. *J. Neurochem.* **84**, 1110–1117 (2003).
14. Setsukinai, K., Urano, Y., Kakinuma, K., Majima, H.J. & Nagano, T. Development of novel fluorescence probes that can reliably detect reactive oxygen species and distinguish specific species. *J. Biol. Chem.* **278**, 3170–3175 (2003).
15. Tomizawa, S. *et al.* The detection and quantification of highly reactive oxygen species using the novel HPF fluorescence probe in a rat model of focal cerebral ischemia. *Neurosci. Res.* **53**, 304–313 (2005).
16. Kamiya, H. Mutagenicities of 8-hydroxyguanine and 2-hydroxyadenine produced by reactive oxygen species. *Biol. Pharm. Bull.* **27**, 475–479 (2004).
17. Petersen, D.R. & Doorn, J.A. Reactions of 4-hydroxynonenal with proteins and cellular targets. *Free Radic. Biol. Med.* **37**, 937–945 (2004).
18. Falick, A.M., Mahan, B.H. & Myers, R.J. Paramagnetic resonance spectrum of the $^1\Delta_g$ oxygen molecule. *J. Chem. Phys.* **42**, 1837–1838 (1965).
19. Asoh, S. *et al.* Protection against ischemic brain injury by protein therapeutics. *Proc. Natl. Acad. Sci. USA* **99**, 17107–17112 (2002).
20. Halestrap, A.P. Calcium, mitochondria and reperfusion injury: a pore way to die. *Biochem. Soc. Trans.* **34**, 232–237 (2006).
21. Lipton, P. Ischemic cell death in brain neurons. *Physiol. Rev.* **79**, 1431–1568 (1999).
22. Ferrari, R. *et al.* Oxidative stress during myocardial ischaemia and heart failure. *Curr. Pharm. Des.* **10**, 1699–1711 (2004).
23. Nito, C., Kamiya, T., Ueda, M., Arii, T. & Katayama, Y. Mild hypothermia enhances the neuroprotective effects of FK506 and expands its therapeutic window following transient focal ischemia in rats. *Brain Res.* **1008**, 179–185 (2004).
24. Takada, J. *et al.* Adenovirus-mediated gene transfer to ischemic brain is augmented in aged rats. *Exp. Gerontol.* **38**, 423–429 (2003).
25. Zhang, N. *et al.* Edaravone reduces early accumulation of oxidative products and sequential inflammatory responses after transient focal ischemia in mice brain. *Stroke* **36**, 2220–2225 (2005).
26. Labiche, L.A. & Grotta, J.C. Clinical trials for cytoprotection in stroke. *NeuroRx* **1**, 46–70 (2004).
27. Murakami, K. *et al.* Mitochondrial susceptibility to oxidative stress exacerbates cerebral infarction that follows permanent focal cerebral ischemia in mutant mice with manganese superoxide dismutase deficiency. *J. Neurosci.* **18**, 205–213 (1998).
28. Ito, D. *et al.* Microglia-specific localisation of a novel calcium binding protein, Iba1. *Brain Res. Mol. Brain Res.* **57**, 1–9 (1998).
29. Bjelakovic, G., Nikolova, D., Gluud, L.L., Simonetti, R.G. & Gluud, C. Mortality in randomized trials of antioxidant supplements for primary and secondary prevention: systematic review and meta-analysis. *J. Am. Med. Assoc.* **297**, 842–857 (2007).
30. James, A.M., Cocheme, H.M. & Murphy, M.P. Mitochondria-targeted redox probes as tools in the study of oxidative damage and ageing. *Mech. Ageing Dev.* **126**, 982–986 (2005).
31. Fontanari, P. *et al.* Changes in maximal performance of inspiratory and skeletal muscles during and after the 7.1-MPa Hydra 10 record human dive. *Eur. J. Appl. Physiol.* **81**, 325–328 (2000).

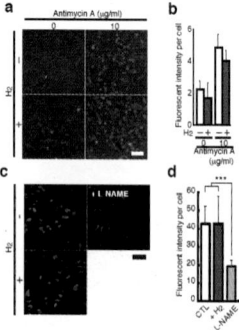

Supplementary Figure 1 Molecular hydrogen dissolved in culture medium does not reduce cellular hydrogen peroxide and nitric oxide.
(a) PC12 cells were held in medium with or without 0.6 mM H_2, and antimycin A (10 μg/ml) was added to the medium to induce $O_2\cdot^-$, which was rapidly converted into H_2O_2. Representative laser-scanning confocal images of the fluorescence of H_2O_2 marker 2',7'-dichlorodihydroflurescein (H_2DCF) were taken 1 h after the addition of antimycin A. Scale bar: 100 μm. (b) DCF fluorescence in cells treated with antimycin A in the presence or absence of 0.6 mM H_2 was quantified from 100 cells from each independent experiment using NIH Image software (mean ± SD, $n = 4$). (c, d) Cellular NO• was detected with a cellular NO•-specific fluorescent probe, DAF-2 DA (diaminofluorescein-2 diacetate, purchased from Daiichi Pure Chemicals Co.) by laser-scanning confocal microscopy using excitation and emission filters of 488 and 510 nm, respectively. As a negative control, an inhibitor of NOS (L-NAME: N^G-Nitro-L-arginine methyl ester, purchased from Sigma) was added so as not to generate NO•. Scale bar: 50 μm. (d) DAF-2 DA fluorescence was quantified as described in (b) (mean ± SD, $n = 5$). ***$P < 0.001$.

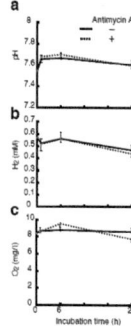

Supplementary Figure 2 pH, H_2 and O_2 maintain constant in culture medium in a closed flask filled with a mixed gas.
DMEM culture medium with dissolved H_2 and O_2 was prepared as described in **Methods**. PC12 cells (5 × 10⁶) were cultured in medium with or without antimycin A (10 μg/ml) in a closed culture flask (25 cm²) filled with a mixed gas composed of 75% of H_2, 20% of O_2 and 5% of CO_2. At the indicated time, pH, H_2 or O_2 in the medium was monitored with a pH meter, H_2 or O_2 electrode. One flask was used for one measurement. Data show the mean ± SD ($n = 4$).

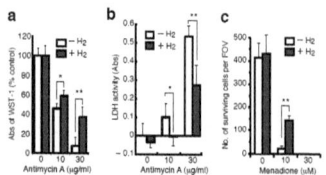

Supplementary Figure 3 Several methods confirm protection of cells by H_2 against oxidative stress.
PC12 cells incubated in the presence of or absence of 0.6 mM H_2 were treated with the indicated concentration of antimycin A (a, b) or menadione (c), and maintained with each H_2 concentration for 24 h as described in **Methods**. (a) As another method, a modified MTT assay (WST-1 assay) was applied to the cell system according to a Cell Counting Kit (purchased from Wako) to ensure the protective effect by H_2 against oxidative stress (mean ± SD, $n = 4$). *$P < 0.05$, **$P < 0.01$. (b) Lactate dehydrogenase (LDH) activities were measured to estimate cellular LDH leakage from damaged cells according to an LDH-Cytotoxic Test kit (Wako). LDH activity in medium of antimycin A- and H_2-untreated cells was taken as the background (mean ± SD, $n = 4$). *$P < 0.05$, **$P < 0.01$. (c) Instead of antimycin A, menadione was used to induce oxidative stress for 24 h and living cells were enumerated as described in **Fig. 2f** (mean ± SD, $n = 4$). **$P < 0.01$.

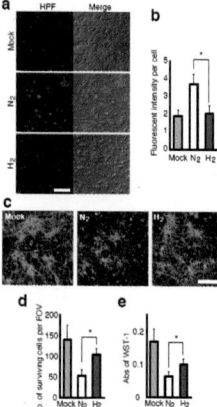

Supplementary Figure 4 Molecular hydrogen protects cultured neurons from ischemia and reperfusion in vitro.
A primary culture of rat neocortical cells was prepared and subjected to OGD (oxygen glucose deprivation) as described in **Supplementary methods**. (a) Ten min after reperfusion, cells were stained with HPF (left, fluorescent images; right, superimposition of the fluorescent HPF images with Nomarski differential interference contrast images). "Mock" indicates that cells were treated with DMEM medium containing glucose and oxygen instead of being subjected to OGD. Scale bar: 100 μm. (b) The average fluorescent intensity of HPF was measured in 100 cells (mean ± SD, $n = 4$). *$P < 0.05$. (c) Twenty hours after OGD, surviving neurons were fixed and immunostained with the neuron-specific antibody to TUJ-1 (green) and with PI (red). Scale bar: 100 μm. (d) Dead cells were washed out in the staining procedure and living cells were enumerated under a fluorescent microscope in four fields of view (FOV) per well (mean ± SD, $n = 4$). *$P < 0.05$. (e) Twenty hours after OGD, viability in a well was estimated by a modified MTT viability assay according to a Cell Counting Kit (WST-1 assay) (mean ± SD, $n = 4$). *$P < 0.05$.

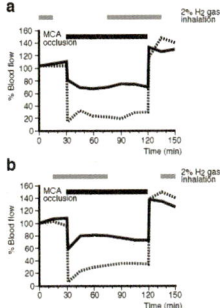

Supplementary Figure 5 Cerebral blood flow is not influenced by H_2 inhalation.

Middle cerebral artery occlusion was produced as described in **Methods**. Cerebral blood flow was measured by laser Doppler flowmetry using an ALF21 (ADVANCE Co.) at 2 mm lateral to the bregma for penumbra (solid line) and 5 mm lateral to the bregma for ischemic core (dotted line). Periods of 2% H_2 inhalation and middle cerebral artery (MCA) occlusion are shown by grey and solid thick lines, respectively.

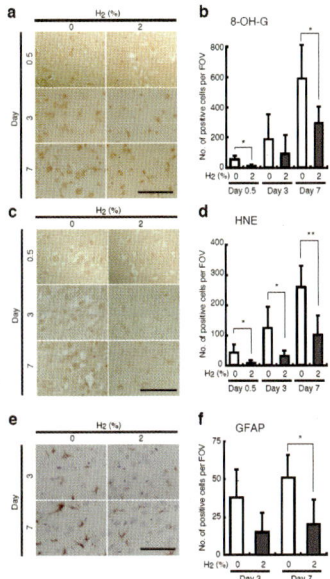

Supplementary Figure 6 The brain after induction of ischemia reperfusion injury with or without H_2 treatment was immunostained.

Twelve h (0.5 d), 3 or 7 d after MCA occlusion, the brains were fixed and embedded in paraffin. Coronal 6-μm-sections were stained with antibody to 8-OH-G in the ischemic penumbra area in the temporal cortex (**a**), with antibody to HNE in the ischemic penumbra area in the temporal cortex (**c**), and with antibody to GFAP in the ischemic penumbra area in the occipital cortex (**e**). Scale bar: 100 μm. Positive cells with antibodies to 8-OH-G (**b**), HNE (**d**) and GFAP (**f**) per field of view (FOV) were counted in exactly the same regions in a blinded manner (mean ± SD, $n = 6$).   *$P < 0.05$, **$P < 0.01$.

Supplementary methods

Detection of ROS by fluorescent indicators. We treated PC12 cells with 10 μM of 5-(and-6)-chloromethyl-2',7'-dichlorodihydrofluorescein diacetate, acetyl ester (CM-H_2DCFDA) (purchased from Molecular Probes), 5 μM diaminofluorescein-2 diacetate (DAF-2 DA) (purchased from Daiichi Pure Chemicals Co.), or 5 μM of 2-[6-(4'-hydroxy)phenoxy-3H-xanthen-3-on-9-yl]benzoate (HPF) (Daiichi Pure Chemicals Co.) for 30 min to detect cellular H_2O_2, NO• and •OH, respectively. We took fluorescent images with a laser-scanning confocal microscope (Olympus FV300) using excitation and emission filters of 488 nm and 510 nm, respectively. HPF can be specifically oxidized by •OH, peroxynitrite (ONOO$^-$) and lipid peroxides, but neither H_2O_2, NO• nor O_2^-• (ref. 14). For the detection of cellular O_2^-•, we used 0.5 μM MitoSOX (purchased from Molecular Probes), and took images using excitation and emission filters of 543 nm and 565 nm, respectively. Fluorescent signals were quantified from 100 cells of each experiment using US National Institutes of Health Image software.

Staining of mitochondria. For staining of mitochondria, we co-stained with MitoTracker Green (MTGreen) (1 μM; Molecular Probes) and tetramethylrhodamine methyl ester (TMRM) (100 nM; Molecular Probes). Fluorescence from MTGreen is independent of the membrane potential, whereas that from TMRM is sensitive to the membrane potential. MTGreen and TMRM were detected using excitation at 488 and 543 nm, and emission filters of 510 and 565 nm, respectively.

Immunostaining. We purchased antibodies against HNE and 8-OH-G from Nikken Seil Co, and antibodies against TUJ-1 and GFAP from COVANCE and ThermoImmunon, respectively. We used BODIPY FL goat anti-mouse IgG (Molecular Probe) as a secondary antibody and visualized signals with a laser-scanning confocal microscope. Fluorescence signals in response to 8-OH-G and HNE were quantified with NIH Image software.

Intracellular Fenton reaction. We preincubated PC12 cells with 1 mM CuSO$_4$ for 30 min in medium containing 1% FCS, washed once with phosphate-buffered saline (PBS) containing CaCl$_2$ (0.1 g/l), MgCl$_2$·6H$_2$O (0.1 g/l), glucose (1g/l) and sodium pyruvate (0.036 g/l) (pH 7.2), and then exposed to the indicated concentration of ascorbate (vitamin C) for 1 h in phosphate-buffered saline as described above. As negative controls, CuSO$_4$ or ascorbate was omitted. Note that Cu^{+2} is reduced by ascorbate to Cu$^+$, which catalyzes the Fenton reaction to produce •OH from H_2O_2 that is being spontaneously produced in the cells.

Electron spin resonance measurement. We used 5,5-dimethyl-1-pyrroline N-oxide (DMPO) as a free radical trapper, and detected electron spin resonance (ESR) signals with a KEYCOM ESR spectrometer type ESR-X01. As a standard of the reactant of •OH with DMPO, we produced •OH by the Fenton reaction in the mixture of 0.1 mM H_2O_2 and 1 mM FeCl$_2$ in the presence of 0.1 mM DMPO and subjected the whole solution to ESR measurement. For the measurements, we normalized the sensitivity of each experiment with the strength of the internal ESR signal derived from Mn^{2+}. To obtain a spectrum, ESR was scanned for 2 min, accumulated 10 times, and all signals were averaged.

For H_2 treatment, we prepared media containing 0.6 mM H_2 and 8.5 mg/l O_2, and filled a closed culture flask with 75% H_2, 20% O_2 and 5% CO_2 gases. We pretreated PC12 cells (2 × 10^6 cells in a 25 cm^2 flask) with 0.1 M DMPO and 2 mM CuSO$_4$ in DMEM containing 1% FCS for 30 min at 37 °C in the presence or absence of 0.6 mM H_2. After the removal of this medium, we exposed the cells to 0.2 mM ascorbate and 0.1 mM H_2O_2 in 0.3 ml of PBS in the presence or absence of 0.6 mM H_2 for 5 min at room temperature to produce •OH by the Fenton reaction, and scraped the cells into a flat cuvette for ESR measurement. In the other method, we preincubated PC12 cells (2 × 10^6 cells in a 25 cm^2 flask) in 0.3 ml of PBS containing 0.1 M DMPO and 30 μg/ml antimycin A for 7 min at room temperature in the presence or absence of 0.6 mM H_2, and then scraped the cells into a flat cuvette for ESR measurement. A differential spectrum was obtained by digitally subtracting one spectrum from the other to visualize the signals decreased by H_2 treatment.

Primary culture. We prepared primary cultures of neocortical neurons from 16-day rat embryos by the method described previously[19]. In brief, neocortical tissues were cleaned of meninges, minced, and treated with a protease cocktail (SUMILON). After mechanical dissociation by pipetting, we resuspended cells in nerve-cell culture medium (SUMILON), and then plated onto poly-L-lysine-coated plates at a density of 5 × 10^4 cells / cm^2, changed to Neurobasal Medium (Invitrogen) with B-27 (Invitrogen) once every three days and then used neurons at day 11. One day before OGD, we changed the medium to Neurobasal Medium with B-27 minus AO (Invitrogen), and confirmed neuronal identity by immunostaining with antibodies to neuron marker TUJ-1, and astrocyte marker GFAP. We used preparations only containing over 90% neurons for experiments.

Oxygen-glucose deprivation. To initiate OGD, we replaced the culture medium with a glucose-deficient DMEM from which O_2 had been removed by bubbling in a mixed gas of either N$_2$ (95%):CO$_2$ (5%) or H$_2$ (95%):CO2 (5%) and maintained the culture for 60 min at 30 °C under an atmosphere of either N$_2$ (95%):CO$_2$ (5%) or H$_2$ (95%):CO$_2$ (5%). Treatment was terminated by exchanging the experimental medium with stocked culture medium and further incubation at 37 °C with air including 5% CO$_2$.

Reaction of H_2 in cell-free systems. We performed fluorescence spectroscopic studies with a Shimadzu RF-5300PC. For solution studies, we dissolved H_2 in water beyond the saturated level under 0.4 MPa of hydrogen pressure for 2 h and then used it under atmospheric pressure. We determined H_2 concentrations with a hydrogen electrode in each experiment.

To detect the reaction of H_2 with the oxidized form of cytochrome c, FAD, or NAD$^+$, we incubated solutions containing 10 μM cytochrome c, 1 mM FAD or 1mM NAD⁻ with or without 0.8 mM H_2 in a closed cuvette at 23 °C for 30 min, and observed no reaction by absorbance at 415, 400 and 340 nm, respectively.

We monitored the reactivity of H_2 with various ROS by HPF, DAF-2, or nitroblue tetrazolium (NBT). We measured fluorescent signals of HPF and DAF-2 at 515 nm with excitation at 490 and 495 nm, respectively, and the reduction of NBT to NBT-diformazan by absorbance at 550 nm.

To detect the reaction of H_2 with •OH, we mixed hydrogen solution, phosphate buffer (10 mM at pH 7.4), ferrous perchlorate (0.1 mM), and HPF (0.4 μM). We initiated the Fenton reaction by adding H_2O_2 to 5 μM in a closed cuvette at 23 °C with gentle stirring and monitored fluorescence for 30 s.

To detect the reaction of H_2 with O_2^-•, we mixed solutions containing xanthine and NBT (supplied by TREVIGEN) with or without 0.8 mM H_2 in a closed cuvette, initiated the reaction by adding xanthine oxidase at 23 °C and monitored for 5 min.

To detect the reaction of H_2 with H_2O_2, we incubated solutions including phosphate buffer (10 mM at pH 7.4) and H_2O_2 (10 μM) with or without H_2 (0.8 mM) in a closed glass tube at 23 °C for 30 min. We converted the remaining H_2O_2 to •OH by 0.2 μM horseradish peroxidase and then incubated with 10 μM HPF for 5 min.

To detect the reaction of H_2 with NO•, we incubated solutions containing phosphate buffer (10 mM at pH 7.4) and 1-hydroxy-2-oxo-3-(N-methyl-3-aminopropyl)-3-methyl-1-triazene (NOC7, 0.1 μM, purchased from Dojin Chemicals Co.) with or without 0.8 mM H_2 in a closed cuvette at 23 °C for 30 min, and monitored the remaining NO• by incubation with 5 μM DAF-2 for 10 min.

To detect the reaction of H_2 with peroxynitrite (ONOO⁻), we diluted a stock solution of 1 μM ONOO⁻ in alkali 200-fold into 10 mM phosphate buffer with 0.4 μM HPF in the presence or absence of 0.8 mM H_2, and then examined HPF signals after 23 °C for 1 min.

Supplementary Table 1

Physiological parameters during cerebral ischemia reperfusion

preischemia / ischemia

No.	temp (°C)	pH	pCO₂	pO₂	glucose (mg/dl)	pressure (mmHg)	No.	temp (°C)	pH	pCO₂	pO₂	glucose (mg/dl)	pressure (mmHg)
0% H₂							**0% H₂**						
1	37.4	7.47	39	107	120	110	1	37.4	7.42	44	89	130	145
2	37.5	7.39	51	113	114	95	2	37.1	7.40	51	98	117	120
3	37.5	7.47	43	109	119	108	3	37.4	7.44	47	115	115	130
4	37.4	7.46	43	134	120	110	4	37.0	7.42	48	119	117	150
5	37.1	7.44	40	109	103	110	5	37.5	7.42	42	113	105	150
6	37.2	7.45	39	125	110	120	6	37.5	7.44	41	112	105	153
Average	37.4	7.45	43	116	114	109	Average	37.3	7.42	46	108	115	141
S.D.	0.2	0.03	5	11	7	8	S.D.	0.2	0.02	4	12	9	13
2% H₂							**2% H₂**						
1	37.1	7.45	46	130	109	105	1	37.3	7.41	48	111	120	120
2	37.4	7.44	50	118	104	87	2	37.6	7.43	43	99	97	135
3	37.7	7.40	46	105	114	103	3	37.8	7.42	45	104	100	150
4	36.9	7.45	47	121	107	100	4	37.0	7.39	52	97	105	150
5	37.5	7.46	41	120	109	100	5	37.3	7.41	45	109	107	145
6	37.0	7.46	45	114	107	115	6	37.5	7.42	47	108	113	160
Average	37.3	7.44	46	118	108	102	Average	37.4	7.41	47	105	107	143
S.D.	0.3	0.02	3	8	3	8	S.D.	0.3	0.01	3	6	8	14
4% H₂							**4% H₂**						
1	37.4	7.48	36	118	113	120	1	37.0	7.40	48	118	105	145
2	37.3	7.45	40	134	96	112	2	36.8	7.40	46	107	94	120
3	37.6	7.46	43	119	90	125	3	37.0	7.41	47	83	91	130
4	36.7	7.46	39	128	103	120	4	37.6	7.47	43	111	97	145
5	36.8	7.43	45	111	97	120	5	37.4	7.45	44	105	100	140
6	37.5	7.49	34	127	103	100	6	37.4	7.44	46	110	105	150
Average	37.2	7.46	40	123	100	116	Average	37.2	7.42	46	104	99	138
S.D.	0.4	0.02	4	8	8	9	S.D.	0.3	0.02	0	11	6	11

reperfusion for 15 min / reperfusion for 30 min

No.	temp (°C)	pH	pCO₂	pO₂	glucose (mg/dl)	pressure (mmHg)	No.	temp (°C)	pH	pCO₂	pO₂	glucose (mg/dl)	pressure (mmHg)
0% H₂							**0% H₂**						
1	37.3	7.39	45	101	132	155	1	37.5	7.41	41	110	135	140
2	37.2	7.40	52	94	108	135	2	37.4	7.40	48	97	111	130
3	37.3	7.46	44	105	113	135	3	37.0	7.40	51	109	115	118
4	37.5	7.43	46	119	116	153	4	37.5	7.42	46	99	118	135
5	37.2	7.40	44	122	104	155	5	37.1	7.40	40	134	105	130
6	37.7	7.41	45	107	105	140	6	37.7	7.35	50	93	97	110
Average	37.4	7.42	46	108	113	146	Average	37.4	7.40	46	107	114	127
S.D.	0.2	0.03	3	11	10	10	S.D.	0.3	0.03	5	15	13	11
2% H₂							**2% H₂**						
1	37.5	7.42	42	107	120	120	1	37.4	7.39	45	116	115	100
2	37.5	7.41	45	98	100	95	2	37.4	7.43	42	97	103	90
3	37.2	7.40	46	109	111	150	3	37.0	7.38	48	117	112	150
4	37.4	7.39	49	100	110	108	4	37.3	7.36	53	109	110	110
5	37.3	7.40	45	108	107	130	5	37.5	7.37	46	119	107	95
6	37.1	7.39	49	113	105	130	6	37.2	7.38	51	115	109	125
Average	37.3	7.40	46	106	109	122	Average	37.3	7.39	48	112	109	112
S.D.	0.2	0.01	3	6	7	19	S.D.	0.18	0.02	4	8	4	23
4% H₂							**4% H₂**						
1	37.4	7.39	49	103	111	140	1	37.1	7.45	37	142	107	125
2	37.3	7.36	49	95	96	120	2	37.4	7.29	43	135	96	112
3	37.3	7.39	46	90	92	135	3	37.5	7.39	47	93	90	135
4	37.4	7.41	45	113	96	145	4	37.4	7.39	45	134	100	130
5	37.1	7.43	45	107	98	140	5	37.1	7.40	44	138	100	125
6	37.3	7.42	44	120	97	150	6	37.1	7.40	47	143	94	140
Average	37.3	7.40	46	104	98	138	Average	37.3	7.38	44	131	98	128
S.D.	0.12	0.03	2	12	7	10	S.D.	0.19	0.05	4	19	6	10

A way of using hydrogen-containing water for athletes

We verified the effect of hydrogen-containing water consumed by athletes before exercise, and propose a way to use the water.

Inhibition of DNA damage

Method of Verification

We had athletes consume two kinds of water as shown below before exercise, and compared DNA damage caused by reactive oxygen species.

1. Hydrogen-containing water (H_4O)
2. Ordinary water (mineral water)

Method of Comparison

When DNA is damaged by reactive oxygen species, it is repaired by enzymes. 8-OHdG is produced during this process, transported through blood stream, and excreted in urine. We observed the degree of DNA damage by measuring the amount of this substance excreted in urine (the rate of production).

* The formal name of 8-OHdG is 8-hydroxydeoxyguanosine, which is a marker of oxidative damage to DNA.

Verification

Seven male university students who belong to a field and track club and have such an excellent athletic ability that they were qualified for entry to inter-university competition (4 sprinters and 3 distance runners) were the subjects. They consumed either hydrogen-containing water H_4O (990 ml) or ordinary water (mineral water) before exercise. Samples of their urine were collected and urinary excretion of 8-OHdG was measured for a week (6 days).

Result of Verification

1. First, among the results from 7 subjects, those from subject D (sprinter) are shown below. The figure below shows the comparison of the rate of 8-OHdG production for the week (Monday to Saturday) between after the consumption of H₄O and after the consumption of ordinary water.

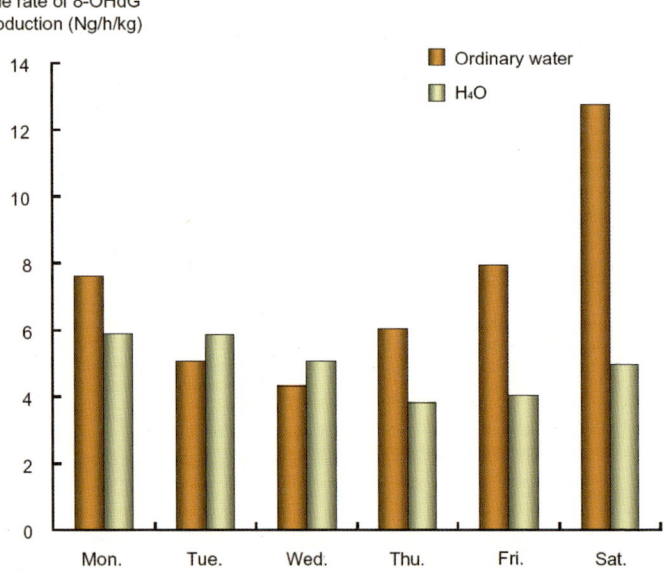

◎ This figure suggests that the consumption of hydrogen-containing water H₄O before exercise reduces the excretion of 8-OHdG per hour (the rate of production).

2. Now, the results from all of the 7 subjects (4 sprinters and 3 distance runners) are shown below. The figure below shows the comparison of the rate of 8-OHdG production for the week (Monday to Saturday) calculated using collected urine samples, between after the consumption of H_4O and after the consumption of ordinary water.

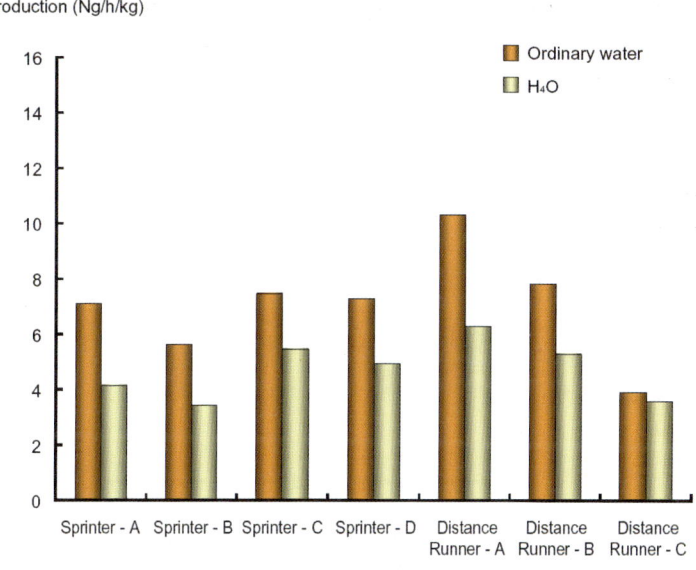

The rate of 8-OHdG production (Ng/h/kg)

◎ This figure suggests that the consumption of hydrogen-containing water H_4O before exercise reduces the excretion of 8-OHdG per hour (the rate of production) in all seven of the subjects, though there are some variations between individuals.

Summary

From above verifications, it was shown that consumption of hydrogen-containing water before exercise reduces the level of 8-OHdG excreted in urine by 20% compared with consumption of ordinary water before exercise. In other words, consumption of hydrogen-containing water before exercise reduces DNA damage caused by attack by reactive oxygen (hydroxyl radical). This means that hydrogen-containing water can be used by athletes to reduce DNA damage and physical fatigue caused by bodily stress due to harsh training, games, or competitions under extreme situations.

The repair mechanism for DNA damage caused by reactive oxygen species

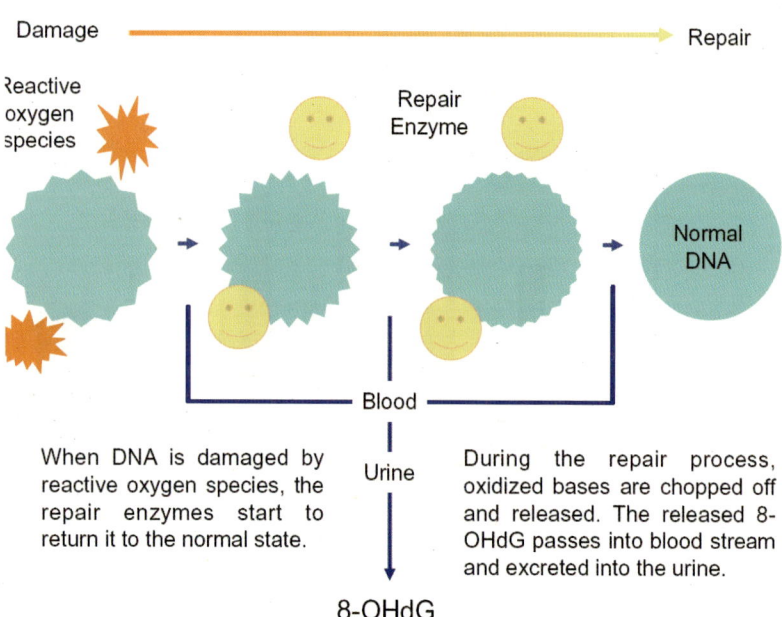

When DNA is damaged by reactive oxygen species, the repair enzymes start to return it to the normal state.

During the repair process, oxidized bases are chopped off and released. The released 8-OHdG passes into blood stream and excreted into the urine.

Treatment of a diabetic patient with hydrogen-containing water

Method of Verification

A diabetic patient consumed two kinds of water as shown below, and compared improvemer her diabetes.

1. Hydrogen-containing water (H_4O)
2. Ionized alkaline water, prepared with a commercially available water purifier

Comparison A

A patient drank 330 ml of either ionized alkaline water or hydrogen-containing water per day week (7 days) on different weeks, respectively. The values from various kinds of tests before after drinking the water were compared.

Comparison B

A patient drank 330 ml of either ionized alkaline water or hydrogen-containing water per day week (7 days) on different weeks, respectively. Various tests were performed on the 7th day. obtaining the results, the patient drank 330 ml of the same kind of water and performed tests 30 minutes and 60 minutes later. Those values obtained on the 7th day were compared.

Volunteer

A female aged 59 years. Height 163 cm. Weight 69.2 kg
- Having diabetes (IDDN) that has been treated for 13 years
- Complications: cataracts and retinopathy
- Regularly using insulin: Penfill 30R 28U
- Blood sugar (FBS): 240 mg/dl HbA1c: 10.0%
- Hoping to stop insulin treatment

Comparison A

The patient drank 330 ml of either ionized alkaline water or hydrogen-containing water per day for a week (7 days) on different weeks, respectively. After obtaining results from various kinds of tests, the values were compared with those before drinking.

Result of the Comparison

◎ The patient drank 330 ml of ionized alkaline water per day for a week (7 days). The test results obtained after drinking the water were compared with those before drinking, but no change was found on any of the test result.

◎ The patient drank 330 ml of hydrogen-containing water per day for a week (7 days). The test results obtained after drinking the water were compared with those before drinking

☆ HbA1c value decreased from 10 to 9.8.
☆ Fructosamine level decreased from 440 to 420.
☆ Blood sugar decreased from 240 to 163.
☆ IRI (insulin) increased two-fold from 15 to 30.5, and the insulin is not consumed. That demonstrates improvements in the patient's insulin sensitivity and reduction in the burden on the body.

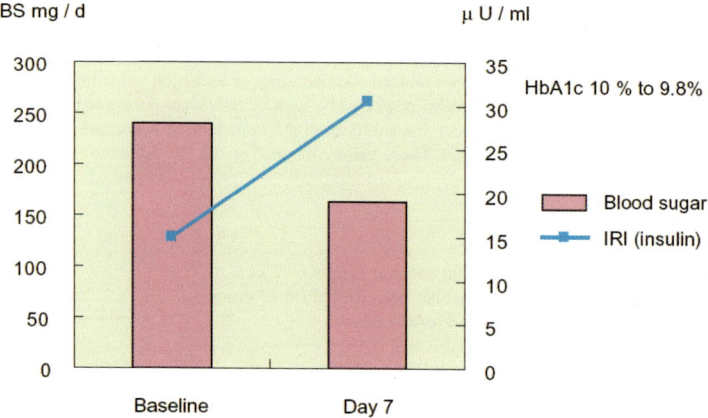

Comparison B

The patient drank 330 ml of either ionized alkaline water or hydrogen-containing water per day for a week (7 days) on different weeks, respectively. Various tests were performed on the 7th day. After obtaining the results, The patient drank 330 ml of the same kind of water and performed tests again 30 minutes and 60 minutes later. Those values obtained on the 7th day were compared.

Result of the Comparison

◎ After drinking ionized alkaline water, no change was observed with lapse of time.

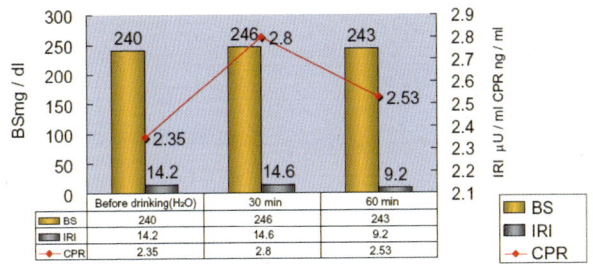

◎ After drinking hydrogen-containing water, clear changes were observed.

☆ Blood sugar decreased from 163 to 139.
☆ IRI (insulin) increased with time.
☆ C peptide (CRP) decreased with time.

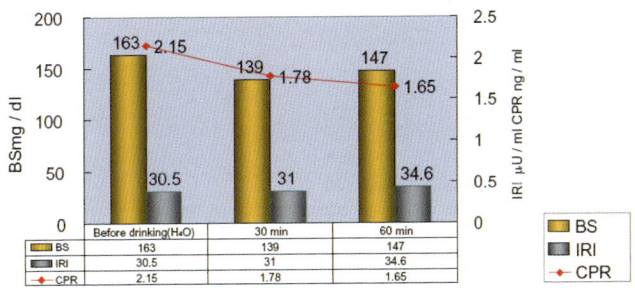

Treatment to a patient with hepatitis C with hydrogen-containing water

Method of Verification

A patient with hepatitis C drank 330 ml x 3 (approximately 1L in total) of hydrogen-containing water every day for 3 months. The changes in virus levels were measured by HCV RNA quantification probe assay.

Volunteer

A male aged 40 years. Office worker.

Baseline test values were as follows:
HCV RNA 9.1 mEq / ml; GOT 131; GPT 482; γ-GTP 226

Result of Verification

The test values after the 3 months were as follows. In particular, there was an astonishing change in the virus level measured by HCV RNA quantification probe. It decreased from 9.1 at the baseline to less than 0.5 in only 3 months. Also, values for hepatic errant enzymes also decreased remarkably.

HCV RNA 0.5 mEq / ml; GOT 87; GPT 199; γ-GTP 153

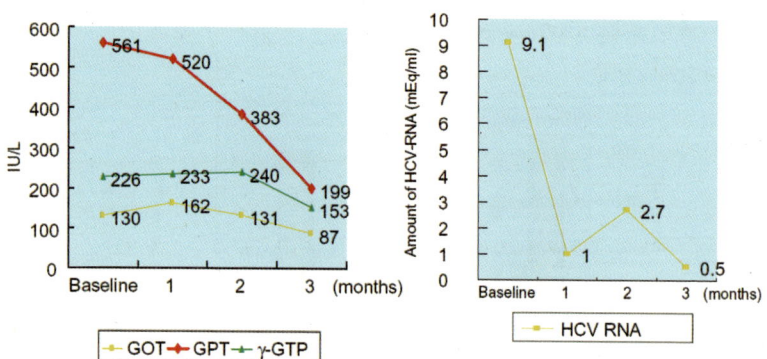

3.22.1963 Male K·R (F·HP)   Baseline   3 months later

Items	Normal Values			Results				
				2003/3/7	2003/5/14	2003/6/13	2003/7/14	2003/8/18
Total protein	6.7 to 8.3		g/dl	7.0	6.8	6.5 L	6.6 L	7.1
A/G	1.5 to 2.5			2.4	2.3	2.3	2.0	2.1
Protein fractions ALB	60.2 to 71.4		%	70.6	70.2	70.2	67.1	68.1
α1	1.9 to 3.2		%	2.7	2.7	2.7	2.6	2.5
α2	5.8 to 9.6		%	5.3 L	5.1 L	5.0 L	5.1	5.9
β	7.0 to 10.5		%	8.3	8.4	8.3	8.6	8.0
γ	10.6 to 20.5		%	13.1		13.8	16.6	15.5
Total bilirubin	0.2 to 1.0		mg/dl		0.7	0.7		0.6
GOT	10 to 40		IU/L/37°C	123 H	130 H;P	162 H	131 H;P	87 H
GPT	5 to 40		IU/L/37°C	482 H	561 H;P	520 H	383 H;P	199 H
LDH	115 to 245		IU/L/37°C		220	238	219	210
Ch-E	M 242 to 495 / F 200 to 459		IU/L/37°C	276		225 L	228 L	249
ALP	115 to 359		IU/L/37°C		209			135
γ-GTP	M 70 / F 30		≤IU/L/37°C	175 H	226 H;P	233 H	240 H;P	153 H
LAP	M 80 to 170 / F 75 to 125		IU/L/37°C		272 H	252 H	234 H	185 H
Creatinine	M 0.61 to 1.04 / F 0.47 to 0.79		g/dl	1.12 H	1.06 H	1.07	1.02	?
Uric acid	M 3.7 to 7.6 / F 2.5 to 5.4		g/dl	6.0				?
Blood sugar	70 to 109		mg/dl	93	103	79	138 H	?
Lipoperoxide	1.8 to 4.7		nmol/ml	2.3	2.4	2.6	2.4	2.8
HCV RNA quantification probe	< 0.50		mEq/ml	9.1	9.1	1.0 H;P	2.7 H;P	< 0.50 P
WBC	M 3900 to 9800 / F 3500 to 9100		/μl	5000	4800	4500	4400	5100
RBC	M 427 to 570 / F 376 to 500		×10⁴/μl	537	531	493	496	527
Hemoglobin	M 13.5 to 17.6 / F 11.3 to 15.2		g/dl	16.9	16.7	15.6	15.6	16.4
Hematocrit	M 39.8 to 51.8 / F 33.4 to 44.9		%	47.4	47.3	44.6	44.6	47.9
MCV	M 82.7 to 101.6 / F 79.0 to 100.0		fl	88.3	89.1	90.5	89.9	90.9
MCH	M 28.0 to 34.6 / F 26.3 to 34.3		pg	31.5	31.5	31.6	31.5	31.1
MCHC	M 31.6 to 36.6 / F 30.7 to 36.6		%	35.7	35.3	35.0	35.0	34.2
PLT	M 13.1 to 36.2 / F 13.0 to 36.9		/μl	24.3	20.4	18.2	17.6	18.2
Hemogram Neutro	40 to 74		%	48	56	55	53	50
Eosino	0 to 6		%	2	1	1	0	1
Baso	0 to 2		%	1	0	0	0	0
Mono	0 to 8		%	6	6	7	5	6
Lympho	1.8 to 4.7		%	43	37	37	42	43

* P = retested

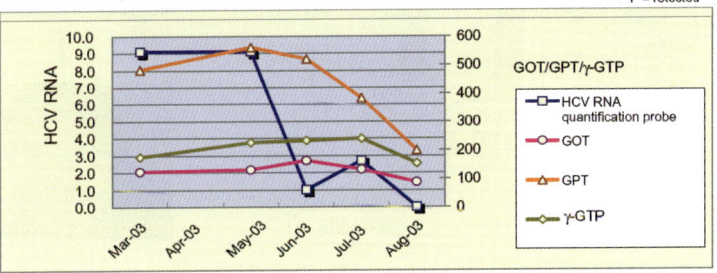

GOT/GPT/γ-GTP
- HCV RNA quantification probe
- GOT
- GPT
- γ-GTP

Treatment of a patient with atopic dermatitis with hydrogen-containing water

Method of Verification

A patient with atopic dermatitis drank 330 ml x 3 (approximately 1L in total) of hydrogen-containing water every day for 3 months. Test values (IgE, lipoperoxide, and eosinophile) before and after drinking the water were compared.

Volunteer

A female aged 25 years. Occupation: medical doctor. Developed atopic dermatitis in her childhood.

Baseline test values are as follows:
IgE 2100 IU/ml; Lipoperoxide 3.1 nmol/ml; LDH 232 IU/L

Result of Verification

By comparing the test results, an evident decline in the values was shown. Also, disappearance of the eczema can be seen on macroscopic observation. Test values after the 3 months were as follows:
IgE 1500 IU/ml: Lipoperoxide 1.7 nmol/ml   LDH 170 IU/L

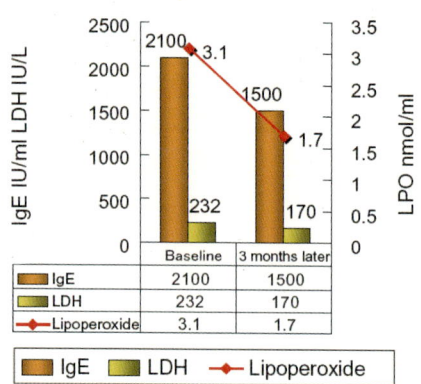
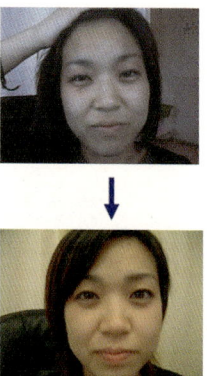

Treatment of a patient with atopic dermatitis with hydrogen-containing water

Method of Verification

Patient with atopic dermatitis received both of the following 2 types of treatments for 2 weeks. Then, appearances of eczema and dermatitis before and after treatment were compared.

1. To drink 330 ml x 3 (approximately 1L) of hydrogen-containing water every day.
2. To apply 330 ml of hydrogen-containing water directly to the affected areas.

Volunteer A   A female aged 25 years. Observed from July 6 to July 13, 2003.

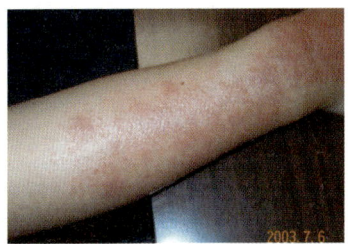
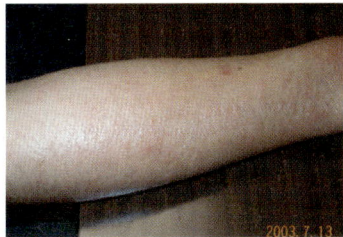

Volunteer A   A female aged 29 years. Observed from June 25 to July 2, 2003.

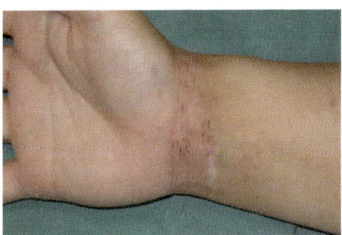
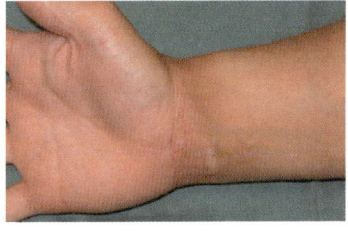

Treatment of a patient with atopic dermatitis with hydrogen-containing water

Volunteer A   A female aged 29 years. Observed from June 25 to July 2, 2003.

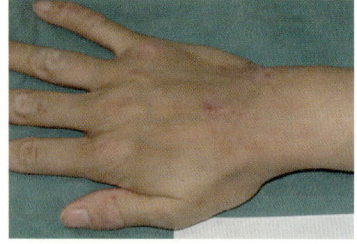
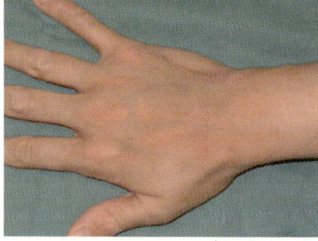

Volunteer A   A female aged 29 years. Observed from June 25 to July 2, 2003.

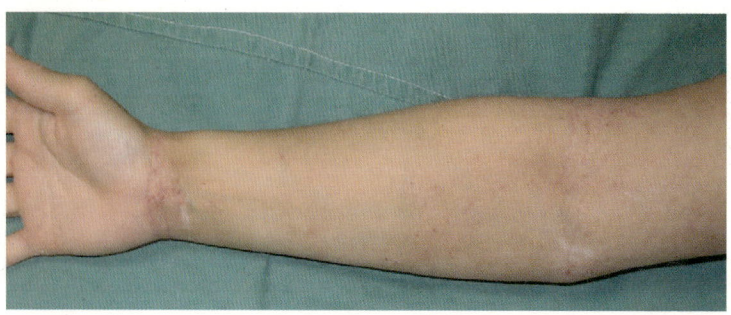

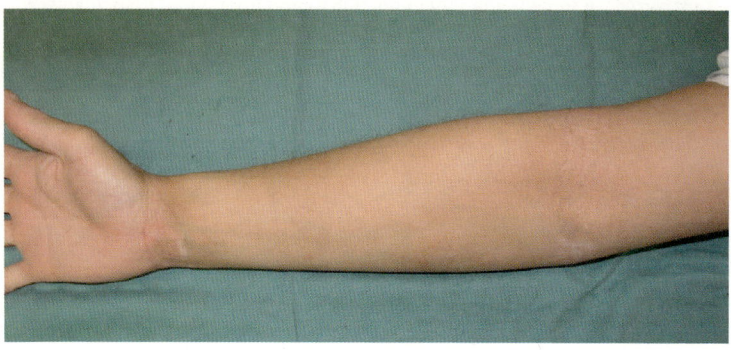

Treatment of a patient with atopic dermatitis with hydrogen-containing water

Volunteer A   A female aged 9 years. Observed from May 31 to June 21, 2003.

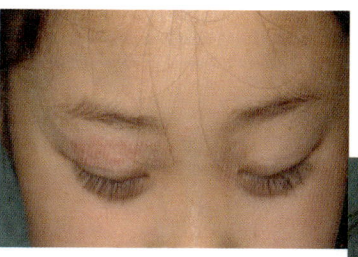
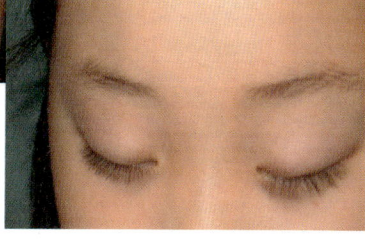

Volunteer A   A male aged 24 years. Observed from July 4 to July 16, 2003.

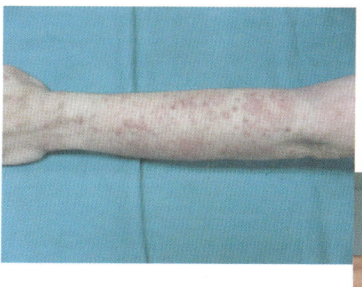
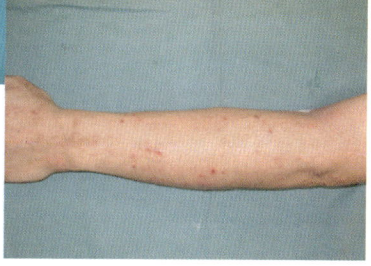

A way of using hydrogen-containing water for animals

《Method of Verification》

Animals consumed hydrogen-containing water (180ml once) and compared improvements on following symptoms.

Symptoms: atopic dermatitis, seborrhea, dermatomycosis, canker, high blood pressure, hypochromic anemia, epulis, diabetes, malignant tumor, dementia, chronic renal failure, etc, tested on total of 64 symptoms.

《Case 1》

Golden retriever Age: 11 Gender: male
Part: front leg
Use: twice a day (180ml x 2)

Two years previously, hypertrophic dermatitis developed on the inner aspect of the left anterior limb. Since then, this condition had recurred repeatedly. Nearly complete healing was achieved after three weeks of use of hydrogen-containing water alone.

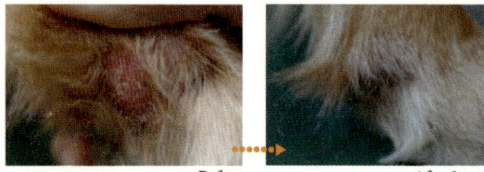

Before   After 3 weeks

《Case 2》

Labrador Age: 2 Gender: male
Part: ear
Use: twice a day (180ml x 2)

Although the dog had received drug therapy at another clinic since it was a pup, external otitis developed repeatedly. Healing was achieved with three weeks of use of hydrogen-containing water alone.

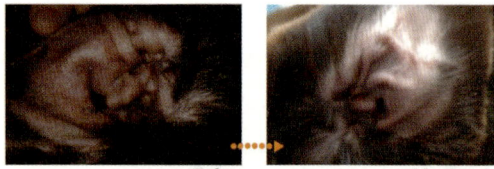

Before   After 3 weeks

《Case 3》

Himalayan Age: 9 Gender: female
Part: face
Use: twice a day (180ml x 2)

From around one year after birth, dermatitis around the eyes developed repeatedly. Although drug therapy transiently ameliorated the symptoms, the lesion gradually expanded. Hair growth was observed with the use of hydrogen-containing water and steroid.

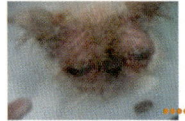 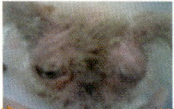 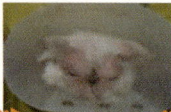 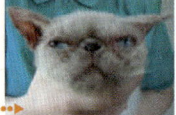

Before   After 1 week   After 2 weeks   After 4 weeks

《Case 4》

Sheltie Age: 10 Gender: female
Part: palm
Use: twice a day (180ml x 2)

From two years previously, interdigital inflammation developed repeatedly. Despite administration of drug therapy at another clinic, the condition was recurrent. Healing was achieved with eight weeks of use of hydrogen-containing water alone.

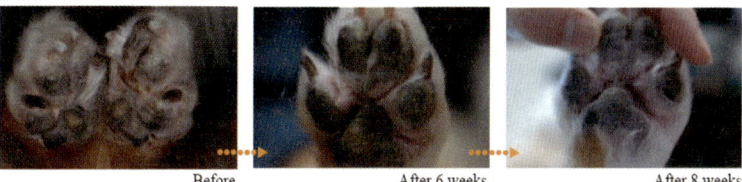

Before   After 6 weeks   After 8 weeks

《Case 5》

Great pyrenees Age: 2 Gender: male
Part: back
Use: twice a day (180ml x 2)

From around 10 months after birth, hair loss, itching, and reddening developed on the back, and responded slightly to drug therapy. Although the symptoms were improved, frequent recurrences were noted upon discontinuation of drug treatment. Complete healing was achieved with three weeks of use of hydrogen-containing water alone.

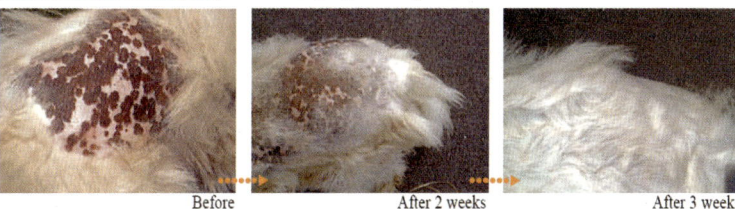

Before   After 2 weeks   After 3 weeks

《Case 6》

Golden retriever Age: 2 Gender: female
Part: abdomen
Use: twice a day (180ml x 2)

From around 10 months after birth, itching, hair loss, and reddening developed over the entire body. In particular, marked hair loss was observed on the neck and buttock. Although drug therapy transiently improved symptoms, they soon recurred. Hair growth was observed after three weeks of use of hydrogen-containing water alone.

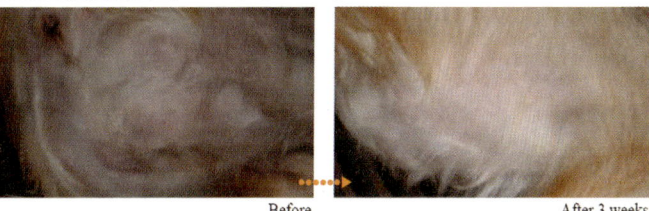

Before   After 3 weeks

《Result of Verification》

Hydrogen-containing water is highly effective against allergic dermatitis and atopy. Symptoms are improved with direct application. In some cases, reduction of dose or discontinuation of concomitant medication was achieved. Application of hydrogen-containing water is expected to be clinically useful in combination therapy for animals.

水素水によるヒト舌がん細胞の抑制効果、および、正常ヒト舌細胞への影響

県立広島大学 生命環境学部
細胞死制御工学 研究室
（教授 三羽信比古）提供資料

研究報告　計5頁
ActiveBIO水素水のヒト口腔内部における溶存水素の維持

・ActiveBIO水の豊富な溶存水素は、口腔内に入れると初期採水レベルの4割にまで激減する。
　しかし、それ以降は口腔内で30秒まで9割（0.4 ppm）の溶存水素を維持する。

・口腔内で3分間、経過しても高い溶存水素レベル（0.3 ppm）を維持していることが判明した。
　ActiveBIO水の溶存水素は、人体に接触しても比較的安定なナノバブルを比較的多量含有すると考えられる。

県立広島大学 三羽研究室 070206　県立広島大学 生命環境学部
細胞死制御工学 研究室
（教授 三羽信比古）提供資料

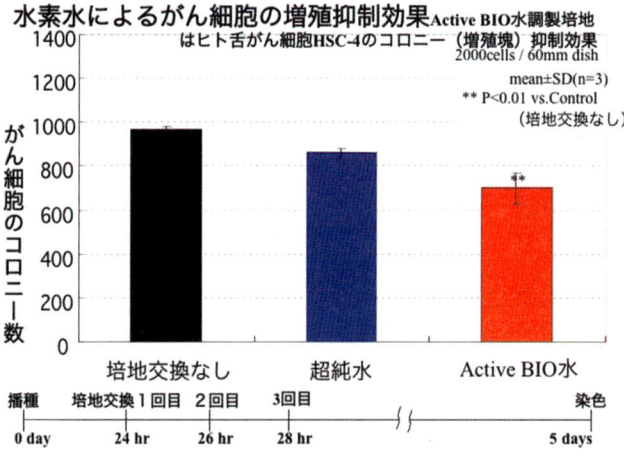

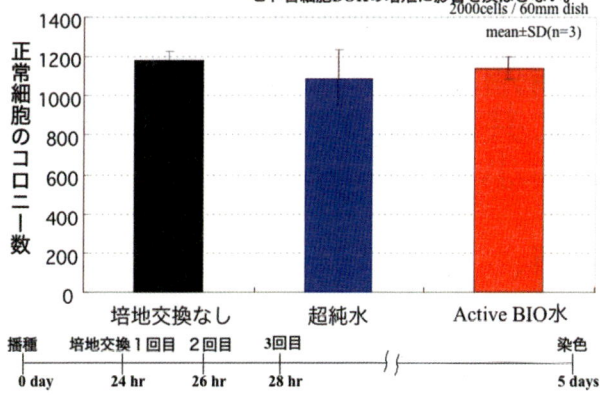

コロニー1個あたりの細胞数平均の比較

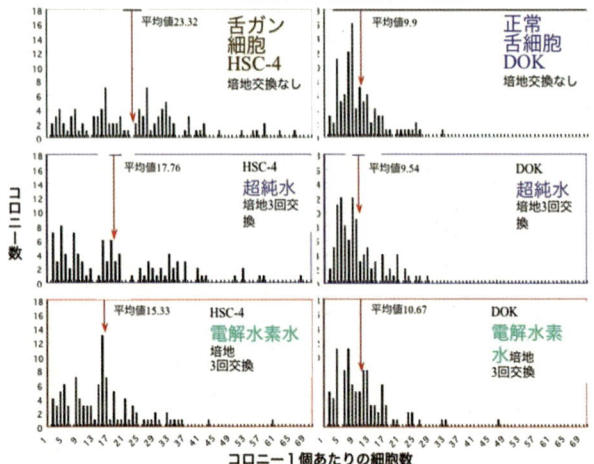

県立広島大学 生命環境学部
細胞死制御工学 研究室
(教授 三羽信比古) 提供データ

水素水は、ヒト舌ガン細胞の増殖塊の形成率を低減させると共に、増殖塊のサイズも小さくする。

他方、正常ヒト舌細胞に対しては、水素水は、増殖塊の形成率も、増殖塊サイズも影響を及ぼさない。

県立広島大学 生命環境学部
細胞死制御工学 研究室
(教授 三羽信比古) 提供資料

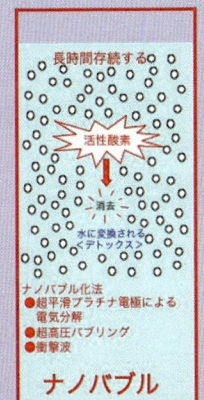 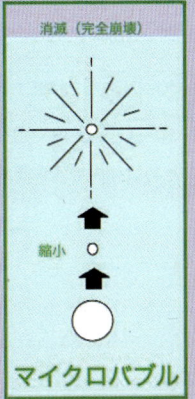 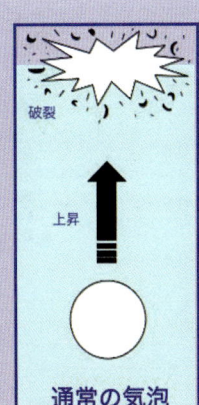

粒径に依存した水素バブルの存続性における相違

県立広島大学 生命環境学部
細胞死制御工学 研究室
（教授 三羽信比古）提供資料

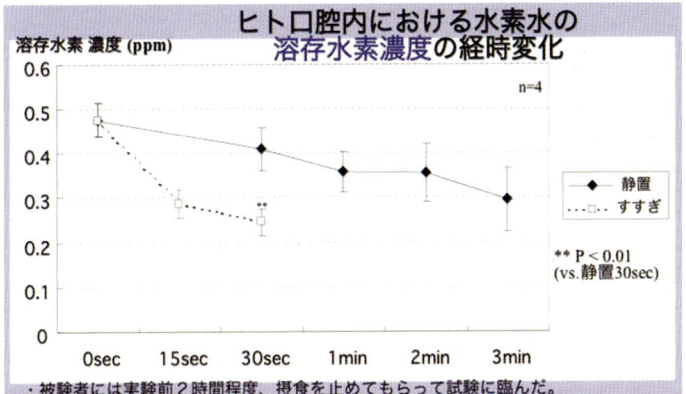

- 被験者には実験前2時間程度、摂食を止めてもらって試験に臨んだ。
- 先ず口腔内を水でうがいしてもらった後に、口腔内に水素水を45mL含んでから各時間に30mLを吐き出してもらって、溶存水素濃度を測定した。
- 静置は口腔内に水素水を含んだ後に、舌や頬を動かさず時間が来たら吐き出してもらった。
- すすぎは口腔内にsampleを含んだのち口腔内を洗浄する様に舌や頬を動かしてもらい時間が来たら吐き出してもらった。

県立広島大学 生命環境学部
細胞死制御工学 研究室
（教授 三羽信比古）提供データ

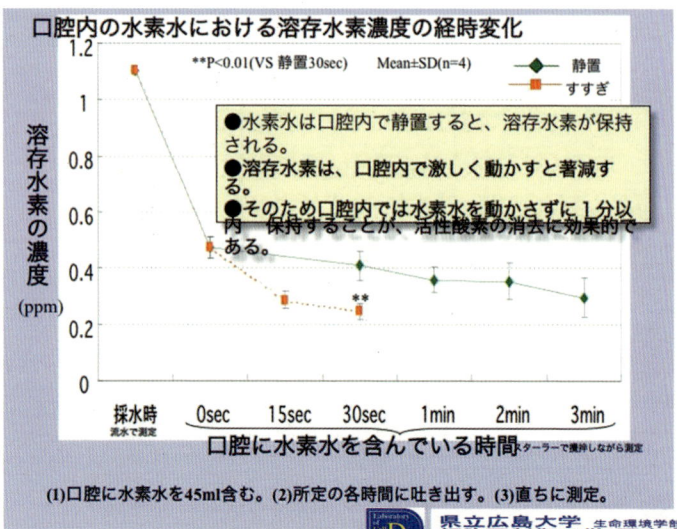
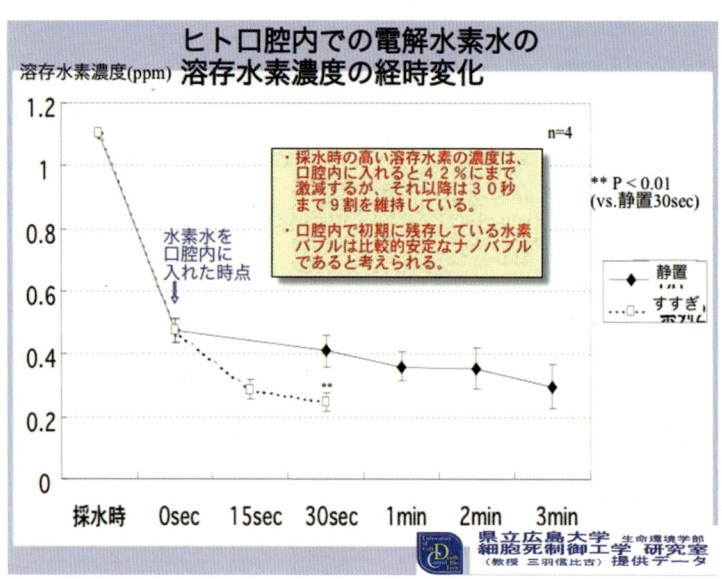

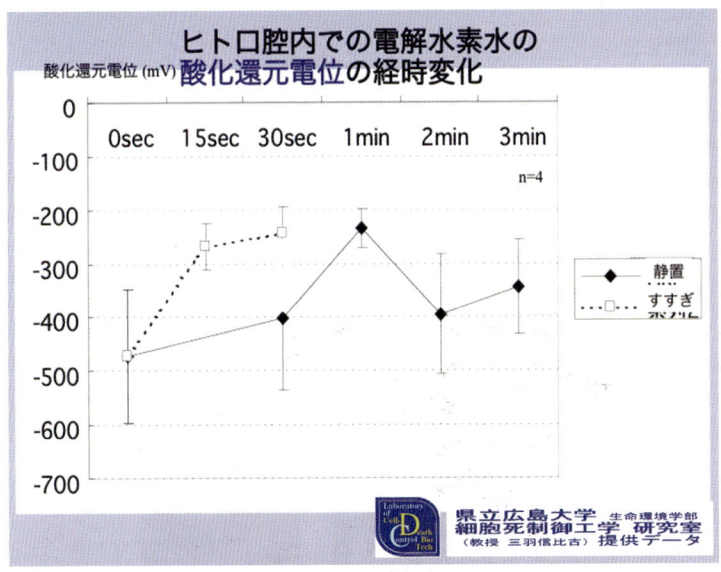

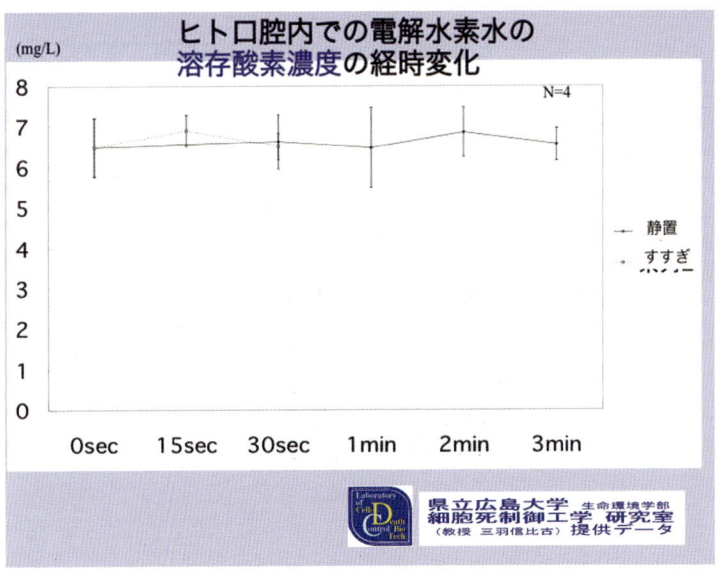

| 끝맺음 말 |

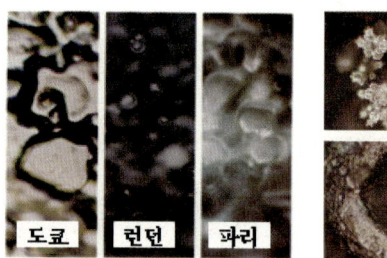

위의 왼쪽 사진들은 일본의 에모토 마사루가 각국의 수돗물을 얼려서 결정사진을 찍은 것이고 오른쪽 두개사진은 유리병에 물을 담고 워드프로세서로 "천사(위)"와 "악마(아래)" 글씨를 입력해 프린트한 종이를 병에 붙여 물에게 보여 준 후 형태이다. 그렇다면 수소가 용해된 세계 기적의 물중 루르드의 샘물은 어떤 형태일까.

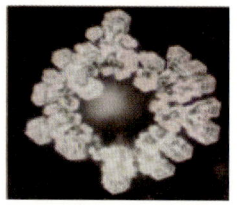

"천사"라는 말을 보여 주던 물과 흡사함을 알 수 있다.

물에게 말을 들려주고, 글씨를 보여주고, 음악을 들려주었을 때

물이 보여주는 신비하고 놀라운 결과는 아름다운 한편의 드라마와 같은 감동을 전한다. 우리 몸의 70%를 차지하는 물을 어떻게 바꾸는지에 따라 그 변화는 몸에 그대로 나타난다. 건강한 몸과 마음에 건전한 정신을 깃들게 하려면 무엇보다 물을 통하여 기뻐하고, 아름답고 화려한 삶을 한 없이 환하고 깨끗하게 하기 바란다.

그래서 일찍이 중국 노자(老子)는 도덕경(道德經) 역성(易性)편에서 이 세상 만물 중에서 가장 도(道)와 닮은 것이 바로 물(水)이다. 물은 부드럽고 약하며 남과 다투지 않고, 자신을 낮춘다. 물을 닮은 사람! 그는 참으로 위대한 인격의 소유자로 만물을 이롭게 하되 다투지 않는다.

"최상의 선은 물과 같다.(上善 若水)"

물질적으로 보면 인간은 물이다. 건강하고 행복한 삶을 살기 위해서는 어떻게 해야 할까. 단언하면 우리 몸의 70%를 차지하는 물을 깨끗하게 하면 된다. 실개천에 물이 흘러 강으로 계속 흐르기 때문에 맑은 물을 인간에게 제공 한다. 고이는 물은 썩어서 죽음을 의미 한다. 그래서 물은 끊임없이 순환을 해야 한다. 건강하지 못하는 사람의 대부분은 체내의 물인 혈액이 막히는 것이 문제이다.

혈액이 멈추면 몸은 금방 썩어간다 뇌혈관이 막히면 생명이 위험하다. 우리의 물인 혈액의 흐름을 막는 원인은 무엇일까.

활성산소!!

화학적 자극, 물리적 자극, 감염성 자극 그리고 정서적 자극을 받을 때 다량 발생한다. 자극(스트레스)은 감정이다. 감정이 흐르지 않으면 막히게 된다. 즉 마음의 상태가 몸에 큰 영향을 미친다는 것이 의학적으로 밝혀졌듯이 즐겁고 신나게 사는 것이 무엇보다 중요하다. 화내고 고민하고 슬퍼하면 몸도 아프고 건강과 행복이 보장이 될 수 없다.

우리는 인간이기 전에 물이었다. 이제라도 물에 대한 깊은 인식으로 물과 끊임없는 좋은 대화를 하기를 바란다.

몸이 아프면 본인만이 아니라 주변사람 그리고 사회가 아프다.

"지금은 수소수 시대" 책이 여러분들의 건강한 삶에 도움이 되기를 소망한다.

지금은 수소 수 시대

1판 1쇄_ 2009년 01월 05일
1판 2쇄_ 2016년 12월 15일

지은이_ 지은상
발행인_ 윤승천
발행처_ 건강신문사

등록번호_ 제25110-2010-000016호
주소_ 서울특별시 은평구 가좌로 10길 26
전화_ 02-305-6077(대표)
팩스_ 02)305-1436 / 0505)115-6077

값_ 16,000원
ISBN 978-89-88314-013-4 03510

* 잘못된 책은 바꾸어 드립니다.
* 이 책에 대한 한국어판 판권과 모든 저작권은 저자와의 계약에 따라 모두 건강신문사측에 있습니다. 허가없는 무단인용 및 복제·복사를 금하며 인지는 협의에 의해 생략합니다.